大医传承文库·疑难病名老中医经验集萃系列

儿科病全国名老中医
治验集萃

主编　谷晓红

U0137458

全国百佳图书出版单位
中国中医药出版社
·北　京·

图书在版编目（CIP）数据

儿科病全国名老中医治验集萃 / 谷晓红主编 . —北京：
中国中医药出版社，2023.12
（大医传承文库 . 疑难病名老中医经验集萃系列）
ISBN 978-7-5132-7965-9

Ⅰ.①儿… Ⅱ.①谷… Ⅲ.①中医儿科学—中医
临床—经验—中国—现代 Ⅳ.① R272

中国版本图书馆 CIP 数据核字（2022）第 231807 号

中国中医药出版社出版
北京经济技术开发区科创十三街 31 号院二区 8 号楼
邮政编码　100176
传真　010-64405721
保定市中画美凯印刷有限公司印刷
各地新华书店经销

开本 710×1000　1/16　印张 19.5　字数 286 千字
2023 年 12 月第 1 版　2023 年 12 月第 1 次印刷
书号　ISBN 978 - 7 - 5132 - 7965 - 9

定价　89.00 元
网址　www.cptcm.com

服 务 热 线　010-64405510
购 书 热 线　010-89535836
维 权 打 假　010-64405753

微信服务号　zgzyycbs
微商城网址　https://kdt.im/LIdUGr
官 方 微 博　http://e.weibo.com/cptcm
天猫旗舰店网址　https://zgzyycbs.tmall.com

《儿科病全国名老中医治验集萃》
编委会

顾 问（按姓氏笔画排序）

丁　樱　　王　烈　　王素梅　　孔光一

孙申田　　李立新　　李素卿　　张士卿

张西俭　　周耀庭　　胡天成　　郭振武

主　编　谷晓红

副主编（按姓氏笔画排序）

丁利忠　　于　河　　王　静　　史荟杨

朱丹平　　庄玲伶　　刘铁钢　　李　明

李玉霞　　何　冰　　周　江　　郝宏文

祝鹏宇　　韩姗姗

编委（按姓氏笔画排序）

王　净　　仇志锴　　龙超君　　田文霞

白　辰　　刘　奕　　刘玲佳　　江晓霁

孙　婷　　孙香娟　　李向峰　　吴佳琦

邹　鑫　　张一鸣　　陆思宇　　陈　静

陈自佳　　陈妍妍　　岳春梅　　赵海燕

胡　波　　敖　强　　高　敏　　崔洪健

梁　雪　　董　斐

《大医传承文库》
顾 问

顾 问 （按姓氏笔画排序）

丁 樱	丁书文	马 骏	王 烈	王 琦	王小云	王永炎
王光辉	王庆国	王素梅	王晞星	王辉武	王道坤	王新陆
王毅刚	韦企平	尹常健	孔光一	艾儒棣	石印玉	石学敏
田金洲	田振国	田维柱	田德禄	白长川	冯建华	皮持衡
吕仁和	朱宗元	伍炳彩	全炳烈	危北海	刘大新	刘伟胜
刘茂才	刘尚义	刘宝厚	刘柏龄	刘铁军	刘瑞芬	刘嘉湘
刘德玉	刘燕池	米子良	孙申田	孙树椿	严世芸	杜怀棠
李 莹	李 培	李曰庆	李中宇	李世增	李立新	李佃贵
李济仁	李素卿	李景华	杨积武	杨霓芝	肖承悰	何立人
何成瑶	何晓晖	谷世喆	沈舒文	宋爱莉	张 震	张士卿
张大宁	张小萍	张之文	张发荣	张西俭	张伯礼	张鸣鹤
张学文	张炳厚	张晓云	张静生	陈彤云	陈学忠	陈绍宏
武维屏	范永升	林 兰	林 毅	尚德俊	罗 玲	罗才贵
周建华	周耀庭	郑卫琴	郑绍周	项 颗	赵学印	赵振昌
赵继福	胡天成	南 征	段亚亭	姜良铎	洪治平	姚乃礼
柴嵩岩	晁恩祥	钱 英	徐经世	高彦彬	高益民	郭志强
郭振武	郭恩绵	郭维琴	黄文政	黄永生	梅国强	曹玉山
崔述生	商宪敏	彭建中	韩明向	曾定伦	路志正	蔡 淦
臧福科	廖志峰	廖品正	熊大经	颜正华	禤国维	

总 前 言

名老中医经验是中华医药宝库里的璀璨明珠，必须要保护好、传承好、发扬好。做好名老中医的传承创新工作，就是对习近平总书记所提出的"传承精华，守正创新"的具体实践。国家重点研发计划"基于'道术结合'思路与多元融合方法的名老中医经验传承创新研究"项目（项目编号：2018YFC1704100）首次通过扎根理论、病例系列、队列研究以及数据挖掘等定性定量相结合的多元融合研究方法开展名老中医的全人研究，构建了名老中医道术传承研究新范式，有效地解决了此前传承名老中医经验时重术轻道、缺乏全面挖掘和传承的方法学体系和研究范式等问题，有利于全面传承名老中医的道术精华。

在项目组成员共同努力下，最终形成了系列专著成果。《名老中医传承学》致力于"方法学体系和范式"的构建，是该项目名老中医传承方法学代表作。本书首次提出了从"道"与"术"两方面来进行名老中医全人研究，并解析了道术的科学内涵；介绍了多元融合研究方法，阐述了研究实施中的要点，并列举了研究范例，为不同领域的传承工作提供范式与方法。期待未来更多名老中医的道术传承能够应用该书所提出的方法，使更多名老中医的道术全人精华得以总结并传承。本书除了应用于名老中医传承，对于相关领域的全人研究与传承也有参考借鉴作用。基于扎根理论、病例系列等多元研究方法，项目研究了包括国医大师、院士、全国名中医、全国师承指导老师等在内的136位全国名老中医的道与术，产出了多个系列专著。在"大医传承文库·对话名老中医系列"中，我们邀请名老中医讲述成才故事、深入解析名老中医道术形成过程，让读者体会大医精诚，与名老中医隔空对话，仿佛大师就在身边，领略不同大医风采。《走近国医》由课题组负责人、课题组骨干、室站骨干、研究生等组成的编写团队完成，阐述从事本研究工作中的心得体会，展现名老中医带给研究者本人的收获，以期从侧面展现名老中医的道术风采，并为中医科研工作者提供启示与思考。《全国名老中医效方名论》汇集了 79 位全国名老中医的效方验方名论，是每位名老中医擅治病种的集中体现，荟萃了名老中医本人的道术大成。"大医传承文库·疑难病名老中医经验集萃系列"荟萃了以下重大难治病种著作：《脑卒中全国名老中医治验集萃》《儿科病全国名老中医治验集萃》《慢性肾炎全国名老中医治验集萃》《慢性肾衰竭全国名老中医治验集萃》《2 型糖尿病全国名老中医治验集萃》《慢性肝病全国名老中医治验集萃》《慢性阻塞性肺疾病全国名老中医治验集萃》《免疫性疾病全国名老中医治验集萃》《失眠全国名老中医治验集萃》《高血压全国名老中医治验集萃》《冠心病全国名老中医治验集萃》《溃疡性结肠炎全国名老中医治验集萃》《胃炎全国名老中医治验集萃》《肺癌全国名老中医治验集萃》《颈椎病全国名老中医治验集萃》。这些著作集中体现了名老中医擅治病种的精粹，既包括学术思想、学术观点、临证经验，又有典型病例及解读，可以从书中领略不同名老中医对于同一重大难治病的不同观点和经验。"大医传承文库·名老中医带教问答录系列"通过名老中医与带教弟子一问一答的形式，逐层递进，层层剖析名老中医诊疗思维。在师徒的一问一答中，常见问题和疑难问题均得以解析，读者如身临其境，深入领会名老中医临证思辨过程与解决实际问题的思路和方法，犹如跟师临证，印象深刻、领悟透彻。"大医传承文库·名老中医经验传承系列"在扎根理论、处方挖掘、典型病例等研究结果的基础上，生动还原了名老中医的全人道术，既包含名老中医学医及从医过程中的所思所想，突出其成才之路，充分展现了其学术思想形成的过程及临床诊疗专病的经验，又讲述了名老中医的医德医风等经典故事，总结其擅治病种的经验和典型医案。"大医传承文库·名老中医特色诊疗技术系列"展示了名老中医的特色诊法、推拿、针灸等特色诊疗技术。

以上各个系列的成果，期待为读者生动系统地了解名老中医的道术开辟新天地，并为名老中医传承事业做出一份贡献。

以上系列专著在大家协同、团结奋斗下终得以呈现，在此，感谢科技部重点研发计划的支持，并代表项目组向各位日夜呕心沥血的作者团队、出版社编辑人员一并致谢！

总主编　谷晓红

2023 年 3 月

前　言

　　《儿科病全国名老中医治验集萃》是"国家重点研发计划——基于'道术结合'思路与多元融合方法的名老中医经验传承创新研究"（NO.2018YFC1704100）之一"名老中医经验挖掘与传承的方法学体系和范式研究"（NO.2018YFC1704101）的重要成果。

　　名老中医是中医理论和临床实践的杰出代表，兼收并蓄前人经验，善于抓住疾病本质，思维严谨，用药精准，是中医从业人员的学习楷模。继承发扬名老中医的学术思想，提高中医临床疗效水平势在必行。为系统呈现名老中医群体治疗该病经验，本书荟萃了来自全国的12位名老中医，分别是王烈教授、丁樱教授、王素梅教授、孔光一教授、孙申田教授、张西俭教授、张士卿教授、李立新教授、李素卿教授、周耀庭教授、胡天成教授、郭振武教授。他们在儿科疾病治疗领域独具特色，在全国享有盛誉。他们的学术经验荟萃，将会对中医从业人员诊治儿科疾病具有极大的指导作用。

　　本书分别从医家简介、学术观点、临床特色、验案精选四方面对12位名老中医的临床经验进行了阐述。医家简介部分介绍了医家的学术背景、地位以及成就。学术观点部分展现了名医独特的学术观点及其源流与发展过程。临床特色部分展现了医家诊治的特点，如特色诊疗、常用方药、特殊药物剂量、药物配伍等，根据各医家特点整理而成。验案精选部分则收录了能代表医家诊疗特色的典型案例，基本覆盖了中医儿科的常见病、多发病和中医治疗独具特色与优势的部分疑难病证。治疗方案体现了老中医特有的诊疗思维。该部分通过专家按语的形式对验案进行点评，辨析患者脉证，详解诊断依据，阐释立法思路、药物加减变化等。全案例整体分析与各诊次解读相结合，体现了诊次之间的动态变化，展现了名医临证思维方法。此外，书中还结合实景再现了当时的诊疗情况，立体展示了名老中医临床诊疗与弟子跟诊记录全貌，体现出"道术结合"的传承内涵。同时，从人文关怀的层面，还原了名老中医如何用其认识感知世界的丰富经验来关切患者生命及与之共情的过程，增加了全书的高度和温度，是中医从业人员学习不同名老中医辨治儿科病道术的专业书籍。

本书编委会

2023 年 3 月

目 录

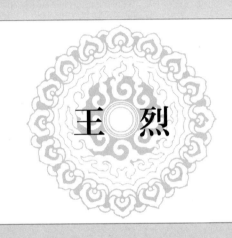

王○烈

一、医家简介

王烈，男，1930年生于辽宁省盖州市。1947年参加革命，1958年入长春中医学院全国首届西医学习中医班学习。1961年开始任长春中医学院附属医院儿科主任兼教研室主任，长达33年。1990年被确认为吉林省中医药终身教授。现任长春中医药大学第一附属医院儿科主任医师，教授，博士研究生导师，国家中医药管理局确定的中医儿科界唯——位第一至第七批全国老中医药专家学术经验继承工作指导老师，第三届国医大师。兼任世界中医药学会联合会儿科专业委员会、中华中医药学会儿科分会、全国中医药高等教育学会儿科教学研究会、中国中医药研究促进会儿科分会、中国民族医药学会儿科分会等名誉会长。

王烈教授现今93岁高龄仍在出诊带教讲学，应用中医药防治小儿疾病，已诊治患者达60余万人，就诊的患者遍布全国，以及十几个国家和地区，创造了良好的经济与社会效益。他应用中医药防治儿童哮喘水平居国内首位，其防治经验被列入国家中医药管理局重点专科的诊疗规范，作为适宜技术在全国推广应用。他是吉林省中医儿科学会的创始人和带头人，为吉林省中医儿科事业的发展做出了突出贡献，对全国中医儿科人才培养亦起到示范带动作用。临床中坚持突出中医特色与优势，励精图治，发展壮大中医儿科。科室从单个门诊到成立病房，至2016年5月成立长春中医药大学附属医院儿童诊疗中心，整体水平在全国中医院中位居前列。该中心被评为区域诊疗中心（中医）建设单位、国家临床重点中医专科、国家中医药管理局重点学科和重点专科。作为学术带头人，王烈教授至今仍坚持工作在临床和教学的第一线，形成了创新性理论体系，以"三个理论、五方、十四法、五种新药、六个制剂"进行防治研究，形成独具特色的系列诊疗方案并作为适宜技术在全国推广应用，提高临床疗效，在预防发病方面发挥了重要作用。尤其王烈教授对中药白屈菜进行的系统研究，发现并验证其具有止咳作用，对防治百日咳起到了至关重要的作用，最终该药被纳入中药饮片使用并被载入国家药典（1977年），相关研究被《人民日报》《光明日报》《吉林日报》等媒体报道，于1978年获得吉林省重大科学技术成果奖，形成论文、论著、科研、成果、专利和奖励的系列研究成果，学术观点被纳入国家规划教材，并获得中华中医药学会科学技术进步奖。在科室建设的同时，王烈教授注重培养中医儿科人才，建设儿科团队。作为师者，他反复告诫弟子及门人"靠杏林真本事吃饭，让本草真疗效说话"，在他的言传身教下，很多弟子和再传弟子成为当地和全国各地区的领军人物。

由于对中医药事业的突出贡献，王烈教授于2009年荣获"中华中医药学会大医精诚奖""中华中医药学会儿科发展突出贡献奖"，于2017年被评为第三届"国医大师"，2019年获得人力资源和社会保障部、国家卫生健康委员会、国家中医药管理局颁发的"全国中医药杰出贡献奖"。此外，他还享受国务院政府特殊津贴，荣获有突出贡献的专家、省市劳动模范、省市优秀教师、省市先进工作者、拔尖人才、白求恩式医生、吉林省英才奖章、中华中医药学会先进干部、吉林省中医药学会终身成就奖及吉林省好人、最美教师等荣誉称号。王烈教授出版著作25部，其中婴童系列丛书18部，发表论文200余篇，研究成果9项，国家专利3项，院内制剂70种，投产6种。他被中央电视台和《光明日报》等誉为"小儿王"，他的先进事迹被《人民日报》等多家媒体转载报道。

二、学术观点

王烈教授毕生致力于中医药防治儿科疾病的理论与实践研究，尤以小儿哮喘防治为专长。他在哮喘的发病原因、诊疗方案和预防方法等诸多方面均有独到见解，制定了全程防控策略与方法，在疾病的不同时期采用未病先防、既病防变及瘥后防复的综合治疗措施，并且根据大量临床实践，在传承古人的基础上多有创新，研究并不断完善形成了独特的诊疗方案，在临床广为应用。王烈教授防治小儿哮喘学术思想主要有"哮喘之苗论""哮喘三期分治论""哮咳论"和"鼻性哮喘论"等理论，形成"四个理论、五方、十四法、五种新药、六个制剂"，在病因、治则、预防等方面构建了整体防治儿童哮喘病的学术理论体系。

（一）哮喘苗期理论

哮喘有"夙根"是医家与患者皆认同的观点，那么何谓"夙根"，又该如何治疗？《万氏秘传片玉心书·哮喘门》载"若要断根，常服五圣丹，外用灸法"。王烈教授依据古代医家的"哮喘夙根"理论，结合临床经验，提出"哮喘苗期"理论。他通过多年大量病例观察指出，哮喘苗期具体说来是指特殊体质的患儿，此类患儿大多有以下临床特点，如虚胖、面色㿠白、鼻塞、喉间痰鸣、湿疹、佝偻病、平素易感冒、易腹泻，并且有食物或者药物过敏史，家族成员中有哮喘病史等。王烈教授认为此类儿童机体处于"痰蕴"状态，先天禀赋不足，后天肺脾肾亏虚，若不经治疗，长大后大多易患哮喘病。医者关注此种表现的小儿，及时采取防治措施，则预后将大为改善。他治疗此类患儿，据"未发以扶正气为主""不治已病治未病"等经典理论，自拟防哮汤、固哮汤加减治疗苗期患儿，早期发现，早期诊断，早期治疗。除对症治疗外，他常用黄芪一味，其为益气之品，旨在补益肺脾肾之气，诸脏无虚，则痰无所生，故哮作机会随之减少。此期之意义重大，及时防治可防患于未然。

（二）哮喘三期分治

传统上中医将哮喘分为发作期、缓解期，元代医家朱丹溪指出："未发以扶正为主，既发以攻邪为主。"后世医家皆遵循此法。就临床而言，上述两期患儿皆有症状，发作期咳、喘、哮兼备，缓解期或肺虚易感多汗，或脾虚乏力食少，或肾虚气短面㿠，临床用药皆有症可依，可止咳、平喘、定哮，又可补肺、健脾、益肾。王烈教授通过多年实践认为，哮喘之所以难治，在于病因复杂，容易反复，且与家长缺乏对本病的认识，调护不当，不能坚持治疗有关。他在1988年首先提出哮喘应三期分治，而非传统的发作期、缓解期，提出了"哮喘稳定期"。稳定期即无症状期，此时患儿往往无临床表现，故医家不治，家长无视，但此时乃哮喘"去根"的最佳时期。医家及患者皆知哮喘有夙根，那么何为夙根？王烈教授结合小儿的生理病理特点，小儿肺脾肾常虚，提出夙根即为"肾虚伏痰"，故每逢外因引触哮喘即作。哮喘发作期，气虚血瘀痰积，气血风并作，他自拟"平哮方"以降气活血息风；缓解期，肺脾不足，伏痰留饮，自拟"化痰方"以补益肺脾，止咳化痰；稳定期肾虚伏痰，自拟"固防方"配合益气固本胶囊（长春中医药大学第一附属医院院内制剂），以补肾固本，壮肾抑痰。

（三）哮咳理论

王烈教授于 1982 年发现临床上有许多咳嗽病例具有如下特点：病程长，一般超过半个月甚至更长；病情顽固，应用抗生素及常规止咳药疗效欠佳；着凉或食甜咸之品咳嗽加重；有家族过敏史。他通过对 180 例临床资料分析后认为"久咳痰郁终成哮"，应用"苏地止哮汤"以"哮"论治此类病患，并指导研究生将此作为研究课题，试验结果表明与以"咳"论治相比疗效更佳。依此，王烈教授提出"哮咳"病名，并在 1987 年全国小儿呼吸道疾病学术会议上提出"过敏性咳嗽"病名，将其归为哮喘范畴，后来我国制定的儿童支气管哮喘防治常规中明确了"咳嗽变异型哮喘"的诊断。哮咳病名与"咳嗽变异性哮喘"相对应，但比西医要早 5 年。

哮咳的特点是病程长，以咳嗽为主，顿咳频作，定时定点，早起必咳，入睡前咳，夜半又咳，此类咳嗽一般经常规止咳化痰药物治疗无效。王烈教授认为"顽咳顿作，治当以哮"，即从哮论治咳嗽。王烈教授提出三期分治哮咳：第一阶段为发作期，肺气胀满，气机闭阻，自拟"哮咳饮"治之；第二阶段为缓解期，主要以痰涎壅盛为主，痰湿内盛，治以"缓哮方"；第三阶段为稳定期，虽无明显症状，但是经过长期的治疗，患儿的机体处于肺脾肾俱虚的状态，治以"防哮汤"。白屈菜治咳亦为王烈教授首创，白屈菜最早载于明代《救荒本草》，"煮后去汁，用以充饥"。对于其功效主治未见书籍记载。1969 年，王烈教授将白屈菜引入临床，用于治疗小儿百日咳、哮喘等。后经现代药理研究证明，白屈菜具有镇痛、镇咳、祛痰、平喘、降低血压、调节平滑肌、抗菌、抗炎等作用。

（四）鼻性哮喘

鼻性哮喘这一医学术语是王烈教授在1997年提出的，并在其后婴童系列专著中提及本病的概念及治疗。"鼻性哮喘"系指鼻鼽和哮喘两种疾病互为影响、牵连，与世界变态反应组织提出的"过敏性鼻炎哮喘综合征"相对应。《灵枢·脉度》曰："肺气通于鼻，肺和则鼻能知臭香矣。"鼻性哮喘亦是哮喘的一种，但在其病程中鼻不利的症状尤为明显，故王烈教授将鼻性哮喘进行三期分治。鼻性哮喘发作期，急则治其标，自拟"苏地止哮汤"，止咳平喘，息风解痉；缓解期，鼻鼽及哮喘症状均明显时，治以散寒清热，利鼻止哮，化痰平喘，用"鼻哮汤"治疗，若鼻鼽症状明显，而哮喘已缓解时，则以培土生金，利鼻通窍为主，治以"利鼻方"；稳定期则继续固本防哮，以"防哮汤"治疗。

三、临床特色

王烈教授认为，随着时代变迁，儿科疾病种类、临床表现、治疗方法与用药也发生了变化。古代儿科四大要证"痧、痘、惊、疳"已被新四大要证"热、咳、喘、泻"所取代。故作为儿科医生要适应时代要求，不拘泥于古方古药，重新认识疾病病理，有所创新才能提高疗效。从医近五十年，王烈教授在古人理论基础上另辟新论，见解独特，用之指导临床实践，每获良效。

（一）肺系疾病

1. 外感疾病

小儿外感，由正气虚弱，感受外邪所致，而发热是由邪中之毒引起，"热因毒而起，无毒不起热"，所以治疗时应解毒治因，实际上银翘散治疗风热型感冒亦有此意。临床上许多医生习用发汗解表之剂，如麻黄汤等，王烈教授虽不用发汗之品，退热效果亦佳，并无病情反跳，实为治病求因之法，常用的方药为"清感方"，主要药物包括柴胡、青蒿、黄芩、重楼、紫草、野菊花、金莲花、土茯苓等。有关该方的药理研究表明，其具有显著的抗炎、抗病毒作用。

2. 咳嗽

咳嗽是小儿常见症状，临床多分为外感与内伤辨治，常以肺气上逆为病机。王烈教授指出，小儿肺脏娇嫩，不耐外邪，又为纯阳之体，热病居多，"小儿咳嗽，肺热作祟"。现今养儿，肥甘炙煿，厚衣重裹，唯恐冻饿，故临证肺热多见，同时可伴有食火。临床可见咳嗽不已，痰黄难咳，两颊红赤，手足心热，食少纳呆，睡卧不宁，大便干燥，小便短少，舌苔黄厚等。故可用钱乙之泻白散加减治之。王烈教授采用"实咳方"治疗，药物包括紫苏子、冬瓜子、白屈菜、前胡、莱菔子、桃仁、杏仁、芦根、胆南星、射干、挂金灯、川贝母。此方源于我国著名儿科专家董廷瑶，董老认为，哮喘之夙根在痰，主要药物均为祛痰之品。王烈教授惯用止咳药白屈菜、射干、挂金灯、川贝母，用于初期咳甚，病性属实者；病久咳轻有痰者，则去射干、挂金灯、川贝母，易为白前、木蝴蝶、薏苡仁。

3. 哮喘

针对哮喘，王烈教授进行了大量的临床病例观察与分析研究，对该病的发病情况、病因病机、治法及系列方药、预防及预后等均有深入研究，并以之指导临床实践，对本病的防治大有裨益。

（1）病因调查：王烈教授曾作过1000例的发病学调查，其中婴儿占48.4%、幼儿占35.6%、儿童占16%。发病季节依次为冬季、春季、秋季、夏季。疾病影响主要是反复呼吸道感染。病因调查中寒温失调占85%、饮食偏嗜占8%、烟尘异味占2%、情志劳倦占5%。以上调查为有效预防本病提供了依据。因此，在关于哮喘的治疗中，他提出"精治细防"，所谓"细防"即指避免发病原因，是医患双方皆应重视之事，主要由家长实施。一方面家长要细心观察病情变化和查找致病因素；一方面细致安排患儿的日常生活，包括生活环境、饮食起居等，并且要走出重药轻防的误区，这样才能配合医生提高疗效。

（2）病因病机：①病因：有先天、后天之别。先天因素多与遗传有关。后天因素众多，或吸入非常之物，或感染邪毒，或气候、运动、精神、饮食和药物均可引发。王烈教授简而言之，"婴儿哮作之因，感染为主；幼儿则感染加过敏；年长儿则以过敏为主"。②病机：外因诱发，触动伏痰，痰气交结，郁于肺经，郁肺之痰随息而动，则发为哮鸣；痰郁气道，肺失宣降，逆而成喘，所以多哮喘并作，临床出现咳嗽、气喘、痰壅等症。若病邪壅盛，深遏于肺，哮喘发作呈持续状态；若正气素虚，痰邪化火灼肺，可致肺气壅塞不宣，引起肺气虚衰。病情发展进而累及心脏，气虚血瘀，心阳虚衰；哮喘严重，或哮喘日久，均可伤肺、损脾、耗肾，致三脏之气虚亏。发作休止，则病缓解，临床以肺虚、脾虚、肾虚的症状为主。偏于肺虚，兼有咳候；偏于脾虚，常有痰候；偏于肾虚，每兼气短。

（3）治法：清代程国彭在《医学心悟》中指出，"论病之源，以内伤外感四字括之；论病之情，则以寒热虚实表里阴阳八字统之。而论治病之方，则又以汗和下消吐清温补八法尽之。盖一法之中，八法备焉；八法之中，百法备焉。病变虽多，而法归于一"。

王烈教授将此八法活用，旨在治标治本、辨证论治、辨体论治、同病异治、异病同治、整体辨治。其将哮喘治法分为总治法与分治法。

总治法：①清热法：小儿之病，热疾居多。热分内热与外热，外热体温升高，药用柴胡、生石膏；内热体温正常但有热象，诸如手足心热、面赤、便干、溲黄、舌红、苔黄等，药用黄芩、青蒿。②解毒法：热因毒而起，无毒不起热。药用重楼、苦参、射干、白鲜皮、白花蛇舌草、鱼腥草。③温寒法：病初有寒象，药用细辛、艾叶；阳虚而寒，药用附子、肉桂。④活血法：哮喘病发作必有气机失调，继之血瘀加重的情况。病初药用地龙、川芎、桃仁、降香，病久药用丹参、刘寄奴。⑤调气法：肺失宣降药用麻黄、苦杏仁；气逆药用紫苏子、沉香、前胡、枳实。⑥补益法：多用于哮喘后期或发作伴有虚象者。气虚药用黄芪、五味子、太子参；阴虚药用玉竹、百合；肺不足药用山药、阿胶、蛤蚧；脾不足药用黄精、何首乌、芡实；肾不足药用海螵蛸、牡蛎、补骨脂、女贞子、核桃仁、白石英；血不足药用熟地黄、当归、大枣。⑦祛风法：哮喘之作，反复无常，发病迅速，如风之变。药用僵蚕、全蝎、蝉蜕、代赭石。

分治法：针对哮喘症状用药，包括以下几种方法。①止咳法：视病情轻重而用药。重咳药用白屈菜；中咳药用川贝母；轻咳药用枇杷叶；久咳药用百部；实咳药用挂金灯。②平喘法：一般性哮喘药用马兜铃；鼻性哮喘药用苍耳子；过敏性哮喘药用白鲜皮；癫痫性哮喘药用胆南星、天麻、守宫；顽固性哮喘药用桃仁、降香、刘寄奴。③定喘法：邪实药用白果；寒湿药用椒目。④化痰法：实痰药用葶苈子、天竺黄；虚痰药用川贝母、党参；寒痰药用半夏、草果；热痰药用竹茹、瓜蒌。⑤消积法：偏实药用山楂；偏虚药用麦芽。⑥通腑法：偏实药用生大黄、番泻叶；偏虚药用槟榔、莱菔子；虚实不定药用芦荟。⑦开窍法：哮喘重证，痰闭清窍，药用冰片、石菖蒲。

（4）方药：王烈教授在多年治哮实践中，在辨证论治理论指导下，研究出治疗本病的系列方药，其中一些已获药物审批应用于临床多年，尚有多种院内制剂在临床应用。

小儿治哮灵：止哮、平喘、镇咳、化痰。适用于儿童哮喘。经动物实验研究证实其安全无毒，具有明显的止哮、平喘、镇咳、镇静和解热作用。

小儿哮咳喘：止哮、平喘、抗毒、化痰。适用于婴幼儿哮喘。经动物实验研究证实其具有止咳、平喘、抗炎作用。

小儿肺热平：清肺解热，抗毒消炎，镇咳止哮，平喘化痰。适用于肺热证如肺炎等。动物实验研究证实其安全无毒，具有明显的解热、镇静、抗炎、止咳、祛痰、止喘作用。

治哮膏：开肺、定喘、止哮、化瘀。与内服药合用可以增强疗效，适用于哮喘实证。

另外，王烈教授尚有经验用方如下：

发作期以祛风活血止哮为法，自拟"平哮汤"，主要药物有地龙、全蝎、苏子、麻黄、前胡、白屈菜、白鲜皮、侧柏等。痰盛者，加瓜蒌、清半夏、胆南星祛痰平喘；久哮多瘀者重用桃仁；热重者，加栀子、鱼腥草清热解毒；便秘者，加枳实、莱菔子、番泻叶通腑降逆；咽喉红肿者，加山豆根、木蝴蝶解毒利咽；鼻塞、鼻痒者，加通草、细辛通鼻窍。

缓解期咳嗽痰多，以泻肺祛痰为主，自拟"清肺方"，主要药物有锦灯笼、枇杷叶、瓜蒌、白屈菜、黄芩、百部、川贝母、清半夏等。患儿经治疗病情趋于平稳，咳嗽、喘促等症状虽得到缓解，但痰候多未消除，自拟"化痰方"，主要药物有桔梗、川贝母、瓜蒌、清半夏、橘红、茯苓、芡实等。若证偏肺虚而咳嗽加百部、麦冬；脾虚而痰壅加白术、白芥子；肾虚而气喘加白果、补骨脂；脾虚而乳食减少加佛手、陈皮；形体虚弱而多汗加黄芪、太子参；大便干加枳实、莱菔子；大便稀加诃子、山药。

稳定期益气除痰以固本，自拟"固防汤"，主要药物有黄芪、灵芝、佛手、白术、大枣、百合、玉竹、山药等。全方重在补肾气，除伏痰，兼顾肺脾。本方主要通过补益患儿元气，增强体质，使机体不易受邪气侵犯，以达到防止疾病发作或复发的目的，是哮喘稳定期"未发以扶其正"治疗原则的具体体现。

（5）预后：根据大量临床病例观察，王烈教授认为，本病转归因年龄不同而有显著差别。婴儿组起病急重，大多是首次发病，治疗得当多可速愈。失治、误治有半数可移至幼儿。幼儿组有由婴儿发展而来，亦有新发者。经治可有1/3转至儿童哮喘。儿童组治疗较难，发作迅速，病程较长，极易反复，尚有1/10顽固不愈而至成人。此发展与古代医家所云"幼时吼，长时哮"相符。因此，王烈教授在临床中强调，哮喘必治，而且要一治到底。其治疗应从苗期开始，发现患儿有哮喘之苗的诸般特点即开始治疗，以减少以后发生哮喘的可能。

（二）脾系疾病

厌食是指较长时间食欲低下甚则拒食，其内因为脾胃薄弱，外因为乳食失调。胃主受纳，其功能正常尤为重要，《保婴撮要》曰："人身气血脏腑，俱由胃气而生，在小儿虽得乳食，水谷之气未全，尤仗胃气。"而"胃为五脏之根本，胃气一虚，五脏失所，百病生焉。"王烈教授认为，厌食病初在胃，久则及脾。故其治疗与常用之健脾法有异，以开胃法治疗小儿厌食，自拟"开胃进食汤"，主要药物有佛手、山楂、麦芽、苍术、枳壳、石菖蒲等。实热加白茅根；脾胃虚弱加白术、九香虫；腹胀加枳壳；胃阴不足加石斛、白芍；大便干加枳实、番泻叶；偏热加龙胆草；偏寒加山柰；神乏无力加党参；血虚加当归。

（三）心系疾病

心肌炎为临床常见疾病，是由病毒侵犯心肌导致心肌炎性病变为主要表现的疾病。轻证无明显的临床症状，典型表现为神疲乏力，面色苍白，心悸气短，肢冷多汗。中医治疗方法众多，如解毒、活血化瘀、益气养阴、清热泻火等。王烈教授比较常用的药物有以下几类：

1. 按药物作用选药

清热解毒药：紫草、紫荆皮、重楼、葛根、苦参、射干。活血化瘀药：丹参、当归。益气药：黄芪、党参。养阴药：麦冬、生地黄、五味子。

2. 按症状选药

胸闷：瓜蒌、薤白。心悸：珍珠母、紫贝齿。夜卧不宁：合欢花、夜交藤。心动过缓：桂枝。心动过速：丹参。发热：柴胡、黄芩。

（四）肝系疾病

"妄为证"是王烈教授在20世纪70年代提出的中医病名，与西医学中的儿童抽动症、多动症证候相近，主要表现为小动作多、专注力下降、学习不适应等。根据症象表现，遂以"妄为证"治之。妄者动无常，为者乃行为。治疗方法总结如下：

1. 内服汤剂

疾病早期，肾脑不足，气血亏虚，选用茯神散：茯神、白芍、远志、当归、人参、熟地黄、川芎、桔梗、灯心草、大枣等。动作较多，标实为主，选用妄为散：生铁落、白芍、远志、茯神、珍珠母、紫贝齿、龟甲、鳖甲、当归等。标本两治，选用安脑饮：银杏叶、珍珠母、合欢皮、淫羊藿、石菖蒲、白芍、茯神、灵芝、僵蚕、酸枣仁、胡荽等。症状缓解，本虚仍在，选用固肾方：银杏叶、胡荽、枸杞子、女贞子、黄精、龟甲、珍珠母、龙齿、龙眼肉等健脑补益肝肾。

2. 家庭调护

在生活中要注意加强与孩子的交流，避免过于强调或是强行纠正其异常动作，给以鼓励和安慰，适当转移其注意力。

（五）肾系疾病

肾病综合征归属于中医阴水范畴，临床治疗颇为棘手，王烈教授将本病治法归纳为四种：

1. 益气法

本法贯穿于治疗的始终，即使在有外感毒邪之象时亦应酌情选用。《素问·经脉别论》曰"饮入于胃，游溢精气，上输于脾，脾气散精，上归于肺，通调水道，下输膀胱，水精四布，五经并行"，提示水液代谢与肺脾肾密切相关，故益气宜补肺脾肾之气，常用药物有黄芪、党参、白术、山药、芡实、薏苡仁、熟地黄、何首乌等。

2. 解毒法

肾病的发病与反复和毒邪外犯密切相关，故此类药物的选用利于病情缓解，无外感邪气之象时选用一两味可防止感染。常用药物有黄芩、重楼、紫荆皮、白鲜皮、土茯苓、白花蛇舌草、射干、苦参。

3. 化瘀法

中医理论认为，久病多虚、多瘀，肾病久病难愈，乃虚瘀作祟。西医理论认为，本病患者凝血因子缺乏，血小板凝聚力增加，存在纤溶系统缺陷，血浆容量降低，血液浓缩，血流缓慢，易有血栓形成，与中医之"瘀"同理。中药活血化瘀药有改善微循环的作用，所以可辨证应用。常用药物有丹参、当归、大黄、水蛭、益母草。

4. 利水法

水肿为肾病之标，常用药物有茯苓、泽泻、商陆、车前子、萆薢、淡竹叶、石韦、白茅根。

上述四法灵活配伍，贯穿于肾病治疗始终。按照辨证论治原则，配伍灵活，多可取效。

（六）其他

1. 古方发挥

血府逐瘀汤系清代王清任之名方，见于《医林改错》。其方为桃红四物汤合四逆散加桔梗、牛膝组成。功可活血祛瘀，行气止痛，具有活血化瘀而不伤血、疏肝解郁而不伤气的特点，多用于胸中血瘀，血行不畅之证，诸如冠心病心绞痛、外伤致瘀而痛等。

王烈教授认为，小儿日久头痛，乃气滞不行，瘀血阻于脑络，气血不通而痛，故选此方加延胡索、白芷治疗。延胡索，辛苦温，归心、脾、肝经，具有活血、行气、止痛之功，因其既活血又行气，且止痛效果良好，故与血府逐瘀汤配伍治疗小儿血管痉挛性头痛、外伤性头痛有血瘀表现者，效果明显，可连续服用2～4周。白芷，辛温，归肺、胃经，具解表、祛风燥湿、消肿排脓、止痛开窍之功，因其芳香上达，医家习用之疗阳明头痛、眉棱骨痛、头风痛、齿痛。上述方药临床实践中效果良好，但应注意亦可按照头痛部位选药，但勿过多改动，恐药味繁多，有损其效。

2. 老药新用

白茅根甘寒，归肺、胃、膀胱经，具有凉血止血、清热利尿作用，临床多用来治疗血热妄行的尿血、咯血、吐血等症。王烈教授应用其治疗小儿厌食证（胃热型），与不用该药比较，疗效提高，但治病机理未明。《药性歌赋四百味》言："茅根味甘，通关逐瘀，止血衄血，客热可去。"所以推测可能与其清热之功有关，但尚待更深入的研究。

3. 哮药六品

王烈教授在治疗哮喘的实践中，方药几经改进，疗效不断提高。归纳总结其常用的药物有如下六味：

（1）麻黄：为治疗哮喘的首选药物。辛温，微苦，归肺、膀胱经。功效：发汗，平喘，利水，消肿。现代药理研究其有抗过敏、抗病原体、抗炎、平喘、止咳、祛痰等作用。常用配伍：杏仁。临证配伍：偏寒用细辛；偏热用黄芩；偏实用射干；偏虚用白果；偏气用紫苏子；偏血用地龙；偏痰用葶苈子；偏毒用重楼；偏风用僵蚕。

（2）紫苏子：辛温，归肺、大肠经。功效：降气化痰，止咳平喘，润肠通便。现代药理研究显示该药有降血脂、抗氧化、降气等作用。常用配伍：白屈菜。临证配伍：偏寒用白前；偏热用黄芩；偏虚用款冬花；偏食积用莱菔子；病程久用五味子。

（3）地龙：咸寒，归肝、脾、膀胱经。功效：清热，平肝，止喘，通络。现代药理研究证实该药有调节免疫、抗组胺、止喘、抗惊厥、镇静、解热作用。常用配伍：紫苏子。临证配伍：实证用紫苏子、前胡；虚证用款冬花、白果。

（4）白屈菜：是王烈教授用来止咳的主药，为罂粟科白屈菜属植物白屈菜的带花全草，别称土黄连、牛金花、八步紧、断肠草、山西瓜等，最早记载于明代《救荒本草》。民间用来治疗腹痛、疮毒等。王烈教授于1969年将其用于临床，在用其治疗一个既腹泻又咳嗽的患儿时，腹泻未好，咳嗽先愈，从而开始研究其止咳作用，在后来的百日咳流行年代，白屈菜发挥了非常好的止咳之功，挽救了许多孩子的生命。又在此基础上，进一步应用于支气管炎、哮喘、腹痛、腹泻等疾病的治疗，亦获良效。白屈菜性味苦辛微温，有毒，归肺、脾经。功效：镇咳祛痰，平喘，止痛，利尿解毒。现代药理研究表明能抑制各种平滑肌痉挛，具有镇静、镇痛、催眠、减慢心率、祛痰、平喘、降低血压、抗菌、抗癌、抗炎等作用，止咳作用强。临床适用于症见咳嗽的患儿，但应注意有留痰、便干之弊，故宜与化痰药、通腑药合用。

（5）黄芪：甘，微温，归肺、脾经。功效：补气升阳，益气固表，托毒生肌，利水消肿。现代药理研究证实该药具有增强机体免疫力、抗病毒、抗衰老、抗应激、中枢抑制、促进细胞代谢、抗炎抑菌等作用。王烈教授用其治疗有气虚之象的患儿，发作期促进病愈，稳定期防治反复，苗期防止发病。

（6）黄芩：苦寒，归肺、胃、胆、大肠经。功效：清热燥湿，泻火解毒，止血安胎。现代药理研究其有抗炎、抗变态反应、抗微生物、解热镇静、抗氧化等作用。用治哮喘兼有热象者。

四、验案精选

（一）儿童抽动障碍（肾阴不足，相火偏亢）

张某，男，11岁。2020年5月8日就诊。病史：患儿于4岁时，无明显诱因出现眨眼、作怪脸，当时给予对症治疗（具体用药用量不详）后，病情缓解。3年前又出现眨眼，四肢不由自主运动。心烦易怒，烦躁，五心烦热，食纳差，夜寐欠安，大便干，1日1次，小便黄。经多方治疗无效，遂来就诊。查体：生命体征平稳，神清面红，精神一般，体型偏瘦，查体合作，对答切题，双肺听诊呼吸音清，未闻及干湿性啰音，心、腹未见异常，神经系统检查示生理反射存在，病理反射未引出；舌苔薄腻，舌质红，脉细数。CT、磁共振、脑电图检查均未见异常。

西医诊断：儿童抽动障碍。

中医诊断：妄为证（肾阴不足，相火偏亢）。

治法：滋补肾阴，清泻相火。

处方：当归12g，远志12g，守宫5g，丹参12g，酸枣仁6g，合欢皮12g，龟甲12g，柴胡12g，首乌藤12g，五味子5g，紫贝齿12g。7剂，2日1剂，水煎取汁，分早、中、晚3次口服。嘱患儿家长注重日常调护，忌甜辣咸凉及肥甘厚味之品，减少电子设备使用时间及频率，关注患儿心理活动，并辅以"动而解对策"心理疏导。

二诊（2020年5月22日）：患儿自述烦躁易怒等症状减轻，自感无潮热，大便正常，前方加地龙12g。服药1个月后，症状减缓。更方：延胡索12g，川芎12g，白芍10g，地龙12g，僵蚕12g，五味子5g，当归12g，远志 12g，胆南星 5g，鳖甲 10g，龟甲 10g，紫贝齿 12g。治疗 2 个月，患儿症状消失。临床治愈。

按： 儿童抽动障碍，中医尚无统一病名，根据其临床表现多将其归属于"慢惊风""郁证""瘛疭""肝风"及"筋惕肉瞤"等范畴。王烈教授另辟蹊径，将这些具有抽动障碍前期表现的儿童诊断为"妄为证"。"妄为"一词出现于《素问·上古天真论》，曰："今时之人不然也，以酒为浆，以妄为常。"通过本例的治疗，说明中医辨证施治的疗效，尚为满意。不过治疗理念和措施，还要结合患儿实际。本病病位在心、肝、肾三脏，心藏神，肝主筋，肾主骨生髓，而脑为髓之海。病机为先天之肾脑不足，后天之心肝失调，在诸多因素影响下，导致各种复杂的症状。由此理出标本兼顾的治疗措施。方中用药偏于除症的如守宫、白芍、地龙、僵蚕、胆南星、首乌藤、远志、酸枣仁、合欢、柴胡；治本的有当归、丹参、龟甲、鳖甲、五味子、紫贝齿、延胡索。由于本病的标本虚实，每因致病因素和个体条件不同，所以，处方用药必随症而转。其用药次序在医者亦应视症遣药。切记，治标不宜舍本，治本亦当顾及标，方可保全。

针对"妄为证"，王烈教授提出早干预、早治疗，遵循"急则治其标，缓则治其本"的原则，按照标本两期进行辨证论治，同时配合"动而解对策"，对患儿进行心理安慰及疏导。王烈教授"动而解对策"如下：积极正确面对，淡化异常行为；宣泄精力，及时表扬，避免责骂；养成良好习惯，戒除不良诱因；合理对待此病，早期积极治疗；减少学业压力，生活环境不杂；举家尽善，和谐相处；病者前程，有望似锦；自愈有年，但志必先。

（吴佳琦　整理）

（二）支气管哮喘（热哮）

赵某，男，4岁。2019 年 8 月 30 日初诊。主诉：间断咳嗽伴喘促 4 月余。现病史：患儿于 4 个月前无明显诱因出现间断性咳嗽，喘促，有痰，遂就诊于当地诊所，具体诊断不详，给予孟鲁司特钠、川贝止咳糖浆等药物口服治疗（具体用量不详），未见明显好转。现症：咳嗽，喘促，有痰，口中有异味，纳可，寐欠安，大便干燥，2日1行，小便正常。查体：体温37.6℃，神乏、面红、唇干。双肺听诊呼吸音粗糙，可闻及中小水泡音及哮鸣音。腹软，肝脾未触及。舌质红，苔白厚，脉数有力。检验：白细胞$11.0×10^9$/L，淋巴细胞百分比50%。X线示两肺纹理增强模糊。

西医诊断：支气管哮喘。

中医诊断：哮病（发作期，热哮）。

治法：清热化痰，止哮平喘。

处方：全蝎2g，苏子20g，地龙20g，前胡15g，侧柏叶15g，白鲜皮15g，白屈菜12g，蜜麻黄6g。4剂，2日1剂，水煎取汁，分早、中、晚3次口服。

二诊（2019年9月6日）：咳嗽，无喘息气促，咯吐黏痰，喉中痰鸣，食纳尚可，夜寐欠安，舌红苔白，脉数。治以补肾健脾，清化顽痰。处方：橘红20g，茯苓20g，清半夏8g，桔梗20g，芡实15g，北沙参15g，川贝母5g，瓜蒌15g。4剂，2日1剂，水煎取汁，分早、中、晚3次口服。

三诊（2019年9月13日）：患儿剧烈运动后咳嗽明显，偶有咯痰，无喘息气促，食纳可，夜寐安，舌淡红，苔白，脉缓。治以养阴润肺。处方：天冬15g，麦冬15g，沙参15g，紫菀12g，款冬花12g，旋覆花10g，桑白皮10g，川贝母4g。4剂，2日1剂，水煎取汁，分早、中、晚3次口服。

四诊（2019年9月20日）：患儿自觉神疲乏力，无咳嗽咯痰，偶有喉中痰鸣，纳可寐安，舌淡红苔白，脉缓。治以补肾健脾，固本防哮。处方：黄芪20g，白术15g，山药15g，灵芝10g，佛手10g，玉竹15g，百合15g，大枣15g。7剂，2日1剂，水煎取汁，分早、中、晚3次口服。此方服完后，继服益气固本胶囊，1次3粒，1日3次，服用2周后停药，休药半年后复诊，进行固防序贯治疗。

按：哮喘的热型临床多见，尤其年幼儿患哮喘多为热哮。王烈教授认为哮喘作急属风邪为害，发作期之治祛风为要，哮易止，根难除，故治哮必防哮，防哮必固本。本例小儿哮咳喘重在治标，止咳平喘。此方以全蝎、地龙共为君药，二药配伍能增强治哮作用，共奏祛风通络止哮之功。汤剂中苏子、前胡、白屈菜、侧柏叶、蜜麻黄降气止咳平喘；白鲜皮清肺除热。一般用此治疗不及 1 周多可收效。

目前，国内相当一部分哮喘患儿家长甚至临床医生仍错误地认为，哮喘只是在有临床表现时才需治疗，忽视缓解后的稳定期治疗。王烈教授提出小儿哮喘应"计划治疗"，以三期分治，与儿童支气管哮喘防治常规不谋而合。三诊之后，哮喘进入稳定期，此时是真正治疗的开始，是去除宿根、减少哮喘复发或减轻症状的重要时机。纵观全程，治疗的重点根据疾病主症及病情变化，由止哮平喘到清肺化痰再到益气固本，体现了王烈教授"三期分治哮喘"的治疗思想。

（吴佳琦 整理）

（三）咳嗽（食积咳嗽，胃热及肺）

任某，男，2.5 岁。2019 年 9 月 19 日就诊。病史：患儿生后因母乳不足，加喂牛乳、乳粉之类，平时乳食无度。近 3 个月来，食欲不振，甚至厌食，经中西药治疗不见显效。现症：食少不宁，咳嗽不断。使用抗生素治疗，疗效不佳。患儿虽咳，但少痰不喘。病后大便偏干，小便少而色黄。查体：神乏，颊赤，口唇干红，咽不红肿，舌苔白厚，舌质红。心、肺及腹部未见异常。手足心热，脉数。

西医诊断：厌食症合并支气管炎。

中医诊断：咳嗽（食积咳嗽，胃热及肺）。

治法：消积清肺。

处方：白茅根 5g，佛手 5g，莱菔子 5g，贝母 3g，清半夏 2g，杏仁 3g，白屈菜 5g，黄芩 5g，白芍 5g。4 剂，2 日 1 剂，水煎取汁，分早、中、晚 3 次口服。

经治 8 天，咳嗽减半，积热消失。二诊处方：天冬 5g，麦冬 5g，沙参 5g，佛手 5g，莱菔子 5g，贝母 3g，知母 3g，石斛 5g。水煎服，又服 8 天而愈。

按：食积咳嗽临床多见，治疗得当则恢复较快。本案病例，所用药物化积、止咳并举。其中白茅根用于食积咳嗽，尚不多见，王烈教授应用多年多有良效。王烈教授认为"白茅根在药学上归为凉血利尿药，临床多用于血证、水肿等病。鉴于白茅根具有清肺胃之功，所以，对食积咳嗽证，一药功兼两经，起到去胃积热并解肺热作咳之证"。其余药物分归消积和清肺两类，初治获效，再以养阴除积热之品而善其后。临床当慎对食积咳嗽之治，重点不宜仅顾及止咳，咳止于过，尚可滞痰，切以先清为宗。

食积咳嗽，顾名思义，本病乃食积病和咳嗽病相合的一种疾病。其发病不仅与食积、咳嗽二者相关，而且，治疗也必须二者兼顾。本病发病较多，其主要因食积患儿多，有食积又易合并咳嗽，形成食积咳嗽并病。食积咳嗽应及早治疗，不然的话，常可引起其他疾病，哮喘病即为常发之证。

（吴佳琦 整理）

（四）反复呼吸道感染（肺脾气虚）

徐某，男，5岁。2019年8月2日就诊。病史：家长自诉患儿于2年前因外感发热后，就诊于当地医院，经抗生素静点治疗7天痊愈（具体用药用量不详）。其后每间隔1～2个月发病1次，皆运用西药抗生素静点治疗5～6天后痊愈（具体用药用量不详），但易反复。刻下症：平素易感冒，纳差，手足心热，夜卧不宁，大便干，日1行，小便黄。

查体：体温36.9℃，一般状态尚可，面色㿠白；营养欠佳。扁桃体Ⅰ度肿大，咽部无充血。心、肺及腹部未见异常，肝脾未触及。舌淡，舌苔薄白，脉沉数无力。

西医诊断：反复呼吸道感染。

中医诊断：易感综合征（肺脾气虚证）。

治法：健脾益肺。

处方：佛手10g，山楂15g，白茅根12g，麦芽10g，石斛10g，白芍12g，鸡内金8g，枳壳12g。4剂，水煎服，2日1剂，1日3次。合服婴儿壮（院内制剂），1次3粒，1日3次。

二诊（2019年8月9日）：纳可，手足心无热，大便正常，日1行，小便正常。查体：体温36.6℃，精神状态明显改善，面色㿠白，营养尚可。扁桃体无肿大，咽部无充血。心、肺及腹部未见异常，肝脾未触及。舌淡，舌苔薄白，脉数。处方：黄芪 15g，白术 15g，玉竹 15g，百合 10g，太子参 5g，绞股蓝 8g，桂枝 6g，桑叶 10g，佛手 10g。4 剂，水煎服，2 日 1 剂。

三诊（2019 年 8 月 16 日）：前症稳，大便正常，日 1 行，小便正常。体温 36.5℃，精神状态良好，心、肺及腹部未见异常，肝脾未触及。舌淡，苔薄白，脉缓。处方：黄芪 15g，白术 15g，玉竹 15g，佛手 10g，灵芝 10g，山药 15g，牡蛎 15g。连服 2 周，患儿体力和食欲均有显著改善。停服汤剂，继服婴儿壮。此后每逢外感，均以中药汤剂口服前期对症治疗与后期调理善后，以急性期驱邪外出及稳定期扶正固本，同时调护脾胃，避免反复。

按： 反复呼吸道感染是指一年内发生呼吸道感染次数过于频繁，超过一定范围的疾病。本病与古代医籍中所述的"自汗易感"相近，此类患儿亦被称为"易感儿"或"复感儿"。本病临床常见，究其病因，主要是肺脾两虚，卫外不固。此与《素问·评热论》所云"邪之所凑，其气必虚"的观点相同。小儿多为先天不足，后天失养，导致肺脾气虚。其中肺气虚则易感，临床上多表现为自汗、气弱、气短懒言等症状；脾气虚则易积，临床上常表现为纳差、厌食、面黄少华等症状。王烈教授认为本病的病机以正虚为主，临床上治疗本病，无论是急性发作期，还是后期症状稳定的迁延期与缓解期，都应当重视对于正气的调护，尤其是无症状的缓解期，更加强调健脾益气，以固护正气。同时，在预防调护上，不仅需要注意保暖，对于小儿脾胃功能的保护也不可忽视。对本例患儿的治疗，主要是先去积热，再以扶正，从而改善肺脾功能，以增强抵御疾病的能力。因此，在首诊所用方剂中以佛手为君理气和中，白茅根、石斛合用清热生津，白芍养血敛阴，麦芽、鸡内金健脾消食，诸药合用共为臣，枳壳宽中行气，是为佐药。同时配合院内制剂婴儿壮以健脾益气，强筋健骨。患儿服用后上症均减。复诊时所用处方为玉屏风散加减。方中黄芪甘温，益卫固表，补五脏诸虚，入肺补肺气，实皮毛，入脾补益中土，杜绝生痰之源。太子参甘平，归脾、肺经，补气生津，白术补气健脾。黄芪、太子参、白术合用益气健脾补肺为君；绞股蓝益气健脾，百合、玉竹滋阴润肺，佛手理气和中化痰为臣，桂枝、桑叶祛风发散为佐。三诊时患儿症状皆已好转，继续以玉屏风散加减，于前方中去百合、太子参、绞股蓝、桂枝、桑叶，加灵芝、山药、牡蛎，以增强补脾益气之功，兼顾收涩固本之效。

反复呼吸道感染发病年龄以6个月～6岁小儿为多见，其中1～3岁的幼儿更为常见。目前，西医学认为本病病因复杂，除了与小儿时期本身的呼吸系统解剖生理特点及免疫功能不成熟相关外，微量元素和维生素缺乏、环境污染、被动吸烟等也是常见的原因。在治疗上，常通过抗感染和对症处置。中医学将本病分急性期、迁延期、缓解期来进行论治，并以扶正祛邪为基本治疗原则。急性期，以祛邪治标为主，佐以扶正以驱邪外出；迁延期，以扶助正气为主，使正复邪自去；缓解期则以补虚为主。本例依王烈教授经验治疗同时，在预防调护上，调护脾胃，所谓"四季脾旺不受邪""多吃一口伤胃，少吃一口保脾"便是此含义。《黄帝内经》也曾指出过"劳复"与"食复"是疾病复发的原因，因此，需要引起广大家长的重视，切不可因为过度关爱，在患儿疾病后期通过饮食上进行大补。因小儿具有"发病容易，传变迅速"的病理特点。王烈教授指出日常生活中预防此类呼吸道疾病的方法：适当休息，适当饮水，适量水果，饮食宜清淡而营养，控制体温，勤换衣物，保持室内空气流通，避免去人群密集的公共场所以防止交叉感染。

（邹鑫 整理）

（五）疳证（脾胃气虚，久病及肾）

麻某，男，7岁。2019年11月22日初诊。患儿于6年前无明显诱因出现纳差，曾就诊于当地诊所，给予中药汤剂口服治疗（具体用药用量不详），未见明显好转。经多方面检查未见异常。刻下症：纳差，体瘦，夜寐欠安，大便不成形，日2～3行，小便淡黄。

查体：体温36.5℃，精神不振，形体瘦小，面色无华，舌质淡，苔薄白，脉缓。

西医诊断：营养不良。

中医诊断：疳证（脾胃气虚，久病及肾）。

治法：健脾益气，兼以补肾。

处方：熟地黄 10g，佛手 10，炒麦芽 10g，白术 10g，苍术 10g，橘红 15g，山药 15g。4 剂，2 日 1 剂，水煎取汁，日 3 次口服。

二诊（2019 年 11 月 29 日）：食纳尚可，体瘦，夜寐安，大便正常，日 1 行，小便正常。查体：体温 36.3℃，精神尚可，形体瘦小，面色少华，舌质淡，苔薄白，脉缓。处方：佛手 10g，桂枝 10g，石斛 15g，黄芪 20g，白术 15g，绞股蓝 10g，桔梗 20g，太子参 6g。4 剂，2 日 1 剂，水煎取汁，日 3 次口服。

三诊（2019 年 12 月 6 日）：纳可，体重较前增加，夜寐安，二便正常。查体：体温 36.8℃，精神状态良好，面色红润有光泽，舌质淡，苔薄白，脉缓。处方：黄芪 20g，白术 20g，佛手 15g，石斛 20g，白芍 20g，鸡内金 10g，谷芽 20g。4 剂，2 日 1 剂，水煎取汁，日 3 次口服。

按：本病的病因在于饮食不良习惯干扰过大，因此饮食有规律，节制甘甜及零食，纠正偏食，减少对脾胃和治疗用药等方面的干扰尤为重要。王烈教授提出本病多由小儿乳食减少，脾胃之气虚弱所致，其病在脾，但多累及胃。在治疗上注重健运脾胃兼顾补益气血，辨证论治。因此病的最大干扰是饮食不良习惯，故治疳应先惜食，而后治疗方易。首诊时，因患儿久病见虚，故用熟地黄养血滋阴为君；佛手和中理气，炒麦芽消食导滞，白术合苍术燥湿健脾为臣；橘红理气开胃，山药益气养阴，共用为佐。二诊易方，佛手、桂枝理胃助化，两药相合为君，黄芪、白术、绞股蓝理气健脾助运为臣，石斛、太子参滋阴益胃为佐，桔梗开宣滞气为使。三诊以黄芪、白术相须为用，以健脾益胃，共用为君，石斛益胃生津、滋阴清热，白芍补血养阴，谷芽消食化滞，配鸡内金生发胃气，助运纳食，且补而不滞，四药相合共用为臣。患儿食欲基本恢复，正常进食。随着现代生活水平的提高，对于本病的治疗目前更为重要的是饮食习惯的养成，饮食有规律，节制甘甜及零食，纠正偏食。所用药物，与往医之治无何特奇，如讲奇，纠正饮食弊端，减少对脾胃和治疗用药等方面的干扰，即是治愈的基础。所以，运用调脾胃、益气血之剂，往往治疗获效。

疳证为古代儿科四大要证之一，又名"疳病"。"疳证"是由于喂养不当或多种疾病、不当药治，影响了脾胃的纳运功能，以致化生无源，或直接耗伤气液，使化生的气血津液不能满足小儿机体正常生长发育需要的慢性营养障碍性病证，以全身虚弱羸瘦、面黄发枯、头大颈细、肤色不华、精神异常为主症，并伴有生长发育迟缓。过去由于生活条件限制，食物供给不足，小儿在生长发育时期，常常由于营养物质缺乏，生化乏源，脾胃功能受损，进而久积成疳。当代多数小儿罹患疳证是由于先天脾常不足，复由乳食失调，以致脾胃虚损，气血生化受到障碍，转化成疳。临床所见，每因积致虚，正虚邪实，虚实夹杂。本病发病不受季节、地域的限制，各年龄组皆可发病，多见于5岁以下的幼儿，并且起病缓慢，病程迁延，病情顽固复杂，易出现兼证，甚或导致阴竭阳脱而危及生命。现代许多医家认为疳证与西医学的"蛋白质－能量营养不良""维生素营养障碍""微量元素缺乏"等疾病相关。如治疗不及时容易造成患儿生长发育迟缓、体格消瘦、免疫力低下等。在治疗上，西医学主要通过调整患儿饮食结构与补充营养来改善症状，严重者则通过口服或静脉注射营养液进行对症支持治疗。中医认为本病由后天脾胃失运而影响小儿的生长发育，使正气日虚，气血津液耗伤所致。因此治疗上以健运脾胃为主。吴塘曾在《温病条辨·疳疾论》中提出对疳证的治疗重在扶脾土，并且通过"甘淡养胃"，即补中寓通之意。此外，在临床上嘱咐患儿家长在给予小儿口服汤药治疗的同时，需要意识到健康的饮食结构和良好生活习惯的重要性。

（邹鑫 整理）

（六）过敏性鼻炎（外邪侵袭）

丛某，男，4岁。2019年10月28日初诊。患儿于1年前受冷空气刺激后出现鼻塞、流涕，遂就诊于当地医院，给予药物治疗（具体用药用量不详），患儿病情未见明显好转，此后反复发作。刻下症：鼻塞，流涕，咽痛，纳可，夜寐欠安，二便正常。

查体：体温36.2℃，一般状态尚可，面色红润，心、肺及腹未见异常。肝脾未触及。舌淡红，苔薄白，脉数。

西医诊断：过敏性鼻炎。

中医诊断：鼻鼽（外邪侵袭）。

治法：疏风散寒，宣通鼻窍。

处方：苍耳子散加减。

鱼腥草10g，鹅不食草6g，白芍10g，薄荷5g，通草6g，苍耳子5g，辛夷5g，黄芩5g。4剂，2日1剂，水煎取汁，日3次口服。

二诊（2019年11月4日）：鼻塞较前减轻，纳可，夜寐安，二便正常。查体：体温36.6℃，精神状态良好，面色红润有光泽，舌质淡，苔薄白，脉缓。处方：前方加土茯苓10g，蝉蜕10g。4剂，2日1剂，水煎取汁，日3次口服。

三诊（2019年11月11日）：偶有鼻塞，纳可，皮肤皮疹，伴痒感，夜寐尚可，二便正常。查体：体温36.3℃，精神状态尚可，面色红润有光泽，舌质淡，苔薄白，脉缓。处方：黄芩10g，白芷8g，薄荷10g，苍耳子6g，辛夷6g，鱼腥草10g，地肤子10g，土茯苓10g。4剂，2日1剂，水煎取汁，日3次口服。

按： 过敏性鼻炎，也称变应性鼻炎，即变态反应性鼻炎。从症状上看与中医的鼻鼽相似。鼽者指鼻塞、流清涕、痒等而言，后有鼻鼽及鼽鼻之谓，强调本病起病急，又与咳嗽、衄血等有关。《素问·脉解》首次提及"鼻鼽"这一病名，"所谓客孙脉则头痛、鼻鼽、腹肿者，阳明并于上"。王烈教授认为本病与风邪的关系极为密切，病情反复无常，且迁延不愈，根治较难。由于本病对于"季节变换，寒热交替"的敏感性，因此治疗上除驱邪外出，还应当重视扶正固本。同时，还应注意本病与哮喘关系密切，二者皆为肺系疾病，且相互影响，应予以重视。此病例，首诊方中苍耳子祛风散寒，通鼻窍为君；辛夷、薄荷、鹅不食草散风通窍，是为臣药；黄芩苦寒，清泻胃火，鱼腥草辛、微寒，清肺经热邪，两药相合共为佐药；使以白芍收敛缓急，共奏其效。二诊时，经观察患儿经过前期治疗鼻塞、流涕等症状均有所好转，固在前方基础上加土茯苓、蝉蜕以增强祛风利湿通窍之功。三诊患儿经过前期治疗鼻塞、流涕症状均有好转，因此继续运用苍耳子散随症加减。方中苍耳子祛风散寒，通鼻窍为君；辛夷、薄荷、白芷散风通窍，是为臣药；黄芩苦寒，清泻胃火，鱼腥草辛、微寒，清肺经热邪，地肤子清热利湿止痒，土茯苓解毒除湿，四药相合共为佐药。

过敏性鼻炎为易感儿童接触变应原后引起的主要由特异性 IgE 介导的鼻黏膜非感染性炎性疾病。临床上以清水样鼻涕、鼻痒、鼻塞、喷嚏为四大主症。若发病较重症状明显者，可严重影响小儿的生活学习及睡眠情况。目前对于本病西医常采取鼻黏膜冲洗及口服脱敏药物治疗，并且建议患儿避免接触变应原，以防止病情加重。本病为临床上较常见或多发的疾病，可常年发病，也可呈季节性发作。中医认为，本病其标在鼻，其本主要在肺、脾、肾三脏，病机多为肺脾肾虚，兼风寒之邪侵袭而致，另外，肺经伏热也是过敏性鼻炎常见的发病原因。所以，在治疗的时候，应该根据患者的素质、症状，仔细辨证，随症而治。《灵枢·脉度》曾指出："肺气通于鼻，肺和则鼻能知臭香矣。"由此可见肺与鼻关系密切，鼻鼽可能引发哮喘。当患儿处于鼻鼽阶段，提前以哮论治，可以有效控制病情，防止进一步发展成为哮喘。在预防调护方面：饮食上，避免接触鱼腥发物、辛辣刺激的食物。生活起居上，应保持自身卫生，避免接触刺鼻气味，适当运动。同时，每逢季节变换之际，应注意加减衣物，防止发病。

（邹鑫 整理）

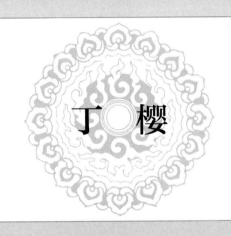

丁○樱

一、医家简介

丁樱（1951年2月—　　），二级教授、主任医师、博士研究生导师，第四届国医大师、首批全国名中医、中医药高等学校教学名师、享受国务院政府特殊津贴专家、全国卫生系统先进工作者，河南中医药大学儿科医学院院长，河南中医药大学第一附属医院儿科医院院长，第四、六、七批全国老中医药专家学术经验继承工作指导老师。兼任中国民族医药学会儿科分会会长、中华中医药学会儿童紫癜－肾病协同创新共同体主席、世界中医药学会联合会儿科分会副会长、中华中医药学会儿科分会名誉副主任委员、中国中医药循证医学中医儿科项目咨询专家委员会主任委员等社会职务。

丁樱从事中医、中西医结合儿科医教研54年，擅长用中西医结合的方法诊治小儿疑难疾病，尤其是肾脏及风湿免疫性疾病。在儿童肾病辨证理论创新、诊疗方案/指南制定、临床专业分化、人才培养、学科专科及团队建设等方面，为全国中医儿科发展提供了有益借鉴和参考。丁樱教授现培养硕博士研究生、博士后、学术继承人150余名；创建了全国首家中医儿科医院暨医学院；先后主持课题30项，其中"十一五""十二五"国家科技支撑计划重大课题2项、国家自然科学基金面上项目2项，获省厅级成果奖22项；出版学术著作33部，其中主编教材3部、副主编6部，个人经验专著4部；发表论文223篇，其中核心期刊及SCI论文96篇；主持制定优势病种行业标准、诊疗指南8项，发明专利2项。研制"清热止血""肾必宁""梅连止泻"3种中药制剂，临床广泛应用30余年，并在16家基层医院推广使用。

二、学术观点

（一）疑难杂症推崇临床用药有故无殒，中病即止

《素问·六元正纪大论》曰："有故无殒，亦无殒也……大积大聚，其可

犯也，衰其大半而止。"也就是讲，临床用药时，虽药性峻猛，只要药证相符，临床就可应用，但须注意中病即止，因为药物会对人体造成伤害，在症状基本缓解的时候就须停用，切勿滥用。"用药之道，在于利大于弊则用之"，在"有故"的前提下做到"无殒"，最终实现"以毒攻毒，以平为期"。"有故无殒"虽异于常规，但却是建立在对事物本质清楚认识的基础上的一种有效的治疗策略。"以毒攻毒"是在"有故无殒"理论基础上衍生出来的更为具体化的手段和方法，其核心思想是药证相符、对症用药，强调"有是证、用是药"，即"有病则病受之，无病则体受之"。同时也要学会"审时度势"，掌握"适度"原则，遵循"衰其大半而止"的法度，药到即止，切勿过量及长时间用药。

丁樱教授认为，临证使用雷公藤等峻猛有毒之品时可遵循"有故无殒"的中医思想。雷公藤制剂作为一种具有完全民族自主知识产权的中成药，填补了中医药在免疫抑制剂类药物方面的空白。然而雷公藤制剂治疗窗口窄，毒副作用报道多，严重制约了其在儿科领域的应用研究和开发推广。雷公藤长期以来被人"谈虎色变"，但毒性药物对病人有毒与否，除与药物本身毒性大小有关，更与疾病阴阳盛衰及机体状态密切相关。

"有故无殒"的核心实质是对药物的"毒""效""证""量""时"关系的调控平衡，具体表现在：

1. 把握适应证是儿童使用雷公藤的前提

评价药物的利弊，最主要的是"有用、无用"，而不是单纯"有毒、无毒"的问题，只有在把握适应证的前提下，评估雷公藤在儿童中的使用才是有意义的。

2. "安全合理用药"是对儿童使用雷公藤的关键

目前由于不同企业生产的雷公藤制剂受原料及生产工艺等因素的影响，存在成分差异较大、质量不够稳定等问题，从而导致临床疗效和毒副作用相差较大，而已有的质量标准在指标成分和限量方面存在争议，不能有效地对制剂的质量进行整体控制，亦是造成雷公藤制剂质量参差不齐的主要原因。此外，医生使用经验不足，未掌握小儿适应证、剂量、疗程；治疗前后未嘱患者进行安全监测而盲目使用；对儿童私自滥用等均可能是毒副作用多发的原因所在。临床上可从提高制备工艺、探索减毒剂型、规范用药剂量及用药时间、适当间歇用药、配伍中药等方面做到"安全合理用药"，同时也要定期监测患者肝肾功能及血尿常规等指标。

3."效益 / 风险比"是"有故无殒"下儿童使用雷公藤的重要参考

效益 / 风险比是衡量药物是否能临床推广应用的重要参考，在治疗儿童肾小球疾病方面，雷公藤制剂的效益 / 风险比并不劣于激素和其他免疫抑制剂。依据全球肾脏病预后组织（KDIGO）临床实践指南推荐的方案，糖皮质激素和免疫抑制剂是治疗儿童肾小球疾病的首选药物，然长期口服激素可增加患儿发生感染、股骨头坏死、骨质疏松、向心性肥胖、类固醇性糖尿病、矮身材等不良反应的风险；免疫抑制剂如环磷酰胺作为细胞毒药物，亦会产生一些严重的不良反应，如重度骨髓抑制、性腺功能损害、肺部感染、出血性膀胱炎等，严重影响儿童身心健康。

诚然雷公藤的毒副作用客观存在，但与激素和免疫抑制剂相比，雷公藤制剂的整体毒性显然较轻。前期课题组承担的"十一五""十二五"国家重大科技支撑计划（2006BAI04A16、2013BAI02B07）研究结果证实了此观点：以雷公藤为核心的中医方案较激素组起效时间更短（4 周起效，$P < 0.05$），且不良反应更少（统计量 Q=103.86，$P < 0.05$）。另有研究表明雷公藤联合糖皮质激素治疗肾病综合征较单纯西药治疗显著，并在一定程度上可减少不良反应的发生。以上研究均表明：雷公藤制剂在病情较轻时能替代激素发挥类糖皮质激素作用，在病情较重时与激素 / 免疫抑制剂联用能缩短疗程，且雷公藤制剂的安全性更高，利大于弊，不失为一种临床优选方案。客观评价雷公藤的功与过对儿科临床的安全用药指导具有非常重要的现实意义。

（二）治疗难治性肾病强调活血化瘀

丁樱教授结合多年临床实践经验，认为肾病证型多为本虚标实，其中正气虚弱为本，邪实蕴郁为标，属本虚标实、虚实夹杂之病证。正虚是指气虚、阳虚、阴虚或气阴两虚，结合脏腑辨证又可分为肺脾气虚、脾肾阳虚、肝肾阴虚等，为病之本；标实是指外感、水湿、湿热及瘀血等病理产物，故为标。在肾病的发病与发展过程中，本虚与标实之间是相互作用、相互转化的。如本虚易感外邪，化热致瘀；标实之瘀反过来又进一步耗伤脏腑气血，使正气更虚，并加重水湿、湿热，形成了"瘀"之标本转化，使瘀血成为亦标亦本的病理产物。瘀血既是本病的病理产物，又是导致病情加重和病程迁延的病理因素，是推动疾病发展的重要病理环节，贯穿于疾病的始终。

她从长期的临床实践中概括出导致瘀血的因素有以下几个方面：精不化气而化水，水停则气滞，气滞则血瘀；小儿脾肾气虚，无力推动血液运行，血停成瘀；气不摄血，血从下溢，离经之血留而不去成瘀；脾肾阳虚，失于温煦，日久寒凝血滞；病久不愈，深而入络，致脉络瘀阻；阴虚生火，灼伤血络，血溢脉外，停于脏腑之间而成瘀；阴虚津亏、热盛血耗，使血液浓稠，流行不畅而致瘀；阴虚或长期应用激素使卫外不固，易感外邪，外邪入侵，客于经络，使脉络不和，血涩不通，亦可成瘀。西医学研究发现，难治性肾病患儿血液处于高凝状态，而使用激素又可增加高凝状态及并发血栓的形成，肾脏病理可见肾小球硬化、肾小管萎缩、肾小管间质纤维化等变化，也与她的学术理论相呼应。

一般情况下，要遵循"治病必求于本"的原则，但若病证复杂多变，出现标本主次之异，治疗上就应有先后缓急之变通，诚如《黄帝内经》所言"急则治其标，缓则治其本"。若标本并重，则应标本同治。故从标本论治原则而言，活血化瘀法应得到重视，并贯穿于小儿肾病治疗的始终。丁樱教授对于临床上表现为舌质紫暗，脉行滞涩的患儿，常用桃仁、赤芍、当归、丹参、红花、三七等活血化瘀的药物，有利于水肿的消退和尿蛋白的转阴，提高激素的敏感性，使病情得以缓解。现代药理研究表明，活血化瘀药物不仅能降低高凝血症，同时还具有抑制细胞外基质增生及系膜细胞增殖、抗炎等作用，从而对肾间质损害、纤维化和肾小球硬化起到抑制作用。

（三）提出过敏性紫癜的病因病机是热、虚、瘀

《小儿卫生总微论方·血溢论》曰："小儿诸溢血者，由热乘于血气也。"

过敏性紫癜病机为风热毒邪浸淫腠理，深入营血，燔灼营阴；或素体阴虚，热伏血分，复感风邪，与血热相搏，壅盛成毒，致使脉络受损，血溢脉外。因小儿体质稚嫩，腠理不密，易感风邪，故此病多发于小儿；小儿脾肾相对不足，发病时常见消化道及肾脏受累，毒热损伤肾络，则见尿血；邪伤于中焦或肠络，则发为腹痛、呕吐、便血；因风性善变，游走不定，窜至关节，故可见关节肿痛。紫癜虽证在外表，但其发生发展与外感六淫之邪、气血及脏腑功能紊乱均有密切关系。

丁樱教授将本病病机概括为"热、虚、瘀"三端，认为本病初起多为实证，外因多为感受风热、邪毒，或进食鱼虾、辛辣等燥热腥发动风之品；内因主要为素体有热，血分伏热。久则多致虚证，伤气耗阴，可见气不摄血或阴虚火旺证；伤及脾肾，致脾肾亏虚证，脾不敛精，肾不固精，精微外泄，则发为尿浊（蛋白尿）。外邪伤络、迫血妄行、血不循经留而为瘀是本病病机的关键所在，瘀血不去，可导致病情迁延难愈。血不循经，流溢脉外，可导致皮肤紫癜及各种脏腑黏膜出血；血不归经，瘀血内阻，气血及脏腑功能紊乱，是导致病程迁延，形成虚实夹杂之候的继发因素。西医学认为本病的发生发展与感染、饮食等外因致敏有关，外源因素使自身免疫功能紊乱，从而导致全身毛细血管炎性改变，脆性增加，血液外渗，并继发高凝状态。

因此，丁樱教授治疗过敏性紫癜非常重视以下三点。

1. 强调分期论治

早期以热为主，多为风热、血热，若为风热伤络，治疗当清热解表、祛邪安络；若患儿感邪较重，或初期治疗不及时，则容易导致热邪入里，燔灼气营，灼伤血络，出现血热妄行证，则治以清热凉血，祛邪安络；后期以虚为主，多为阴虚、气虚，少数可见脾肾阳虚，治疗当益气养阴或温补肾阳，兼清余邪；活血化瘀治疗要贯穿病程始终，治疗时不能单纯依靠止血药，而是要化瘀止血，遣方用药要倡导"止血不留瘀"的指导思想。

2. 重视饮食控制

本病多因血分伏热引起，中医认为鱼虾、羊肉、辣椒等为热性之品，如果患者常吃这些食物，可加重病情或引起疾病复发。故发病的急性期一定要忌食高敏食物，即使病情稳定后也要根据检测结果，注意饮食，此外紫癜患儿多有食物过敏史，患儿本身可能对某种或某一类食物过敏，故及时筛查，规避过敏原，亦可有效规避紫癜反复和加重。

3.重视预防外感

本病的发生和反复多由外感诱发，因此患病期间应采取措施积极预防外感发生。

（四）治疗反复发作性紫癜善用藤类

部分患儿表现为紫癜此起彼伏，迁延不愈。临床症状多表现为皮肤紫癜反复不止，颜色较深，消退缓慢，或见面色晦暗，或有血肿，腹痛剧烈，便血，或有关节肿痛，或伴肾脏损伤（临床以单纯血尿或血尿伴蛋白尿多见），舌质紫暗、有瘀点、舌下脉络粗长显露，脉沉涩。丁樱教授认为本病的病机关键在于邪毒留络，瘀血阻滞，经络不通。治疗应以活血化瘀、祛风通络为主。然络病难治，非一般药物可达。《本草便读》有云："凡藤蔓之属，皆可通经入络。"藤蔓之类药物，缠绕蔓延，犹如网络，纵横交错，无所不至，取象比类，为通络之佳品，这类药不仅有通经活络、引经作用，而且还有养血活血之功。根据多年临床实践发现，丁教授认为藤类药物可以起到消退紫癜、减少紫癜复发、预防和减轻肾脏损害等作用。现代药理研究表明，多数藤类药物有类似于非甾体抗炎药的直接抗炎作用，又有免疫抑制作用，为藤类药物在过敏性紫癜中的应用提供了依据。

丁樱教授常用的藤类药物有忍冬藤、络石藤、鸡血藤、首乌藤、青风藤、海风藤等。对于风热邪毒，郁蒸肌肤，灼伤络脉为病者，常用忍冬藤、青风藤、海风藤以祛风清热，解毒通络；关节肿痛者，常用桑枝、络石藤以清热利湿，通络止痛；若病程日久耗伤气血，瘀阻肾络者，以鸡血藤、首乌藤养血补血，活血通络；心烦不安、失眠多梦或头目眩晕者，则加入首乌藤、钩藤以养血安神，祛风通络。此外，丁樱教授认为，雷公藤具有祛风湿、活血通络之功，为藤类药物的代表，通过配伍可应用于各类证型之中。临床还擅长应用中成药雷公藤多苷片。雷公藤多苷片对减少蛋白尿的产生，延缓肾损伤具有不可忽视的作用。

三、临床特色

（一）序贯辨治肾病综合征

丁樱教授认为肾病瘀血之病机复杂，遣方用药要谨守病机，做到法随证立、方随法转、机圆法活，正如《素问·至真要大论》所言"谨守病机，各司其属""必伏其所主，而先其所因"。丁樱教授临床常灵活运用理气活血、养阴活血、温阳活血、凉血散血四法，每收桴鼓之效。此外，鉴于肾病病机复杂，故常标本兼治，不可偏废。

1. 理气活血

小儿肾病以水肿为主要表现，而水与血、气本不相离，水病可致血病，而血瘀亦可导致水肿。故气虚当用生黄芪、党参、太子参等以益气；气滞当用柴胡、郁金、枳壳以理气；另加丹参、当归、茜草、三七、蒲黄以活血化瘀。临证需要注意的是，若患儿大便偏干，多为脾胃虚弱，气津不足，传导无力所致，即气虚型便秘，可加用太子参 10 ～ 15g，黄芪 15 ～ 30g，以补气养津，年长儿可据实际情况增量；若脾胃虚弱，大便无力而致大便稀溏，则用党参 6 ～ 10g，以益气健脾。但补益之药，多有壅滞之弊，故少佐砂仁等行气之品，使其补而不滞。

2. 养阴活血

小儿肾病患者在发病中期，或在激素应用过程中，易出现热盛伤津、阴虚津亏、热盛血耗，使血液浓稠，流行不畅而致瘀；或阴虚生火，灼伤血络，血溢脉外，停于脏腑之间而成瘀。故治疗当养阴活血，在活血化瘀药基础上加生地黄、麦冬、五味子、女贞子等以养阴。由于养阴药多为滋腻之品，易碍胃气，故应用时可酌加陈皮、砂仁、白扁豆等健脾行气之品，以资运化。

3. 温阳活血

气虚日久，由脾及肾；或阴虚后期，由阴及阳；或在激素撤退过程中，肾上腺功能低下，终致脾肾阳虚。阳气虚衰，无力推动血液运行，血行瘀阻，或脾肾阳虚，失去温煦，日久寒凝血滞，均可导致血瘀。临证必须温阳活血，在活血化瘀药基础上加肉苁蓉、巴戟天、菟丝子等温阳之品。丁樱教授临床常根据皮质醇含量的测定来观察小儿肾上腺功能，判断肾阳虚的程度，斟酌温阳药的用量。

4. 凉血散血

"入血就恐耗血动血，直须凉血散血。"肾病患者若感受热邪，或自身体质阴虚火旺，易致热入血分，伤及血络，行成血瘀，治当清热解毒，凉血散瘀。常用水牛角、紫草、牡丹皮、生地黄、茜草、蒲黄、乌梅或五味子等。尤其需要说明的是，丁樱教授临证用水牛角必配伍乌梅或五味子，效果倍增。结合现代药理研究，水牛角主要成分为角蛋白及碳酸钙等，乌梅或五味子的酸性可增加水牛角在水煎过程中钙的水解和角质成分的利用率，能增强机体免疫功能及对非特异性刺激的防御功能。

（二）过敏性紫癜治疗经验

丁樱教授认为，过敏性紫癜病机演变存在一定的序贯性，其发病之初多为外感风、热、湿、毒等邪，或进食鱼虾等腥发之物，邪入血分，迫血妄行，灼伤脉络，血溢肌肤则发为皮肤紫癜；血溢关节腔隙之间，则为关节肿痛；血溢胃肠之间则为腹痛、呕血、便血；血溢膀胱肾络之间则为尿血。皮肤紫癜及各种出血症状消失之后，在血管外的血液——离经之血即为"瘀血"，以瘀血阻滞为突出表现。当瘀血消除之后，体内仍有伏热侵扰血分，迫血妄行，每致紫癜复发。病至后期，耗气伤血，伤阴损阳，脾肾亏虚，封藏失职，精微下泄，而致尿浊、水肿之症。因此，丁樱教授认为其病机主要可以概括为血热妄行、瘀血阻络、伏热扰血、脾肾亏虚四个病理阶段，其间存在序贯性的演变规律，临床治疗初以止血消癜，继以活血化瘀、宁血安络，而后以补虚护肾的序贯疗法。

从瘀论治过敏性紫癜性肾炎基本方，即清热凉血方：生地黄、牡丹皮、赤芍、墨旱莲、三七、小蓟、茜草、丹参。根据不同证候加减，以清热养阴，活血化瘀，凉血止血通络为基本原则。根据不同证候，分证论治。

1. 风热夹瘀

起病较急，全身皮肤紫癜散发，尤以下肢臀部居多，呈对称分布，色鲜红，大小不一，可有发热、腹痛、关节肿痛、尿血等症，舌质红，苔薄黄，脉浮数。病理分型为Ⅰ级。治疗以清热凉血方加金银花、连翘、荆芥、防风以疏风解表，清热透邪。

2. 血热夹瘀

病程短，皮肤紫癜色鲜红，以双下肢鲜红色瘀斑、瘀点多见，可见肉眼或镜下血尿。心烦，口渴，便秘，或伴尿血、便血，舌红、苔黄、脉数等。病理分型为Ⅰ级。治宜凉血化瘀，清热解毒。方用清热凉血基本方加水牛角、紫草以凉血止血；肉眼血尿者加白茅根、大蓟、小蓟以清热凉血止血；腹痛便血者加白芍、槐花、地榆炭以收敛止血。

3. 阴虚夹瘀

皮肤紫癜复发较少，临床以血尿为主，症见肉眼血尿或镜下血尿，口干咽燥，五心烦热，舌红少苔，脉细数。病理分型为Ⅰ级、Ⅱ级。予清热凉血方加知母、黄柏、黄精以滋阴清热；心烦失眠者，加夜交藤、酸枣仁养心安神。

4. 气阴两虚夹瘀

病程较长，以蛋白尿、血尿并见，易反复感染。症见少气乏力，面色无华，口干咽燥或长期咽痛，咽部暗红，手足心热，舌质淡红、少苔，脉细或弱等。病理分级多为Ⅱ级。予以中药配合雷公藤多苷片治疗。中药治以清热凉血方加黄芪、太子参、女贞子、墨旱莲、黄精以益气养阴；若血尿明显者，可另冲服三七粉、琥珀粉化瘀止血。可酌情配合雷公藤多苷片治疗。

（三）有关小儿使用雷公藤的剂量、疗程及副作用

如何正确掌握雷公藤多苷片在儿科的应用剂量、疗程，使其在发挥治疗作用的同时，最大限度降低副作用，是值得关注并有待进一步探讨的问题。成人使用雷公藤多苷片的方法，基本适用于小儿，即 1mg/（kg·d），

3～6个月，目前成人推荐的双倍剂量疗法同样在儿科临床中施行，即起始剂量2mg/（kg·d），分3次餐后口服，使用4周后改为1.5mg/（kg·d）继用4周，即减至1mg/（kg·d）维持。但随着雷公藤多苷片在儿科应用范围的拓宽，接受治疗的病例逐渐增加，发现小儿用双倍剂量［2mg/（kg·d）］后，出现副作用的概率明显增加，尤以肝损害（肝酶增高）的发生率较高，可达30%～40%，且大多在用倍量1～2周后出现。当把雷公藤多苷片剂量减至1.5mg/（kg·d）以下时，副作用即很快减轻或消失，但若剂量过早减至1mg/（kg·d）以下，病情常会有波动。丁樱教授多年临证经验，提出雷公藤多苷在儿科的新用法：对原发性肾病、紫癜性肾炎、IgA肾病、乙型肝炎相关性肾炎、狼疮性肾炎的中等或大量蛋白尿者，起始剂量多为1.5mg/（kg·d）用4～6周，改为1mg/（kg·d）用6～8周，或停药或减至0.6～0.8mg/（kg·d）维持2～3个月后渐停药。对各种原发性、继发性肾炎的轻度蛋白尿或兼血尿则以常规剂量1mg/（kg·d）用3个月进行治疗。雷公藤多苷片的总疗程因病情轻重不同、病理改变各异而有较大差别，一般而言，病情轻、对雷公藤多苷片敏感、病情无反复的病例，其疗程在3个月左右即可。尤其对青春发育期患儿服药后出现月经紊乱者，疗程一般不超过3个月。若病情迁延或反复发作者，其疗程应延长，常为3～6个月或更长时间，且应逐渐减量至停药，过早停药常使病情不稳定。巩固治疗也可采用间歇疗法，其间歇期应根据个体灵活制定。

雷公藤多苷片对儿童的副作用与成人基本一致，如胃肠道反应、肝酶增高、急性粒细胞减少、青春期患儿的可逆行性损伤、口腔溃疡等，其中以肝损害作用最常见，当转氨酶增至倍量时应酌情减量，当转氨酶呈明显进行性增高时应停药。婴幼儿时期正处于胸腺迅速发育阶段，国内有用大剂量雷公藤制剂抑制胸腺的实验报道。我们观察此年龄段雷公藤多苷片用量不宜过大，疗程不宜过长，否则有增加感染风险的可能，与抑制胸腺的副作用是否有关，尚待研究。雷公藤多苷片的不良反应与个体差异、剂量、疗程有关，亦与药品生产厂家有关，不同厂家的提取工艺有一定的差别，也会直接影响雷公藤多苷片的临床疗效和不良反应。

此外，丁樱教授团队近期首次在国内根据儿童体质量应用雷公藤颗粒，率先开展了以体质量计算儿童应用"有毒"中药配方颗粒剂量的先例，其中 0.025g/（kg·d）、0.035g/（kg·d）剂量雷公藤颗粒联合紫癜Ⅰ号方（即清热凉血方）可促进儿童反复发作性过敏性紫癜患儿皮疹消退，以 0.035g/（kg·d）雷公藤颗粒总有效率更高，短期临床应用未发现明显不良反应。此研究打破了既往中医根据经验应用"有毒中药"的常规剂量，体现了中医"有故无殒"的学术思想。

四、验案精选

（一）急性肾小球肾炎（风水相搏）

李某，男，4岁，河南焦作人。以"颜面浮肿3天，加重伴下肢浮肿、小便短少1天"为代主诉于2011年10月12日初诊。现病史：患儿于1周前受凉后出现发热，伴咳嗽、流涕、咽痛，当地予头孢类抗生素治疗3天后热退，仍流涕、偶咳，并出现水肿，颜面为著。1天前浮肿加重，下肢水肿，小便短少，当地医院查尿常规示红细胞（++）/HP，蛋白（++），遂来就诊。刻下症：颜面及双下肢浮肿，非凹陷性，小便短少，色黄，有泡沫，伴流涕，偶咳，无发热，无肉眼血尿，无尿急、尿频、尿痛，无头晕、呕吐，纳可眠安，大便正常。体格检查：舌质淡，苔薄黄，脉浮。血压 80/56mmHg，咽部充血，扁桃体Ⅰ度肿大，心肺听诊无异常，腹软，肝脾肋缘下未触及明显肿大，肠鸣音可，双下肢浮肿，按之皮肤紧张，阴囊不肿。血常规：白细胞计数 $12×10^9$/L↑，中性粒细胞比例 0.53%，血小板计数 $150×10^9$/L。尿常规：蛋白（++），红细胞（++）/HP。肝肾功未见异常。免疫球蛋白：IgG 11g/L，IgA 2.1g/L，IgM 3.5g/L，C_3 0.35g/L↓，C_4 正常。血脂未见异常。血沉 55mm/h。抗"O" 210 U↑。肝胆脾胰及肾脏B超未见明显异常。

西医诊断：急性肾小球肾炎。

中医诊断：水肿（风水相搏）。

治法：宣肺解表利水。

处方：麻黄连翘赤小豆汤加减。

麻黄 5g，连翘 10g，赤小豆 6g，车前子 10g，桑白皮 6g，杏仁 5g，茯苓 10g，蝉蜕 6g，甘草 3g。5 剂，水煎服，日 1 剂，早晚分服。

二诊（2011 年 10 月 17 日）：患儿浮肿减轻，单声咳嗽，乏力，微烦，小便色黄、量可，有少量泡沫。舌质红，苔薄黄，脉数。血压正常，咽部充血。复查尿常规：白细胞 6/HP，红细胞（++），隐血（++），蛋白（+）。此为兼有湿热之象，治疗以清热解毒，利尿除湿。上方加用白花蛇舌草 15g，7 剂，日 1 剂，水煎服，早晚分服。

三诊（2011 年 10 月 24 日）：患儿浮肿消退，咳嗽缓解，盗汗，手足心热，小便淡黄，量可，无明显泡沫。舌质红，苔薄白，脉细数。复查尿常规：白细胞 0～1/HP，红细胞 15～21/HP，隐血（++），蛋白（-）。为阴虚兼瘀血证。小儿素体虚弱，感受外邪后肺脾肾三脏功能失调，水湿泛滥发为水肿，经积极治疗后，水肿消退，尿量增加，邪势渐退，但同时正气亦受损，故患儿出现乏力、手足心热、盗汗，尿检见镜检红细胞之阴虚邪恋征象，宜滋阴补肾清热，兼凉血止血，调方如下：生地黄 15g，牡丹皮 9g，山茱萸 9g，土茯苓 9g，旱莲草 10g，女贞子 9g，仙鹤草 15g，当归 6g，茜草 9g，小蓟 12g，五味子 6g，牡蛎 15g，三七粉（冲服）3g，甘草 6g。7 剂，日 1 剂，水煎服，早晚分服。

四诊（2011 年 10 月 31 日）：患儿阴虚内热症状缓解，口不渴，觉咽部不适，纳食好，二便正常。舌淡，少苔，脉细数。咽暗红。复查尿常规示红细胞 4～6/HP，隐血（+），余（-）。效不更方，上方加牛蒡子 12g 以清余邪。7 剂，日 1 剂，水煎服，早晚分服。患儿 1 周后来诊，诸症好转，复查尿常规示红细胞 0～3/HP，隐血（±），余（-）。建议中药继上方，隔日 1 剂，服用 2 周稳定后停药，3 个月后随访无复发，尿检转阴。

按：肺主一身之气，开窍于鼻，外合皮毛，为水之上源，可通调水道，下输膀胱。今风邪外袭于肺卫，肺失宣降，治节失常，三焦气化不利，水道失于通调，风遏水阻，风水相搏，发为水肿。水湿内蕴化热，湿热下注，灼伤膀胱，则尿血；清浊不分，则发蛋白尿。正如《证治汇补·水肿》曰："肺主皮毛，风邪入肺，不得宣通，肺胀叶举，不能通调水道，下输膀胱，亦能作肿。"病性以邪盛为主，故先以疏风宣肺、利湿凉血为则，上下分消，祛邪为主，浮肿及血尿消失。本病初期以邪实为主，治疗以祛邪为要，方中麻黄、杏仁、茯苓、车前子宣肺降气，收提壶揭盖之意，连翘清热解毒利湿，桑白皮泻肺利水。丁樱教授认为，本病临床多数以"实热"为主，不论是风水相搏，还是湿热内侵，突出的都是一个实证，故清热利湿是本病急性期的主要治疗方法，切不可盲目进补，闭门留寇，使疾病难治。二诊，患儿水肿减轻，单声咳嗽，咽红，乏力，微烦，尿检有白细胞，为邪实正虚之象，但以邪实为主，予白花蛇舌草联合连翘增清热解毒、利尿除湿之功。三诊，邪去而正气渐虚，属阴虚邪恋，阴虚症状明显，调为生地黄、牡丹皮、山茱萸以补肾阴、清虚热，土茯苓解毒除湿，女贞子、旱莲草以滋阴清热，兼以止血；同时，本病病程较长，"久病必伤络"，湿热易阻滞气机而致血瘀，选茜草、小蓟、仙鹤草凉血活瘀止血。辅以三七，寓止血于活血之中，切忌止血留瘀。四诊，患儿病情明显好转，唯咽部不适，仍有血尿残留。西医学研究表明，扁桃体慢性炎症是导致肾炎血尿反复不愈的主要原因，故祛邪务尽，加牛蒡子以解毒利咽，又 7 剂而收全效。

急性肾小球肾炎是儿童常见的免疫反应性肾小球疾病，病因不一，临床表现为急性起病，多有前驱感染，以血尿为主，伴有不同程度的蛋白尿，可有水肿、高血压或肾功能不全等特点的肾小球疾患，多见以呼吸道及皮肤感染为主的前驱感染。丁樱教授认为本病初期感受风寒、风热、寒湿之邪，客于肺卫，导致肺气失宣，肃降无权，上不能宣发敷布水津，下不能通调水道，而致风遏水阻，泛溢肌肤发为水肿，水湿内停，逐渐转化为湿热蕴结；皮肤疥疮，邪毒内侵，湿热郁遏肌表，内侵肺脾肾，肺失通调，脾失健运，肾失开阖，水无所主，泛溢肌肤，发为水肿，湿热下注膀胱，灼伤血络而产生尿血。本病临床多数以实热为主，不论是风水相搏，还是湿热内侵，突出的都是实证，故清热利湿是本病的主要治法，切不可盲目进补，闭门留寇，使疾病难治。同时，本病病程较长，"久病必伤络"，湿热易阻滞气机，而致血瘀，故活血化瘀贯穿疾病全过程。总之，本病治疗不宜过早温补，以免留邪而迁延不愈，应掌握补益不助邪，祛邪不伤正的治疗原则。

（陈文霞、任献青　整理）

（二）肾病综合征（肝肾阴虚兼风热血瘀）

翟某，男，4岁，河南周口人。2016年1月19日初诊。代主诉：发现全身浮肿伴尿检异常5月余，再发3天。现病史：5个月前（2015年8月20日）患儿无明显诱因出现眼睑、颜面及双下肢浮肿，活动受限，至当地医院，查尿常规：蛋白（+++），隐血（+++），白细胞12/μL，红细胞55/μL。血生化：白蛋白17.3g/L↓，甘油三酯0.63mmol/L，总胆固醇5.24mmol/L。余化验结果不详，诊为"肾病综合征"。予泼尼松足量（30mg/d）口服1周，效差，尿蛋白持续（+）～（++），后因外感致尿蛋白反复2次，水肿进行性加重，分别至当地医院予甲强龙针静脉注射（最大量120mg/d）2次，后予环磷酰胺针冲击3次（用量不详），泼尼松减至20mg/d。3天前患儿感冒后自测尿蛋白（+++），隐血（−），遂来就诊。刻下症：患儿神志清，精神欠佳，眼睑轻度浮肿，双下肢无明显浮肿，面色潮红，毛发旺盛，面部痤疮，盗汗，午后自觉手足心热明显，偶咳嗽，有痰，纳眠可，大便干，小便色黄，多泡沫，量可。体格检查：舌质红，苔薄黄，脉细数。柯氏征阳性，面红，毛发旺盛，眼睑轻度浮肿，咽部充血，双侧扁桃体无肿大。肺部听诊呼吸音粗，未闻及干湿性啰音。心律齐，各瓣膜听诊区未闻及病理性杂音。腹部柔软，无压痛及反跳痛，未触及包块。肝脾肋下未触及。双肾区无叩击痛，移动性浊音阴性。双下肢无水肿。尿常规：蛋白（+++），隐血（−）；24小时尿蛋白定量1.9g↑。血常规：白细胞11.76×10⁹/L↑，血小板332×10⁹/L，中性粒细胞百分比60.5%。肝肾功能：白蛋白17.0g/L↓，总胆固醇10.4mmol/L↑，尿素氮3.45mmol/L，肌酐44μmol/L↓，尿酸260μmol/L。补体、自身抗体等正常。

西医诊断：①肾病综合征（原发性、单纯型、激素耐药）。②急性上呼吸道感染。

中医诊断：水肿（肝肾阴虚兼风热、血瘀）。

治法：滋阴补肾，疏风清热，活血化瘀。

患儿水肿及尿蛋白明显，建议住院治疗并行肾脏穿刺检查，患儿家长拒绝。经沟通后，签署知情同意，在门诊观察用药治疗。

处方：知柏地黄丸加减。

熟地黄10g，山药10g，酒萸肉10g，桑寄生10g，牡丹皮10g，茯苓10g，知母10g，黄柏10g，泽泻9g，煅龙骨15g，煅牡蛎15g，黄芩10g，干鱼腥草10g，桔梗6g，甘草6g。7剂，日1剂，分2次服，水煎服。西药续予泼尼松（20mg/d），同时加用雷公藤多苷片（10mg，3次/日）及贝那普利（5mg，1次/日）。嘱托患儿及其家长注意预防外感，适量活动，避免剧烈运动。

二诊（2016年1月26日）：患儿服药后汗出减少，眼睑浮肿消退，咽部稍觉不适。查体：舌红，苔黄，脉细数。咽红，扁桃体Ⅰ度肿大。尿常规：蛋白（＋＋＋），隐血（－）；24小时尿蛋白定量0.9g。上方加冬凌草15g，继服14剂。余药同前。

三诊（2016年2月10日）：患儿咽部不适症状消失，无外感，无其他特殊不适。查体：舌红，苔微黄，脉细数。咽红，扁桃体无明显肿大。尿常规：蛋白（＋＋），隐血（－）；24小时尿蛋白定量0.5g。上方加用丹参10g，益母草15g，加强活血化瘀，激素及雷公藤、降压药口服同前，考虑激素规律减量，至2周后改为20mg，隔日晨顿服，余药同前。

四诊（2016年2月24日）：患儿一般情况可，未诉特殊不适。查体：舌红，苔微黄，脉细数。咽红，扁桃体无明显肿大。尿常规：蛋白（±），隐血（－）；24小时尿蛋白定量0.14g。嘱中药上方继续口服，可考虑激素规律减停，雷公藤减为10mg，2次/日。

五诊（2016年4月2日）：患儿诉服药期间外感1次，尿蛋白反复，5天后转阴，余无特殊不适，纳眠可，二便正常。查体：舌红，苔白，脉数。咽不红，扁桃体无明显肿大。辅助检查：尿常规中蛋白及隐血均为阴性，24 小时尿蛋白定量 0.07g。嘱中药上方去冬凌草继续口服，2 日 / 剂，雷公藤考虑减为 5mg，贝那普利口服同前。同时嘱监测血压及眼压眼底。

2 个月后复查，患儿病情稳定，无外感及特殊不适，纳眠可，二便调。查体：舌红，苔白，脉可。辅助检查：尿常规及 24 小时尿蛋白均正常。血压及眼压均稳定。嘱雷公藤及贝那普利停服，中药续服 2 周后停。定期复查，不适随诊。

后连续随访半年，偶外感可出现少量一过性蛋白尿，未予特殊处理，1～2 天即消退，余复查尿常规及蛋白均稳定。

按： 患儿属肝肾阴虚兼风热血瘀，本型多见于素体阴虚，过用温燥或利尿过度，尤见于长期、大量使用激素患儿，加之外感风热之邪，水肿或轻或无者。肾阴虚可见口干舌燥、手足心热、腰脊酸痛；阴虚火旺可见痤疮、失眠、多汗，库欣征明显。治以滋阴补肾、平肝潜阳。本方为知柏地黄丸加减，方中熟地黄滋肾阴，山药平补三焦，酒萸肉滋补肝阴，茯苓淡渗脾湿，牡丹皮清泻肝火，知母、黄柏滋阴，煅龙骨、煅牡蛎滋阴敛汗，黄芩、鱼腥草、桔梗清肺热。众药合用，共奏滋补肝肾之效。本例患儿外院应用激素及免疫抑制剂欠妥帖，临床有部分难治性肾病综合征为激素不合理运用所致。应规范激素的用量、疗程及减药方法。对频繁反复及激素依赖患儿激素减量尤应谨慎，速度可适当减慢，进行拖尾疗法，并及早行肾活检术以明确肾脏病理类型，对于激素耐药患儿及时联合用药。另外，长期应用激素及免疫抑制剂，患儿免疫力低下，易合并感染，必须引起重视并积极对症治疗。应积极处理并发症，纠正感染及低免疫状态。《素问·评热病论》云："邪之所凑，其气必虚。"当肾病患儿出现诸脏不足，正虚于内，不可避免出现外邪侵袭。外邪的侵入，必使腑脏功能失调而诱发水肿的反复。因患儿多表虚不固，易感风邪，或为风寒，或为风热，而以风热之证尤为多见。患儿在病程中极易出现咽红、咽痛、咳嗽、发热等症。对于此证，一是注意保护患儿防其外感，二是感邪之后及时治之，以防化热入里。临证以银翘散加减，解在表之邪的同时，常加黄芩清上焦之热以防其入里。如咽红较甚，予以冬凌草、射干、玄参清热利咽。湿热之邪每易从下焦而入，患儿可出现尿频、尿急、尿痛等症，但多数患儿因体虚正气不足，无力抗邪而多无症状，仅见尿道口发红。对于此证，一是嘱患儿平素注意清洗外阴防湿邪侵入，二是查体时要仔细检查方能及时发现异常。治疗则以清热利湿为法，方选八正散加减，合用知母、黄柏清下焦之湿热，使热邪清，湿邪利，往往收效较好。

肾病本是慢病，先有患儿各种原因导致的"本虚"（初多为脾肾两虚），后有"风、火、水、饮、痰、湿、瘀血、毒"之邪实。"本虚"者非先天禀赋不足，即后天失于保养，又或邪气耗伤。邪实者或因之于外，无非风寒暑湿燥火之属，或因之于内，不过五脏六腑气血津液失调、情志所伤。非正虚，邪气不侵，邪之所凑，其气必虚。小儿肾病反复、迁延难愈，在于其本虚标实，病机变化常阴阳交错、虚实转化、虚实夹杂，内与五脏六腑相关，外与风寒暑湿燥火牵扯，此所谓天人合一。丁樱教授认为，外邪之中，除自然之六邪外，尚要注意药物之毒性，诸多肾病反复患儿有失治误治之虞！西药激素为纯阳之品，耗气伤阴，免疫抑制剂是有毒伤正之剂，中药攻邪或补虚过则亦伤及正气、化生诸邪。治肾病要不偏不倚，走中正之道，如此方可能减少反复，对医者要求甚高。因此治肾病、防反复，应首先辨别本证与标证，把握本虚标实之主次是提高疗效的关键。对于西医治疗，关键在于明确肾脏病理，必要时完善相关基因检测，依据指南、共识和诊疗经验，积极调整治疗方案，积极寻找诱因，并治疗感染、血栓、免疫功能紊乱、免疫过于低下等相关并发症。中医治疗总结起来，外去六邪，内调阴阳、行气血，安五脏、清六腑，辨证论治，随证加减，择方选药，不偏倚，不过枉。具体来看，肾病之虚，有肾、脾、肺、肝、心之分，主要在肺、脾、肾，有气、血、津液、阴、阳之别；实证，有风、火、湿、水饮、热、瘀、毒，临床常见湿热、水饮、瘀血、湿毒等。从根本上看，治疗肾病防反复，就要把握各期肾病之本虚标实，辨证施治，如此才能效如桴鼓！

（郭婷　整理）

（三）紫癜性肾炎

案例1：血热妄行兼血瘀

王某，男，7岁，以"反复皮肤紫癜11个月，镜下血尿9个月"为代主诉于2014年1月4日初诊。现病史：患儿11个月前感冒后出现双下肢对称性皮肤紫癜，高于皮肤，压之不退色，无腹痛及关节痛，无肉眼血尿，当地查血常规提示血小板正常，尿常规无异常（家长自诉，未见化验单），诊断为"过敏性紫癜"，予抗感染及抗过敏治疗，紫癜仍时有反复。9个月前患儿查尿常规示尿蛋白（-），潜血（++），提示镜下血尿，予抗过敏药物口服，镜下血尿仍有反复。刻下症：患儿一般情况可，无新出皮肤紫癜，无腹痛及关节痛，咽红，纳眠可，小便黄，大便干。体格检查：患儿咽充血，扁桃体Ⅱ度肿大，无脓性分泌物。心肺未见异常，肝脾无肿大，四肢关节无畸形。舌红，苔薄黄，脉数。血常规：白细胞 7.9×10^9/L，红细胞 4.07×10^{12}/L，血红蛋白122g/L，血小板 202×10^9/L。尿常规：尿蛋白（-），潜血（++），红细胞206.7/μL，镜检红细胞（++）/HP。

西医诊断：紫癜性肾炎（孤立性血尿型）。

中医诊断：血尿（血热妄行兼血瘀）。

治法：清热凉血，活血化瘀。

处方：自拟清热凉血方加减。

生地黄15g，牡丹皮12g，旱莲草15g，女贞子12g，茜草15g，白及12g，仙鹤草15g，当归12g，连翘15g，甘草6g，大蓟15g，小蓟15g，白茅根15g，薏苡仁15g。10剂，每日1剂，水煎服。

二诊（2014年1月15日）：患儿服上药后，无新出皮肤紫癜，自觉咽喉不利，有痰难咳，纳眠可，大便正常，舌红，苔白厚，脉数。尿常规：潜血（++），尿蛋白（-），镜检红细胞4～7/HP。中药上方去白茅根、当归，加马鞭草15g以清热解毒，活血祛瘀；牛蒡子12g以祛痰利咽，解毒透疹。10剂，每日1剂，水煎服。

三诊（2014年1月24日）：患儿上诊后患中耳炎，至当地医院予青霉素静脉注射，症状缓解。纳眠可，大便正常，小便黄。尿常规：潜血（－），尿蛋白（－），镜检红细胞0～3/HP。中药上方加栀子10g。14剂，每日1剂，水煎服。

后门诊随诊3个月停药，潜血波动于（－）～（＋），尿镜检红细胞波动于0～5/HP，以二诊方为基础加减巩固治疗。

按： 根据紫癜性肾炎"热""虚""瘀"的基本病机，丁樱教授以养阴清热，活血化瘀为法，自拟清热凉血方，组成为生地黄、牡丹皮、旱莲草、茜草、女贞子、白及、大蓟、小蓟、仙鹤草、当归、黄芩、连翘、甘草，并在此基础上临证加减。早期以清热解毒为法，恢复期以益气养阴法为主。风热加金银花；血热加水牛角、紫草；阴虚加知母、黄柏；气阴两虚加黄精；若血尿明显者，可另冲服三七粉。若患儿合并感冒，则急则治其标。丁樱教授喜用马鞭草治疗单纯血尿，马鞭草味苦微寒，具有清热解毒、活血散瘀、利水消肿、截疟等功效，主治喉痹、经闭、痛经、热淋等症。现代临床常单用马鞭草或应用以马鞭草为主的组方治疗各种原因引起的口腔炎症、血尿及乳腺炎，均取得较好疗效。对于紫癜性肾炎引起的血尿，配伍应用亦取得良好疗效。二诊中患儿使用马鞭草后疗效佳。

本病的治疗主要在于把握好病机，方可准确辨证论治。弟子在跟师的过程中发现，丁樱教授诊病认真细致，务求识证准确，治疗血尿型过敏性紫癜宏观和微观相结合，不单纯止血，而是化瘀止血，强调活血化瘀的重要性。此清热凉血方为丁樱教授的多年临床经验方，在国家科技支撑计划"十一五""十二五"课题中，在减轻血尿或伴蛋白尿等的临床疗效方面已被肯定。综合比较其临床疗效、性价比及减轻西药不良反应等方面，均可考虑应用。

（宋纯东　整理）

案例2：阴虚夹瘀

吴某，女，11岁，以"皮肤紫癜后尿检异常4个月"为代主诉于2013

年2月10日初诊。现病史：患儿4个月前无明显诱因出现双下肢对称性皮肤紫癜，高出皮肤，压之不退色，无腹痛及关节痛，至当地医院查血、尿常规无异常（家长自诉，未见化验单），诊断为"过敏性紫癜"，具体治疗不详。2周后尿检异常（具体不详），先后至多家医院予抗感染等治疗，效差，紫癜仍反复新出，尿检异常未减轻，遂来诊。刻下症见双下肢少量皮肤紫癜，色暗红，手足心热，汗出较多，大便偏干，舌暗红，苔薄黄，脉数。尿常规：尿蛋白（＋），潜血（＋＋＋），镜检红细胞（＋＋）/HP；24小时尿蛋白定量0.28g；肝肾功能、血脂等均正常。肾脏病理：单纯系膜增生性紫癜性肾炎（Ⅱb型）。

西医诊断：紫癜性肾炎（血尿兼蛋白尿型，Ⅱb型）。

中医诊断：血尿（阴虚夹瘀）。

治法：养阴清热、活血化瘀。

处方：自拟清热凉血方加减。

生地黄、丹参、茜草、忍冬藤各15g，牡丹皮、知母、当归、小蓟、女贞子、连翘各10g，旱莲草20g，黄柏、玄参各12g，甘草6g。10剂，日1剂，水煎服。雷公藤多苷片，口服，每次30mg，每日3次。

二诊（2013年2月20日）：上药服用10天，皮肤紫癜消退，无新出，双下肢局部有少量瘀斑，3～5天消退。复查尿常规：尿蛋白（－），镜检红细胞（＋）/HP；24小时尿蛋白定量0.14g。中药上方加三七粉3g。15剂，每日1剂，水煎服。雷公藤多苷片原剂量治疗。

三诊（2013年3月2日）：上药服用10天，皮肤紫癜及瘀斑均消退，无新出，复查尿常规：尿蛋白（－），镜检红细胞（＋）/HP；24小时尿蛋白定量0.14g。中药上方有效，故暂不更方。15剂，每日1剂，水煎服。雷公藤多苷片逐渐减量治疗。

四诊（2013年3月18日）：紫癜未再反复，查尿常规：尿蛋白（－），潜血（－），镜检红细胞0～3/HP，肝肾功能均正常。上方有效，故暂不更方。10剂，2日1剂，服完停用。雷公藤多苷片可考虑减停。

嘱定期复查血、尿常规，若有外感不适，及时随诊。随访观察半年，皮肤紫癜及尿检异常均未反复。

按： 本患儿为紫癜性肾炎中血尿兼蛋白尿型，肾穿提示Ⅱb型，中医证属阴虚夹瘀证，手足心热，汗出较多，大便偏干，舌质暗红，苔薄黄，脉细数。以生地黄、丹参、茜草、忍冬藤清热解毒，凉血消斑；黄柏、玄参及二至丸养阴清热，效果佳。二诊中皮肤紫癜消退，尿中仍有少量潜血，加用三七粉活血养血治疗。丁樱教授根据紫癜性肾炎的发病特点及临床表现，认为紫癜性肾炎发病外因多为感受风热、湿毒等外邪，或进食鱼、虾、辛辣等燥热腥发动风之品；内因主要为素体有热，血分伏热。丁樱教授非常重视内因在紫癜性肾炎发病中的作用，认为"正是由于患儿平时过量食入高蛋白饮食，积而化热，致血分伏热，所以目前临床上紫癜性肾炎的发病率明显升高。如此内因与外因相合，风热相搏，热入血分，扰动血脉，迫血妄行，血液溢于肌肤而发为肌衄；损伤肾络，血溢脉外，则见尿血；邪扰于中焦或肠络，则发为腹痛、呕吐、便血；邪气阻滞于关节，则关节疼痛；反复发作，气阴耗伤，可见气不摄血或阴虚火旺，使病情缠绵难愈；伤及脾肾，致脾肾亏虚，脾不敛精，肾不固精，精微外泄，则发为尿浊。血液溢于脉外，留而为癖血，从而加重病情。"因此，本病病机可概括为"热""虚""瘀"三个方面。并且强调早期以热为主，多为风热、血热；后期以虚为主，多为阴虚、气虚；血瘀贯穿紫癜性肾炎的始末。由于瘀血的存在，导致络脉瘀滞，血不归经，血尿反复发作，迁延难愈。

雷公藤多苷因毒副作用问题在儿童应用中仍饱受争议，但丁樱教授依据多年临床经验，并进行相关实验研究，仍坚持用其治疗紫癜性肾炎出现蛋白尿者。原因其一是此药治疗蛋白尿确有疗效，她通过多年研究发现此药剂型不同，副作用差异较大；选对剂型则副作用很小，即便偶有轻度肝损伤、月经不调，但停药后很快恢复正常，丁樱教授将此药主要用于青春期前儿童及近期无生育要求的成年患者。其二此药价格极便宜，可以为患者减轻经济负担。

（韩姗姗　贺卓卓　整理）

（四）IgA 肾病

案例 1：血热妄行兼血瘀

甄某，男，17 岁，2017 年 8 月 10 日初诊。以"尿检异常 4 年，再发 7 个月"为代主诉。患儿 2013 年 2 月因患化脓性扁桃体炎后出现肉眼血尿，至商丘市人民医院查尿常规：尿蛋白（+++），隐血（+），肾脏病理示 IgA 肾病（局灶增生型）。经治疗后蛋白转阴，隐血持续（± ～ ++），间断予来氟米特片、激素及中成药 2 年余，隐血逐渐转阴。2017 年 1 ～ 7 月尿中隐血无明显诱因反复，尿常规：隐血（+ ～ +++），红细胞 47.7 ～ 190.6/μL，至郑州大学第一附属医院予肾炎康复片、百令胶囊口服 2 个月，效不佳，遂来诊。刻下症：患儿腰困，面部有痤疮，时口臭，纳眠可，大便偏干，小便色黄。体格检查：患儿咽充血，扁桃体 Ⅱ 度肿大，无脓性分泌物。心肺未见异常，肝脾无肿大，四肢关节无畸形。舌质红，有瘀点，苔薄白，脉滑数。血常规：白细胞 $7.4×10^9$/L，红细胞 $4.71×10^{12}$/L，血红蛋白 144g/L，血小板 $173×10^9$/L；尿常规：尿蛋白（±），隐血（+++），红细胞 862.4/μL，镜检红细胞（++++）/HP；尿蛋白浓度 27.1mg/L ↑；双肾彩超：双肾轻度弥漫回声改变，左肾集合系统分离。

西医诊断：IgA 肾病（局灶增生型）。

中医诊断：血尿（血热妄行兼血瘀）。

治法：清热凉血，化瘀止血。

处方：自拟血尿方加减。

生地黄 30g，牡丹皮 18g，墨旱莲 30g，茜草 15g，女贞子 15g，白及 15g，小蓟 20g，仙鹤草 30g，当归 15g，黄芩 15g，连翘 15g，大蓟 20g，甘草 9g，藕节炭 15g。中药配方颗粒 7 剂，每日 1 剂，分 2 次冲服。

二诊（2017 年 8 月 17 日）：患儿仍腰困，面部痤疮、口臭减轻，纳眠可，大便稍稀，尿色清。查体示扁桃体 Ⅱ 度肿大，舌质红，苔薄白，脉滑数。复查血常规：白细胞 $8.4×10^9$/L，红细胞 $5.28×10^{12}$/L，血红蛋白 160g/

L，血小板 $201×10^9$/L；尿常规：尿蛋白（±），隐血（+++），红细胞 2804/μL，镜检红细胞（++++）/HP；24 小时尿蛋白定量 0.36g；肾小管功能：尿 $α_1$ 微球蛋白 5.3mg/L，尿 $β_2$ 微球蛋白 0.9mg/L；免疫六项未见异常。

处方：中药守上方加栀子 10g，薏苡仁 30g，白及 10g，继服 7 剂。加用足量雷公藤多苷片，配合百令胶囊口服。

三诊（2017 年 8 月 24 日）：患儿诉服上药后，夜间腹痛、腹泻，大便质稀、量多，日 3～4 次，纳眠可，小便正常。查体示扁桃体一度肿大。复查血常规：白细胞 $6.9×10^9$/L，红细胞 $5.14×10^{12}$/L，血红蛋白 155g/L，血小板 $204×10^9$/L，中性粒细胞比例 51.7%，淋巴细胞比例 43.7%；尿常规：尿蛋白（-），隐血（+++），红细胞：68.3/μL，镜检红细胞 2～5/HP。24 小时尿蛋白定量 0.55g。中药守上方去栀子，加山药 30g，继服 14 剂。中成药按原剂量口服。同时嘱患儿勿剧烈活动。

四诊（2017 年 9 月 7 日）：患儿诸症好转，未诉不适，纳眠可，二便调。舌质红，苔薄白，脉数。复查血常规：白细胞 $5.9×10^9$/L，红细胞 $5.04×10^{12}$/L，血红蛋白 147g/L，血小板 $186×10^9$/L；尿常规：尿蛋白（-），隐血（+），红细胞 35.1/μL，镜检红细胞 1～3/HP；24 小时尿蛋白定量 0.42g。中药守上方继服 21 剂。雷公藤适当减量。患儿服用此方有效，后门诊规律复诊继服此方加减，逐渐减停雷公藤多苷片、百令胶囊。患儿病情持续稳定，3 年后随访未反复。

按： IgA 肾病的主要致病因素是热邪，可为外感风热邪气，或其他邪气入里化热，或五志化火，或糖皮质激素助热，火热邪气伤及肾络，肾络受损，热迫精微外泄，而见尿血及尿浊。病久亦可出现脏腑受损，气血阴阳亏虚的变证，但以热邪贯穿始终。故治疗时亦以清热法贯彻始终，急性期兼风热邪气时以银翘散解表化热为法，慢性迁延期以清泄里热，宁络止血，佐以滋阴清热为法，以小蓟饮子为主方，经反复临床使用验之有效。中医认为肺、咽喉与肾密切相关，肺肾为母子之脏，《灵枢·本输》曰"少阴属肾，肾上连肺"，且足少阴肾经"其直者，从肾，上贯肝膈，入肺中，循喉咙，夹舌本"，故感受外邪后，邪气化热入里，热邪从咽喉循经而伤及肾络，故见尿血；热邪扰动精室故见尿浊。本病例患儿外感风热邪毒犯咽后出现肉眼血尿，后持续尿检异常迁延不愈，并使用阳热之强的松治疗，处于慢性迁延期。热邪循咽，沿肾之别络下行，下伤肾络，入于血分，故见尿血、腰困；痤疮、口臭亦是热盛之象。由于尿血属于热入血分所致，治疗以清热凉血为法，处方以血尿方凉血止血。治疗后患儿仍遗留扁桃体肿大，隐血阳性，热邪留于太阴、少阴，故治疗以清解太阴、少阴之热邪为法，调畅上下气机，清解郁热。方中生地黄清热养血生津，凉血止血，善治一切血热阴虚证；牡丹皮微寒入血分，辛苦芳香，既能清血热，又能散血瘀，泻火兼以存阴，善治血中伏火；墨旱莲甘酸，微寒，功能滋肾补肝，凉血止血，尤对尿血、尿浊疗效佳；大蓟、小蓟甘苦，凉，归心、肝经，能"使火清而血归经，是保血在于凉血"(《本草求原》)；茜草苦寒，既能清热凉血，又能止血化瘀；女贞子甘、苦，凉，归肝肾经，补益肝肾，清热凉血；仙鹤草苦、涩，平，归肺、肝、脾经；当归补血活血；黄芩苦寒，清热泻火，解毒止血；连翘清热解毒；藕节炭甘，平，收敛化瘀止血；三七为活血化瘀的要药，《医学衷中参西录》云："善化瘀血，又善止血妄行，为血衄要药。"又云："不致瘀血留于经络……化瘀血不伤新血。"复诊时患儿大便稀，盖全方以清热凉血药物为主，过于寒凉，故佐以薏苡仁、山药益气健脾，化湿止泻。以上药物合用，使热得以清，血得以宁，而又不耗血动血、冰伏留瘀，则疾病向愈。雷公藤多苷是从雷公藤根芯部提取的一种脂溶性成分混合物，不但保留了生药的祛风活血、解毒通络等功效，还具有较强的抗炎及免疫抑制作用，目前已广泛用于治疗原发性和继发性肾炎，可有效治疗 IgA 肾病的血尿、蛋白尿。

血尿方由丁樱教授根据多年的临床经验研制的清热止血颗粒组方加减而成，临床对紫癜性肾炎、IgA 肾病等血热证型效果甚好。药理学研究表明，清热止血方具有抑制肾小球系膜细胞增生的作用。IgA 肾病多于感染后复发，因此患儿临床要注意避免感染。丁樱教授注重望诊，通过详察患者的面色、舌苔、咽喉等细微的特征，以便充分掌握病情，力求辨证准确，对细节把控方面值得我们学习。

（李向峰 整理）

案例 2：阴虚火旺

任某，男，14 岁，学生，河南南阳人。以"反复血尿 4 年余"为主诉于 2010 年 12 月 27 日初诊。现病史：患儿 4 年前感冒后出现肉眼血尿，无浮肿，血压正常，不伴尿频、尿急、尿痛等症状，无皮肤紫癜，腹痛及关节痛，无腰酸腰痛等不适，予以抗感染对症治疗后症状消失，后因感冒等原因肉眼血尿反复，既往曾于河南中医药大学第一附属医院行肾活检提示 IgA 肾病（轻度系膜增生），今遂来就诊。刻下症：患儿无浮肿，胸背部布满痤疮，无肉眼血尿，多汗、纳眠可，大便正常，小便量可，色黄。体格检查：咽暗红，扁桃体 I 度肿大，胸背部布满痤疮样皮疹，心肺（－），肝脾无肿大，双下肢无水肿。舌红少津，苔薄黄，脉细数。尿常规：尿蛋白（＋＋），潜血（＋＋＋＋），红细胞（＋＋＋）/HP。24 小时尿蛋白定量 0.98g。

西医诊断：IgA 肾病（轻度系膜增生）。

中医诊断：血尿（阴虚火旺）。

治法：滋阴降火，凉血止血。

处方：六味地黄汤加减。

生地黄 15g，牡丹皮 10g，山茱萸 10g，云苓 10g，泽泻 10g，柴胡 10g，鱼腥草 15g，山豆根 9g，旱莲草 15g，茜草 10g，地锦草 15g，三七粉 3g，甘草 6g。24 剂，日 1 剂，水煎，分 2 次服。同时加用雷公藤多苷 1.5mg/（kg·d）口服。

二诊（2011 年 1 月 20 日）：患儿无浮肿，偶感腰痛，胸背部痤疮较前缓解，口干欲饮，大便正常，小便量可，舌红，苔薄黄，微干，脉细数。复查尿常规：尿蛋白（±），潜血（＋），红细胞 3 ～ 5/HP；24 小时尿蛋白定量 0.22g。上方去山豆根、茜草、柴胡，加桔梗 10g，半夏 6g，麦冬 10g，共 14 剂，日 1 剂，水煎，分 2 次服。雷公藤多苷片原量继用。

三诊（2011 年 2 月 3 日）：患儿无浮肿及肉眼血尿，胸背部痤疮基本消退，留有暗斑，咽暗红，咽部时痛，大便正常，小便量可，舌红，苔黄，脉细数。查尿常规：尿蛋白（－），潜血（±），红细胞（－）/HP；24 小时尿蛋白定量 0.12g。上方去桔梗、半夏、麦冬，加山药 15g，益母草 15g，当归 10g，金银花 10g，蒲公英 10g，白术 10g。14 剂，日 1 剂，水煎，分 2 次服。雷公藤多苷片减半量服用。

四诊（2011 年 2 月 17 日）：患儿近期病情稳定，晨起乏力，未述其他特殊不适，大便调，纳眠可，偶咳，咽稍红，舌红，苔薄黄，脉细数。复查尿常规及 24 小时尿蛋白定量未见异常。处方：上方加鱼腥草、法半夏以化痰止咳。14 剂，日 1 剂，水煎，分 2 次服。雷公藤多苷片考虑减停。

五诊（2011 年 3 月 8 日）：患儿病情稳定，无外感等特殊不适，大便调，纳眠可。舌红，苔薄白，脉细数。复查尿常规及 24 小时尿蛋白定量未见异常。处方：上方去法半夏、金银花、蒲公英、白术。14 剂，2 日 1 剂，水煎，每日半剂。考虑症状稳定，中药及雷公藤多苷片可逐渐减停。

随访半年，患儿情况良好。

按："尿血"属中医血证范畴，以肉眼血尿或反复镜下血尿为特点，主要表现为血液不循常道，溢于体外。外感、内伤等均可引起。基本病机可归纳为火热熏灼及气不摄血两大类。在火热之中有实火、虚火之分；在气虚之中有气虚、气损之别。治疗实火当清热泻火，虚火当滋阴降火；气虚当补气益气。各证均应酌情选用凉血止血、收敛止血及活血化瘀中药。依据患儿病程长，外感后反复出现肉眼血尿，手足心热，舌红少津，苔薄黄，脉细数，辨病辨证为尿血（阴虚火旺证）。患儿素体阴虚，或热病日久，伤阴液致肾阴亏虚，虚火灼伤血络，血溢脉外而出现血尿。本案属肾阴亏虚，虚火灼伤血络，血溢脉外而出现血尿。根据"久病宜通的原则"，丁樱教授予生地黄、山药、牡丹皮、山茱萸、云苓、泽泻滋补肾阴以降虚火，"壮水之主，以制阳光"；予当归、茜草、旱莲草、紫草以化瘀止血。辅以活血化瘀之三七，寓止血于活血中，切忌止血留瘀，符合"瘀血不去，新血不归，祛瘀止血"的中医理论。辨证准确，有的放矢，虽用药精简，但速能奏效，难症得除。

本病治疗的关键在于辨清疾病目前的进展情况，处于疾病恢复期，病久正气渐虚，出现阴虚症状，治则以补虚养阴为主。IgA 肾病多以虚为本，在治疗过程中既不能单独扶正，也不能过度攻邪，一味扶正恐使闭门留寇，过度攻邪又使正气耗伤，往往需要攻补兼施，标本兼顾，方能起到较好的治疗效果。

（姜淼　整理）

（五）系统性红斑狼疮（气阴两虚兼血瘀）

贾某，女，14岁。以"面部蝶形红斑4年，关节疼痛1年"为主诉于2018年9月17日初诊。现病史：患者4年前发病，面部出现蝶形红斑，对光过敏，频发口疮，检查显示抗核抗体（±），抗dsDNA抗体（+）。外院给予激素（醋酸泼尼松片40mg）加免疫抑制药物治疗，症状有所减轻，然不良反应明显，易于感冒，病情多次反复。近1年病情加重又现关节疼痛，辗转数家医院均未取得满意疗效，遂来就诊。刻下症：满月脸，水牛背，面色苍白，双下肢无力，轻度水肿，站立困难，膝关节以下麻木疼痛。体格检查：咽部稍充血，扁桃体不肿大，全身皮肤黏膜及浅表淋巴结未见异常。心肺听诊未见异常。腹部柔软，无压痛及反跳痛，未触及包块。肝脾肋下未触及。双肾区无叩击痛，移动性浊音阴性，双下肢轻度指凹性水肿。舌质暗，苔薄白，脉细数。辅助检查：红细胞沉降率（ESR）56mm/h，抗核抗体弱阳性，尿检蛋白、潜血均为阴性。

西医诊断：系统性红斑狼疮。

中医诊断：痹证（气阴两虚兼血瘀）。

治法：益气养阴，活血通络。

处方：黄芪40g，丹参15g，延胡索10g，川芎10g，赤芍10g，桑寄生10g，狗脊10g，川牛膝10g，桑枝10g，菟丝子10g，党参10g，茯苓10g，陈皮10g，肉苁蓉6g，甘草6g。7剂，日1剂，水煎，分2次服。就诊时服用强的松40mg/d，继予原量口服。

二诊（2018年9月25日）：双下肢渐感有力，水肿消退，膝关节以下麻木疼痛，舌质暗，苔白腻，脉濡滑。患者双下肢仍感麻木疼痛，苔白腻，脉濡滑，属湿邪痹阻，患者病程长，正气虚，风湿之邪，易痹阻经络，血脉不通，则关节肌肉麻木疼痛，宜在原治则基础上加祛湿之品，加苍术10g，薏苡仁 15g，继服 14 剂，强的松，40mg，日 1 次，口服。

三诊（2018 年 10 月 9 日）：诸症悉减，诉偶有乏力，腰酸，双下肢站立过久时仍觉酸胀。查 ESR 降至 10mm/h。患者症状有所好转，上方继服 14 剂。强的松 40mg，日 1 次，口服。

四诊（2018 年 10 月 23 日）：患者乏力、腰酸等症状基本消失，病情较为稳定，舌质暗，苔白，脉濡稍涩。主以益气养阴、活血化瘀为法，故前方去党参、茯苓、桑枝、苍术等祛湿活络之品，生黄芪加至 45g，并予太子参益气养阴，加川断、当归、通草、鸡血藤以助活血化瘀之力。强的松减为 35mg，日 1 次，口服。之后长期服用本中药方加减，同时泼尼松每月减 5mg，减至半量（20mg/d）后改为隔日减量，症状稳定情况下维持为隔日 20mg 顿服，同时减药疗程为每 1.5 月减 5mg 至减停。定期复查 ESR 及抗核抗体，转阴 3 个月后可逐渐停药。

按： 本案患者病程日久，久病入络则成瘀化热，耗气伤阴，加之长时间应用激素更易伤阴，同时患者出现双膝关节疼痛，湿热痹阻关节，故为本虚标实之证，以气阴两虚为本，湿邪、瘀血为标。丁樱教授在患儿初诊时用黄芪、桑寄生、狗脊、肉苁蓉益气填精，温肾助阳；党参、山药补益肝脾肾，强壮筋骨，使正气恢复；丹参、赤芍、川牛膝凉血活血化瘀；气为阳，是动力，血为阴，是物质基础，气为血之帅，气行则血行，气滞血亦滞，故予陈皮、延胡索、川芎行气助活血；桑枝通利关节，佐助诸药通达四肢；甘草补脾益气，调和诸药；全方标本兼治，药专力强，故疗效卓著。二、三诊时正气渐复，双下肢感麻木疼痛，此时以"湿邪痹阻"为主，湿邪痹阻关节，则血脉不通，不能濡养双下肢，见麻木不仁，痹久成瘀而出现疼痛不已，此时予苍术、薏苡仁取"四妙丸"之意，燥湿除痹，促进血液流通。四诊时患者诸症好转，病情稳定，标证已除，转而治本，去前方燥湿通络之品，加大黄芪用量，黄芪气微温，禀少阳之气入胆与三焦，少阳生气条达则不病，并去党参予太子参以益气养阴生津，补脾肺元气，辅以当归、通草、鸡血藤之品助活血化瘀之力，病情稳定之际将激素减量，终以小剂量激素维持。

丁樱教授在其长期的临床经验中，总结出了中药治疗系统性红斑狼疮

（systemic lupus erythematosus，SLE）的序贯疗法，常有明显的减毒增效、缩短病程的作用。SLE 前期大多以邪实为主，后期正虚邪恋，故治疗上应遵循前期以清为主、后期清补相辅、活血化瘀贯穿全程的原则。在 SLE 活动期，机体常表现出异常的"抗体风暴"，临床见明显的面部红斑、口腔溃疡、发热、关节痛，甚至出现大量蛋白尿、血尿、浮肿等症状，此时以邪实为主，应用大量的激素常助其"热毒"更胜，治疗当辅以清热解毒、清利湿热、活血化瘀的中药，例如选用板蓝根、黄芩、雷公藤等药物清热利湿，抑制异常免疫；丹参、赤芍、川牛膝凉血活血化瘀。在 SLE 的缓解期，此时诸多临床症状得以缓解，而长期使用大量激素及免疫抑制剂遗留下来的症状日益明显，常表现为邪实为标，正虚为本，壮火食气，火旺伤阴，久则阴阳俱损，阴津亏虚，血液运行不畅而致血瘀，治疗上常予黄芪、桑寄生、菟丝子、肉苁蓉等以益气养精，温肾助阳，研究发现，补肾药有类激素作用，而无外源性激素不良反应，能有效减少外源性激素对神经内分泌的抑制作用，早期应用补肾类药物有明显减轻激素不良反应并增加其疗效、缩短病程的作用；阳得阴助则生化无穷，故佐以女贞子、墨旱莲、太子参等滋阴补肾水，阴阳双补；同时予苍术、桑枝祛湿利关节，川芎、丹参、赤芍活血祛瘀，使得余邪随血行而灭。

（杜梦珂 李雪军 整理）

王素梅

一、医家简介

王素梅（1950—　），女，主任医师，教授，博士研究生导师，世界中医药学会联合会儿科专业委员会副会长、世界中医药学会联合会儿童医药健康产品产业委员会副会长、中国民族医药学会儿科分会副会长、中华中医药学会儿童肺炎联盟副主席，中华中医药学会儿科分会名誉副主任委员。北京中西医结合学会多动抽动专业委员会主任委员。北京中医药薪火传承"3+3"工程建设单位刘弼臣名家研究室负责人。国家中医药管理局重点学科中医儿科学科带头人，国家中医药管理局重点专科学术带头人。中华中医药学会儿童紫癜、肾病协同创新共同体委员会专家顾问。中华中医药学会儿科流派传承创新共同体副主席。中国中药协会儿童健康与药物研究专业委员会神经、精神心理学组组长。中国中药协会儿童健康与药物研究专业委员会常务委员。北京中西医结合学会儿科专业委员会副主任委员。北京中医药大学国家重点研发计划中医药现代化研究专项名老中医。国家中医药管理局执业医师资格考试命审题终审专家。国家自然科学基金评审专家。卫生部高级职称评审专家。《北京中医药》《中医儿科》杂志编委。《中医杂志》审稿专家。

北京市中医儿科诊疗中心主任。北京中医药大学东方医院儿科原主任，第五批全国老中医药专家学术经验继承工作指导老师，第六批北京市老中医药专家学术经验继承工作指导老师。2014年国家中医药管理局批准成立王素梅名医工作室。从事中医诊疗工作40余年，擅长儿科抽动障碍、多动症及自闭症等神经精神系统疾病的治疗。

王素梅教授毕业于上海第一医学院（现复旦大学上海医学院），毕业后分配到北京中医学院东直门医院儿科工作。得到名老中医刘弼臣、孙华士、洪秀青、任奉文、李素卿等前辈的悉心指导，后又经过参加西医学习中医系统理论的学习，对中医理论有了更深刻的了解，在长期的医疗工作中不断学习运用中医理论，提高医疗水平。她在继承刘弼臣教授"从肺论治"儿科疾病学术观点的基础上，潜心钻研中医经典，并积极吸取各家优点，锐意进取。对《黄帝内经》《伤寒论》《金匮要略》等经典著作反复细读，对钱乙、万密斋等儿科名家的学术观点也非常重视，根据钱乙五脏虚实补泻的学术观点，结合儿童生理病理特点，根据脏腑之间相互影响、相互制约的关系，对五脏证治，作出了突出的发展和创新。她从事中医儿科医疗、教育、科研工作40余年，培育的学生遍及国内外，并多次在全国各类学术会议上发言交流。医德医术高超，善治儿科各种病证，尤其擅长治疗小儿精神神经类疾病如多发性抽动症、注意力缺陷多动障碍、自闭症等，提出"扶土抑木法"治疗多发性抽动症的学术观点，结合传统名方自拟"健脾止动汤"治疗抽动症患儿，取得明显疗效，患者遍及海内外，在国内中医治疗此类疾病领域具有相当高的学术地位，在患者中享有较高声誉。作为王素梅名医工作室及工作站指导老师，收徒13名，目前已经出徒8名。还培养了16位硕士、10位博士等。

作为课题负责人，主持国家自然科学基金面上项目课题2项，北京市自然科学基金1项，深入进行"健脾止动汤"对小儿抽动障碍的临床与实验研究工作，历经数年，圆满完成了科研任务。并申请获批两项国家发明专利，分别为"用于治疗多发性抽动症的中药组合物及其制备方法及应用"专利号：ZL201510198368.8，"组合物在制备治疗短暂性和慢性抽动障碍药物中的用途"专利号：ZL201510197339.X。

同时作为参与人，也参与了多项相关研究。主编专著4部《小儿抽动障碍——中西医基础与临床》《国医大家刘弼臣学术经验集成》《儿童常见病治疗与用药实用手册》《刘弼臣教授临床经验传承》，在国内核心学术刊物上发表论文60余篇，SCI论文4篇。获中华中医药学会科学技术进步奖三等奖1项，中国中西医结合学会科学技术进步奖三等奖1项。

从1999年始，根据古方配制中药，在北京市率先开展儿童"三伏贴"治疗哮喘、过敏性鼻炎、反复咳嗽、反复呼吸道感染等呼吸道疾病工作，获得了很好的社会效益。获批了十病十药院内制剂"芥子咳喘膏"，批准文号：药制字Z20070006。后在此基础上，申请了北京市科委课题对"芥子咳喘膏"配方及工艺进行优化研究。

二、学术观点

多年来王素梅教授在治疗儿科常见疾病的同时，对抽动障碍着重做了深入研究，对本病的认识形成了独特的学术观点。采用中药辨证论治，以"风""痰"立论治标，以"扶土抑木，五脏并治"治本，兼以随症施治增强疗效，取得了较好的疗效。近年来，对多动症及自闭症也有了新的认识。

（一）对多发性抽动症的认识

1. 风痰内扰，抽动症状为其标

王素梅教授认为，本病以各种抽动为主要外在表现，为本病的标证，治疗应从"风""痰"立论，风痰扰动是标证的基本病机。"至高之巅，唯风可到"，风的特性为"善行而数变"，表现为症状及病变部位多变。多发性抽动症症状大多从头部开始，且其症状特点为多个部位均可发生抽动，多呈交替反复发生，其症状频率或强度也起伏波动，具有风的特性，故其病机为"风"，风之特性即善行数变，部位可上之颠顶，下至四肢及全身；又因本病有表现各异的抽动动作及喉中会发出各种怪声，依《杂病源流犀烛》"痰之为物，流动不测，故其为害，上至颠顶，下至涌泉，随气升降，周身内外皆到，五脏六腑俱有"，及"怪病多则之于痰"，所以本病病机与"痰"也密切相关。风痰相合，循经而上，出现眨眼、皱眉、咧嘴、耸鼻、扭脖等头面部抽动表现；上扰咽喉，则喉发怪声；流窜经络、肌肉，可见四肢抽动、鼓肚等；扰及心神，神失所藏，则有秽语不休。故王素梅教授认为风痰扰动为标证的基本病机。

2. 土虚木亢、五脏相关为其本

中医依其症状，多将本病归属于"痉证""慢惊"等病证中。《素问·至真要大论》云："诸风掉眩，皆属于肝。"《小儿药证直诀》亦指出："凡病或新或久，引肝风，风动而止于头目，目属肝，风入于目，上下左右如风吹，不轻不重，儿不能任，故目连劄也。"《幼科证治准绳》中又有"水生肝木，

木为风化，木克脾土，胃为脾之腑，故胃中有风，瘛疭渐生。其瘛疭症状，两肩微耸，两手下垂，时复动摇不已，名曰慢惊"的记载由此可见，本病病位与肝、脾关系密切。

风有内风、外风之分，小儿生理特点为"肝常有余"，加之家长溺爱小儿、致其性格任性；或源自学校、社会、家长的各种压力较大，均可导致肝气不舒，肝失条达，气机失调，气郁化火生风，此为内风；小儿又"肺常不足"，易感外邪，风为百病之长，外风容易引动内风；而小儿"脾常不足"，饮食不知自节，或恣食肥甘厚味，脾失健运，痰湿内生，蕴而化热，痰热内扰，加之"土虚则木亢"，则痰热引动肝风，引发抽动；或脾虚不运，水谷精微不能化生，致肝失濡养，肝阴亏虚，肝阳上亢，抽动乃发。

由上可见，小儿多发性抽动症多责之于脾虚肝旺、风痰内扰，但本病与其他脏腑关系也很密切，从症状来讲，肺开窍于鼻，咽喉为肺胃之门户，故鼻部抽动、喉部发声与肺相关，肺主治节，小儿"肺常不足"，易受外邪侵袭，肺失宣肃，水液不化，易生痰湿，另"金虚反被木侮"，肝风内动，风痰相夹；或外风直接引动内风而致抽动。小儿"心常有余"，心主血藏神，心火亢盛则神志不宁，子病及母，心火盛则肝阳上亢而风动，故可出现烦躁、入睡困难、抽动；肾为先天之本，肝肾同源，小儿特点为"肾常虚"，肾阴、肾精不足，"水不涵木"，肝阳上亢则引发抽动。

（二）对注意力缺陷多动障碍的认识

注意力缺陷多动障碍又称"儿童多动症"，是指智力基本正常的小儿，表现出与年龄不相称的注意力不集中，不分场合的过度活动，情绪冲动，并可有认知障碍和学习困难的一组症候群。多动症在中医学中并无此病名的记录，但不少中医典籍有类似症状的记载，如《灵枢》云："重阳之人，其神易动，其气易往也……言语善疾，举足善高。"《寿世保元》云："徒然而望其事也，尽力思量不来，为事有始无终，言谈不知首尾。"根据其相关描述及本病的表现，当属于中医学"脏躁""健忘""失聪""虚烦"等范畴。

王素梅教授认为脾虚痰湿、心肝火旺、肾虚肝亢是该病发病的关键病机。

脾为后天之本，气血生化之源。小儿饮食不知自节，多有饥饱失常，饮食偏嗜，过食辛热炙煿、肥甘厚味，损伤脾胃。王素梅教授指出：脾胃功能受损，运化无力，聚湿生痰，随气机升降而无所不至，郁滞阻碍正常气机的运行，上扰神明，致患儿情志、动作失常。

心主神明，肝主气机疏泄。当今社会竞争愈发激烈，儿童课业负担较重，承受着来自学校、家庭各方面的压力，易产生紧张、焦虑，甚至抑郁等不良情绪，内生心肝之火，从而导致一系列躁动不安、注意力不集中、任性冲动等症状。王素梅教授指出：心主神明，人的精神思维活动由此而出，心火亢盛则心神失守而注意力不足，情绪多变；肝为刚脏，在志为怒，其气易逆易亢，小儿肝常有余，肝郁气滞，郁则化火，心、肝二脏之火又可相煽作乱，从而出现冲动任性、性情急躁、对立违抗等表现。

肾精主脑髓元神。《灵枢》曰："人之始生，以母为基，以父为楯。"新生命的诞生禀受于父母之精的结合，父母的身体情况直接影响后代。若父母体质不佳，肾气不足，或母孕期多病，精神失养，调摄失宜，则导致胎儿先天不足，肝肾亏损，精血不充，脑髓失养，元神失藏，出现健忘、躁动不安等症状。《本草通玄》言："盖精与志皆肾所藏者，精不足则志衰，不能上交于心故善忘，精足志强则善忘愈矣。"王素梅教授认为若小儿脏腑娇嫩，肾气未充，肾精不足则藏志功能失调，出现注意力不集中、神志涣散、健忘等症状。肾阴不足，水不涵木，则肝阳上亢，可表现为多动、易激动等。

（三）对自闭症的认识

现存中医古籍中并无"孤独症"的病名记载，但综观古代医家的各种描述，儿童孤独症应属于"无慧""语迟""胎弱""童昏""视无情""目无情"的范畴，现代中医学认为本病多伴有智力低下的问题，也可属"呆证"范畴。目前多数中医医家认为，孤独症病因病机为先天不足、肾精亏虚、神明蒙蔽、心窍不通、脑窍失养，其病位在脑，和肝肾心有密切关系。王素梅教授根据多年以来的临床经验，认为孤独症的病因病机主要为痰蒙神窍，智慧难长，故提出从痰论治儿童孤独症的新思路。

王素梅教授在孤独症的辨证论治中将痰作为主要的病机。古代医家认为"百病兼痰""怪病多由痰成"，痰可以是机体津液代谢不正常导致的病理产物，同时也属于新的致病原因。孤独症患儿多为先天不足，加之后天失养。目前研究也发现，孤独症患儿常伴有胃肠道功能紊乱，可见慢性便秘、腹泻、腹痛、呕吐和胃食管反流等不同的胃肠症状。脾胃虚弱，脾失健运，脾胃运化水谷精微失常，导致小儿脏腑及四肢百骸失养，生长发育障碍。脾为生痰之源，脾脏运化水湿功能异常，则致病理代谢产物——痰湿的出现。肾为先天之本，脾阳运化水湿时需要肾阳的温煦，若肾阳不足，脾阳失于温煦，则不能运化痰湿。无形之痰可随气周流全身，无处不到，故而古人云"怪病多属痰"。痰入于心脑，扰乱心神，脑髓失养，可见睡眠障碍、沟通障碍等症，小儿肝常有余，加之痰湿郁久化热，肝火夹痰上炎，热炽心营，致心营耗损，可见多动、注意力不集中等症。

总之，王素梅教授认为本病病机为脾胃虚弱、肾阳不足，致痰湿内生，蒙蔽神窍，或肝火夹痰，向上扰乱心神，从而出现此类病证。

三、临床特色

王素梅教授治疗小儿神经精神类疾病经验丰富，如多发性抽动症、儿童多动症及自闭症等，下面主要就这方面进行阐述。

（一）抽动障碍

1. 治本与治标相结合

（1）治本以扶土抑木为大法，兼以五脏论治：追溯古代文献，本病病位多在肝脾，同时王素梅教授通过对近年来所诊治的415例多发性抽动症患儿进行中医证型规律分析总结，发现脾虚肝亢型的患儿占41.45%；其次为脾虚痰聚，约为30.12%；再次为肝郁化火，为26.27%；提示大多数患儿病机为肝亢、脾虚，风痰内扰，因此，提出扶土抑木法为多发性抽动症之治本大法，临床以健脾化痰、平肝息风为常用治法，方选二陈汤合泻青丸加减。

若患儿平素易反复外感，属肺气虚卫外不固，可选用玉屏风散或加黄芪、桂枝益气温阳固表之剂；易反复发生口腔溃疡、心烦、舌尖红、小便黄者，为心经有热，治宜清心解热，予黄连、知母、生地黄；部分患儿曾有遗尿病史或伴不同程度的遗尿、小便清长、目下发暗，属肾虚，选用桑螵蛸散加减。

（2）治标以祛风、息风、化痰、通络：在扶土抑木、五脏论治治本的基础上，针对标证病机，常常加用祛风、息风、化痰、通络之品，以达标本同治。防风、荆芥为常用祛风药，可去除外风；也作为引经药，领诸药上行到达病所；病程短、病情轻者可选用天麻、钩藤、白附子息风止痉；病程较久、症状重者可加用全蝎、僵蚕、蜈蚣、乌梢蛇等虫类药，加强搜风通络之效。化痰可用健脾化痰、清热化痰、清心豁痰、攻下逐痰诸法，予以陈皮、半夏、化橘红、胆南星、竹茹、石菖蒲、远志、青礞石等。

2. 辨证与辨症相结合

王素梅教授在对多发性抽动症进行辨证治疗的同时，常常根据抽动部位不同及伴随症不同而选择不同药物，如头部抽动用天麻、蔓荆子；眨眼明显加谷精草、白蒺藜、木贼疏风明目；鼻部抽动加辛夷、苍耳子、白芷通鼻窍；口角抽动加白附子；耸肩者加葛根、桑枝；喉部异常发声加玄参、射干、蚤休、升麻、青果利咽；腹肌抽动可用白芍、甘草，酸甘化阴、缓急止痉；四肢抽动加桑枝、鸡血藤、木瓜、伸筋草舒筋活络，可适当配伍蜈蚣、地龙、全蝎搜风剔络。如伴多动，加珍珠母、磁石重镇安神；伴注意力不集中，加远志、石菖蒲、郁金豁痰清心益智等。

3. 结合现代药理，提高疗效

现代药理研究显示，王素梅教授在临证中常用的平肝息风类药物，多具有镇静、抗惊厥等作用，从而为治疗本病取得较好疗效提供了有力依据。防风具有镇静和止痉作用，防风水煎剂给小鼠灌胃，能明显减少小鼠自发活动次数，能使士的宁所致的小鼠惊厥发生潜伏期延长，并能抑制平滑肌而起到抗惊厥的作用。天麻功能息风止痉，为治肝风内动之常用药，具有镇静、催眠、抗惊厥的作用。实验表明天麻注射液能降低大鼠四脑区的 DA 和 NA 的含量，而脑内 DA（NA）含量的降低可能与天麻抑制中枢 DA（NA）能神经末梢对 DA（NA）的重摄取和储存有关。而现代研究认为多发性抽动症的最主要发病机理为脑内多巴胺失衡，天麻能调节脑内多巴胺含量，故而对本病有较好的治疗作用。同时有报道天麻提取物对小鼠的学习记忆能力有明显改善，所以对有记忆力差伴发症的患儿也有治疗作用。钩藤清热平肝，息风止痉，具有镇静作用，口服给予钩藤提取物或其所含的吲哚类生物碱，能显著抑制小鼠的运动反应，这一作用可能与其调节中枢多巴胺系统有关；还有抗惊厥作用，钩藤提取物给 SD 大鼠腹腔注射，能降低红藻氨酸所诱发的猛烈震颤的发生率及大脑皮层中过氧化脂质的水平。若与天麻配伍应用，还有明显的协同效应。

4. 分期论治

王素梅教授临证时发现部分患儿发病、反复之前多有呼吸道感染史或情绪波动史，分析其病机为复感外邪引动内风，风痰流窜，瘀塞经络，抽动加重，治疗时在发病或反复之初应着重疏风解表利咽，佐以息风通络止痉之品，如防风、荆芥、桑叶、菊花、连翘、辛夷、苍耳子、谷精草、地龙、白附子、石菖蒲等，就能使病情很快缓解，实乃为治病求本。病情缓解后的服药巩固疗效阶段，注重培补脾肾；对于病程长、病情不缓解达数年以上者，王素梅教授根据"久病多瘀""血行风自灭"及"久病多虚"的中医理论，注重活血化瘀、培补肾精，酌加川芎、丹参、琥珀、鸡血藤、何首乌、龟板、鳖甲等活血培元之品，临证每获奇功。

5. 重视调护

对多发性抽动症患儿来说，有多种因素可诱发抽动加重或复发，所以，对患儿平时的调护也相当重要。在饮食方面，尽量不吃海鲜、含咖啡因、煎炸肉串等肥甘厚味，以免生痰化热；不能长时间看电视，尤其要避免惊险刺激、恐怖节目；不玩电脑游戏；保证充足睡眠；尤其提醒家长及学校要给患儿一个宽松的环境，对其各种抽动症状及伴随症不要过度关注、不要指责，多给予鼓励，王素梅教授在患儿就诊时，常常给予孩子们适当鼓励，建立起信任，帮助患儿建立战胜疾病的信心，有助于患儿早日康复。

（二）自闭症

王素梅教授将病因由痰所起的孤独症分为脾肾阳虚、寒痰凝滞证和肝郁化火、痰热内扰证。

1. 脾肾阳虚，寒痰凝滞证

脾肾阳虚、寒痰凝滞证的主要表现为患儿智力及动作发育落后，喜欢独自来往，不喜群聚，面部神情变化少，并且形体多比较瘦，面色偏白或晦暗，口部、鼻部或者山根四周发青灰色或可见青筋明显，患儿喉咙中存在痰声，纳差，夜间睡眠质量差，小便清长，有时候会出现或伴遗尿，大便多干结或者稀溏，手脚多较凉，舌质淡白或腻，脉滑。《医门法律·痰饮流伏论》指出："虚寒痰饮少壮，十中间见一二。老人小儿，十中常见四五。若果脾胃虚寒，饮食不思，阴气痞塞，呕吐涎沫者，宜温其中。真阳虚者，更补其下，清上诸药，不可用也。"王素梅教授遵循化痰安神、温肾暖脾的治法，自拟附桂益智汤，方中药物主要有制附子、肉桂、熟地黄、半夏、陈皮、合欢皮等。王素梅教授重视对"温药和之"的运用，制附子能温化痰饮、温补脾肾阳虚，肉桂入肝肾经，性大热，配伍附子可补火助阳，熟地黄能补肾填精益髓，半夏、陈皮健脾化痰，合欢皮解郁安神，上述药物合用共同起到温肾暖脾、化痰安神的作用。

2. 肝郁化火，痰热内扰证

肝郁化火、痰热内扰证的主要表现为患儿多动、冲动、坐卧不安，入睡困难或睡眠不宁，兼见烦躁易怒，甚则打人毁物，舌红苔白，脉弦。肝主疏泄，具有调气机、畅情志的作用，根据小儿脾常不足、肝常有余的生理特点，肝失疏泄则肝气郁结，病程日久，情志不遂，肝郁化火，则患儿性情急躁。脾虚生痰，痰火互结，扰乱心神，则胸中烦躁、不眠多梦、坐卧不安。治以清肝化痰、醒脑开窍为法，王素梅教授自拟礞石定志汤，该方从元代王隐君的《泰定养生主论》中礞石滚痰丸化裁而来，主要药物为礞石、石菖蒲、栀子、龙胆草、黄连。方中礞石下行祛痰，以去老痰顽痰，石菖蒲开窍豁痰、醒神益智，栀子味苦性寒，清利三焦火热之邪，龙胆草、黄连清心肝火，诸药配伍共奏泻火逐痰、清热开窍之效。

四、验案精选

（一）抽动障碍

案例 1：脾虚肝旺

患儿杨某，男，9 岁 5 个月，2021 年 1 月 29 日初诊。主诉：清嗓子、眨眼、吸鼻子 1 年余，加重 1 周。患儿于 1 年前感冒后开始清嗓子，就诊于北京儿童医院，诊为"抽动秽语综合征"，予静灵口服液，口服 1 个月，病情好转，自行停药。2020 年 9 月感冒后复发，症状时轻时重，假期期间症状不明显。近一周因学业紧张，症状明显加重，影响到患儿的学习生活及社交，为进一步治疗，就诊于我科门诊。刻下：清嗓子、吸鼻子、眨眼频繁，偶有扭颈、点头、咧嘴，性情急躁，注意力不集中，学习成绩一般，纳眠可，二便调。查体：面色少华，神志清楚，精神可，全身皮肤黏膜无黄染、皮疹及出血点，浅表淋巴结未触及。巩膜无黄染，结膜无充血，颈部无抵抗，咽部无充血，双侧扁桃体无肿大，心肺腹查体未见异常，生理反射存在，病理反射未引出。舌尖红，舌体较胖，舌苔白厚腻，脉细弦。

西医诊断：抽动障碍。

中医诊断：多发性抽搐症（脾虚肝旺）。

治法：疏肝健脾，息风止动。

处方：健脾止动汤加减。

太子参 10g，白术 10g，陈皮 10g，防风 10g，钩藤 10g，川芎 6g，白芍 10g，木瓜 9g，伸筋草 15g，谷精草 10g，山药 10g，石菖蒲 10g，茯苓 10g，半夏 5g，葛根 10g，升麻 8g，川楝子 6g，辛夷 10g，全蝎 3g，僵蚕 10g。颗粒剂，14 剂，日 1 剂，分早晚冲服。

二诊（2021年2月10日）：药后眨眼略减，吸鼻子仍明显，纳增，脾气急，遗尿1次。上诊方去川芎、茯苓、川楝子、辛夷，加麻黄6g，金樱子15g，夏枯草10g。30剂，日1剂，早晚分服，嘱注意减少电子设备的使用，不玩手机，适当看电视，少看刺激性电视节目。

三诊（2021年3月10日）：药后抽动症状减轻，偶有清嗓子、眨眼，无遗尿，脾气好，二便调。上诊方加木贼10g，天麻8g，蒲公英3g，拳参10g，地黄10g。30剂，日1剂，分早晚服。注意减轻学习压力，家长不要过分施压。

四诊（2021年4月14日）：药后抽动症状已无，近日感冒咳嗽，二便调。上诊方去木贼、蒲公英、拳参、夏枯草、麻黄。30剂，2日1剂，分早晚服。嘱药后观察症状表现，复查各项生化指标，决定是否停药。

按： 王素梅教授治疗本例患者以疏肝健脾、息风止动为法，在健脾止动汤基础上加减。方中太子参，白术，茯苓，山药健脾益气，其中太子参补而不温，适合儿童稚阳易升火的体质，白术养肌通痹，茯苓甘淡，渗降浊气，山药同补先天禀赋，后天化源。陈皮、石菖蒲、半夏辛散水湿，以绝生痰之源，以利清窍。肝以血为体，以动为用，方中白芍酸甘养肝体，川芎行肝气，使阴血行而不滞；又上行头目，旁及络脉，对于头面部、肢体部抽动，久病入络者效佳。防风、钩藤平肝息风止痉。木瓜、伸筋草、葛根养筋伸筋。谷精草、升麻、辛夷、僵蚕疏散外风，清利上焦风邪。川楝子解儿童情志郁结，肝气不舒，久病入络，全蝎搜风止痉。诸药合用，健脾疏肝，养筋通络，共奏息风止痉之效。二诊时，考虑患儿焦急情绪对疾病影响较大，特嘱患儿调节情绪，少玩电子游戏，并加用夏枯草清肝火、止烦躁；又见患儿遗尿症状，予金樱子温肾固涩，予麻黄开宣肺气，津液正常输布，不至遗尿。三诊时，考虑到孩子开学，特嘱家长不要过分施压，加木贼加强疏散风热，清肝明目；加天麻平肝潜阳；加蒲公英、拳参清利咽喉，止咽部怪声；加地黄以防辛散，苦寒药物伤阴。四诊已无明显症状，减药控制，观测症状，复查指标，决定是否停药。

木曰曲直，在体为筋，约束、运动关节，在脏为肝，《素问·至真要大论》曰："诸风掉眩，皆属于肝。"若内外因影响人体肝木的条达疏泄，升发柔和，如肝木失疏，筋则妄动。《活幼心书》云："肝者，东方青龙木也。其动则应于风。"因此风动首先责之于肝。《小儿药证直诀》云："凡病或新或久，皆引肝风，风动则上犯头目，目属肝，风入于目，上下左右如风吹，不轻不重，儿不能任，故目连劄也。"儿童抽动症最早出现症状多在眼部，后逐渐向整个面部蔓延，再向躯干及四肢发展。

肝主疏泄，脾主运化，脾气不足，则肝气虚陷，气机郁滞，乘克脾土。"五脏受气于其所生，传之于其所胜……肝受气于心，传之于脾"。反之肝木生长升发则仰仗脾土，脾气充足，则土升而肝木得升。《素问·风论》记载："太阴之复，头项重痛，掉瘈尤甚少。"土湿盛而反侮于木，木不得生，发为掉瘈，形同抽动。《幼科发挥》曰："小儿脾常不足，尤不可不调理也，调理之法，不专在医，唯调乳母，节饮食，慎医药，使脾胃无伤，则根本常固矣。"饮食不节，妄用医药，脾胃不和，脾居中央而统四维，主肌肉，精微不达则四末不养，肌肉抽动。《素问·调经论》记载："肌肉蠕动，命曰微风。"该患儿肢体常常无力。《脾胃论》提及："饮食自倍，则脾胃之气既伤，而元气亦不能充，而诸病之所由生也。"脾运失司，津液不利，痰湿阻络，肌肉不养，运动异常，发为抽动。《素问·阴阳应象大论》言："清阳出上窍，浊阴出下窍；清阳发腠理，浊阴走五脏；清阳实四支，浊阴归六腑。"脾胃功能受损，清阳不升，浊阴不降，清浊难分，病浊不排，脾气不升则精微不转，停而为湿，聚而成痰。

（黄家伟 整理，郝宏文 审阅）

案例2：脾虚肝旺

患儿王某，男，9岁。2020年9月7日初诊，主因"间断眨眼、点头、咧嘴1年余"就诊。患儿于1年前春季出现吸鼻子，当地医院以鼻炎治疗1个月，症状未见缓解，用药不详，随后出现间断咧嘴、点头、翻眼、耸肩等，当地医院予静灵口服液口服，症状无明显改善。刻下症见翻眼、眨眼、耸肩、皱眉、吭吭发声，脾气急躁，胆小，纳差，二便调。查体：面色少华，神志清楚，精神可，全身皮肤黏膜无黄染、皮疹及出血点，浅表淋巴结未触及。巩膜无黄染，结膜无充血，颈部无抵抗，咽部无充血，双侧扁桃体无肿大，心肺腹查体未见异常，生理反射存在，病理反射未引出。舌质红，苔薄白，脉弦。

西医诊断：抽动障碍。

中医诊断：多发性抽搐症（脾虚肝旺）。

治法：疏肝健脾，息风止动。

处方：健脾止动汤加减。

太子参 10g，白术 10g，陈皮 10g，半夏 5g，防风 10g，钩藤 10g，茯苓 10g，川芎 6g，白芍 6g，木瓜 9g，伸筋草 12g，谷精草 12g，山药 10g，石菖蒲 10g，葛根 10g，菊花 10g，夏枯草 6g，羌活 6g，枳壳 10g，全蝎 3g，僵蚕 10g，地龙 10g，天麻 10g。30 剂，颗粒剂，日 1 剂，早晚分服。加揿针治疗。

二诊（2020 年 10 月 8 日）：药后吭吭发声消失，眨眼、翻眼较前减轻，不欲饮食，面色少华，舌红苔白，脉弦细。上方去山药、地龙、天麻，加砂仁 8g，神曲 10g。30 剂，日 1 剂，早晚分服。

三诊（2020 年 11 月 12 日）：药后偶咧嘴，食欲好转，吃凉食后脐周疼痛，二便调。面色少华，舌尖红苔白，脉弦细。上方去砂仁，加地龙 10g，连翘 10g，黄连 3g。30 剂，早晚分服，后 10 剂逐渐减量，改为 2 天一剂。共口服中药 1 年，基本痊愈，随访未见复发。

按：王素梅教授使用虫蛇类药物，如全蝎、地龙、蜈蚣、乌梢蛇、白僵蚕等具有搜风剔邪之功，适用于抽动频繁之实证，使用虫类药物要注意时间和剂量，剂量不能过大，不宜久用，久用伤阴，中病即止，并定期检测患儿肝肾情况，防止造成肝肾损害。使用金石类药物，如龙骨、牡蛎、磁石等，具有镇肝息风安神之效，但易伤脾胃，大量应用可碍胃，影响食欲，王素梅教授在使用金石类药物时常伴随使用神曲等消食和胃的药物。

儿童多发性抽动症症状多变，反复发作，病程缠绵，虽扶土抑木为治疗大法，但在临床中要根据疾病发作与缓解的不同时期，对于扶土或抑木及相关辨证而各有侧重。对于因学习压力大，家长管理严厉诱发并伴有脾气急躁，症属抽动症发作期，应该重用抑木平肝法，此期患儿往往肝火亢盛，肝气郁结，治疗上重在疏肝、平肝、清肝，应用柴胡、郁金等疏肝解郁，应用天麻、钩藤潜阳平肝，或磁石、珍珠母重镇平肝，龙胆草、夏枯草清肝。抽动症状渐趋缓解时，患儿往往在抽动同时伴纳差、面色少华、二便不调、注意力不集中等，此为抽动症缓解期，脾土虚弱，痰湿阻络，应重用扶土法，常用六君子汤等健脾益气化痰。病程久的患儿，还要考虑"久病必虚""久病多瘀"，关注兼证情况，在遣方用药时注意补虚及活血，酌情加鳖甲、熟地黄、龟板等补肾益精，加川芎、赤芍、鸡血藤等活血化瘀。

《万氏家传育婴秘诀》曰："肝属木，旺于春，春得少阳之气，万物之所以发生也，儿之初生曰芽儿者，谓如草木之芽。受气初生，其气方盛，亦少阳之气方长而未已，故曰肝常有余，有余者，乃自然有余也。"王素梅教授认为小儿的生理特点之一即是肝常有余，肝行少阳之职，阳气旺盛则有利于小儿生长发育。小儿脏腑娇嫩，易受侵袭，故抽动当从肝辨证。

王素梅教授推荐咽部发声患儿使用揿针疗法，主穴选五脏俞以求调和五脏、平秘阴阳。肝俞功效疏肝利胆、息风止动，为治疗选穴之至要；心俞功效宽胸理气、通络安神，可抗制心火；脾俞功效健脾和胃、利湿升清；肺俞功效疏通宣降、条达气机，以祛风利咽止抽，因"咽喉为肺胃之门户"，故咽喉部发声与肺关系密切，因此肺俞为止咽喉部发声的要穴；肾俞功效益精温阳、调整阴阳。《素问·异法方宜论》指出"圣人杂合以治，各得其所宜"，孙思邈曰："只药而不针者，非良医也。"古人多强调适当运用综合的手段来治疗疾病。王素梅教授遵循古训，杂合以治，针药并施，以揿针疗法调理五脏阴阳，以健脾止动汤扶土抑木，平肝息风，取得了较单用针灸或单用中药更好的疗效。

（张莎莎　整理，郝宏文　审阅）

（二）自闭症（痰热内盛）

患儿，男，4岁11个月。2015年5月18日初诊，主因"不能与人正常交流2年余"就诊，家长自述患儿不能连贯说话，说话时眼睛不能与人对视，话题常常答非所问。患儿多动，静坐不能，夜间睡眠不安，并伴有攻击他人行为。刻下症：好动任性，回答问题常答非所问，不与人对视，脾气急躁易怒。纳可，小便短赤，大便干，2日一行。查体：面色萎黄，神志清楚，精神可，全身皮肤黏膜无黄染、皮疹及出血点，浅表淋巴结未触及。巩膜无黄染，结膜无充血，颈部无抵抗，咽部无充血，双侧扁桃体无肿大，心肺腹查体未见异常，生理反射存在，病理反射未引出。舌红，苔黄腻，脉滑数。实验室检查：注意力测试评分及智力测试评分均低于正常值。血尿常规、肝肾功能均未见异常。

西医诊断：自闭症。

中医诊断：语迟（痰热内盛）。

治法：清热化痰。

处方：加味礞石滚痰汤加减。

青礞石10g，栀子3g，黄芩10g，大黄3g，远志10g，石菖蒲10g，郁金10g，百合12g，益智仁10g，知母6g，生地黄10g，熟地黄10g，珍珠母10g。水煎服，日1剂，共30剂。

二诊：3个月后，患儿睡眠明显好转，并可与家长简单交流，可与人对视，但脾气仍急躁，纳差，面色较以前明显红润，舌淡红，苔腻，脉滑数。继续予加味礞石滚痰汤加减，青礞石10g，栀子3g，黄芩10g，大黄3g，远志10g，石菖蒲10g，郁金10g，百合12g，益智仁10g，龟甲10g，附子6g，焦山楂10g，焦槟榔10g，砂仁3g，鸡内金10g。水煎服，日1剂，共30剂。

三诊：1个月后，患者症状明显减轻，可与人交流，脾气急躁较以前明显好转，不再攻击他人，并可以背诵简单诗歌和短句。后予滋肾平肝之剂巩固疗效。

按： 自闭症又称"儿童孤独症"，为极难治愈的儿童时期精神神经性疾病，病因至今尚不明确。王素梅教授认为该病源自先天脾肾不足，脾虚易生痰，且小儿属纯阳之体，邪气易从阳化热，痰热互结，蒙于心窍。表现为不能与人交流，目光不能与人对视等。且小儿"脾常不足，肝常有余"，土虚木易乘之以致肝阳上亢，扰乱清窍，则打人毁物，脾气乖戾，夜卧不安。故其病之根本在于脾肾不足，顽痰作怪。疾病初期以邪盛为主，正虚为辅，予礞石滚痰汤清热豁痰，宁心开窍。疾病中期患者症状明显改善，以正虚与邪实并见，故予礞石滚痰汤配伍滋肾阴温肾阳之补药和消食导滞之品健脾和胃，以利后天之本，助气血生化。二者相配并补先后天之本，固本与驱邪并重。疾病后期邪实已去大半，而礞石滚痰汤为豁痰开窍之重，应中病即止，以免徒伤正气，故疾病后期以扶正为主。予滋肾平肝之剂巩固疗效，调节先天之不足。

加味礞石滚痰汤为王素梅教授治疗小儿心肝系疾病的常用验方，由礞石滚痰丸去沉香加栀子、远志、石菖蒲、郁金、百合、益智仁等药加减化裁而来。方中青礞石为君，功效坠痰下气，平肝镇惊，取其下行祛痰之用，以祛老痰、顽痰；大黄、黄芩二者为臣，黄芩能清理胃中无形之邪，大黄能倾泄胃中有形之质，清上泄下给邪热以出路；栀子清热利湿、泻火除烦、清利三焦火热；郁金、石菖蒲、远志行气解郁、化痰开窍；百合清心安神，四者共为佐药。诸药共奏泻火逐痰、开窍宁神之功。

（陈宏 整理，郝宏文 审阅）

（三）注意力缺陷多动障碍（痰热内扰）

患儿王某，男，9岁。2010年9月11日初诊，主因"上课注意力不集中3年"就诊。患儿家长诉其神思涣散，上课时注意力不集中，活动过多，干扰其他同学学习，难以自控，烦躁易怒，不听家长管教。刻下症：患儿多动多语，注意力难以集中，喉中有痰，大便偏干，小便色黄。查体：神志清，精神可，面色红，咽无充血，双肺呼吸音清，心音有力，生理反射存在，病理反射未引出，舌尖红，舌苔黄腻，脉滑。

西医诊断：注意力缺陷多动障碍。

中医诊断：脏躁（痰热内扰）。

治法：清热化痰，平肝息风。

处方：温胆汤加减。

陈皮10g，半夏6g，茯苓10g，枳壳10g，胆南星6g，竹茹10g，黄连6g，钩藤10g，石菖蒲10g，远志10g，珍珠母10g，瓜蒌5g。14剂，颗粒剂，冲服，日1剂，并配合感觉统合训练。药后患儿注意力不集中较前好转，守原方加减治疗3月余，患儿学习成绩较前提高，脾气较前明显改善。

按： 注意力缺陷多动障碍又称小儿多动症，是儿童时期常见的神经精神系统疾病之一，中医学中并无此病名的记录，但有不少中医典籍有类似症状的记载，如《灵枢》云："重阳之人，其神易动，其气易往也……言语善疾，举足善高。"《寿世保元》云："徒然而望其事也，尽力思量不来，为事有始无终，言谈不知首尾。"根据其相关描述及本病的临床表现，当归属于中医学"脏躁""健忘""失聪""虚烦"等范畴。其发病与痰、火关系密切，小儿脾常不足，肝常有余，肝郁化火，加之脾虚生痰，痰火互结，扰乱心神，则致神思涣散，注意力不集中，活动过多，难以自控，脾虚痰浊内生，上扰咽喉则喉中有痰，痰热灼津则大便偏干，舌尖红、舌苔黄腻、脉滑均为痰热之象。方药中半夏辛温，燥湿化痰；竹茹、瓜蒌甘而微寒，清热化痰，除烦止呕；半夏与竹茹相伍，一温一凉，化痰和胃，止呕除烦之功备；陈皮辛苦温，理气行滞，燥湿化痰；枳壳辛苦微寒，降气导滞，消痰除痞。陈皮与枳实相合，亦为一温一凉，而理气化痰之力增。佐以茯苓，健脾渗湿，以杜生痰之源；黄连、钩藤清热平肝；石菖蒲、远志豁痰开窍；珍珠母平肝潜阳。

注意力缺陷多动障碍的病因主要为先天禀赋不足，元阴亏虚，或后天护养不当，阴阳失调，或外伤瘀滞、情志失调等，其病机关键为阴阳失调。《素问·阴阳应象大论》言："阴静阳躁……阴在内，阳之守也；阳在外，阴之使也。"阴阳互根互用，阴主静，阳主动，人体阴阳平衡，才能动静协调，如《素问·生气通天论》所说："阴平阳秘，精神乃治。"若阴阳失衡，阴不能使役阳而动有余，阳不能持守阴而静不足。阳躁有余，阴静不足，则出现一些动作行为失常、情志异常的病变。综合上方温凉并进，"痰非温不化"，但结合其临床表现和舌脉，患儿的热象也十分明显，通过健脾化痰，清热平肝以息内外之风，平调阴阳。

除了口服中药，还常常配合感觉统合训练治疗。日常注意事项如下：治疗以中药为主，治疗过程中不能由于病情暂时好转或加重而随意停药，要在医师指导下根据病情逐渐减量直至停药；服用西药的患儿不能因为服用中药而擅自停服西药，要在医师指导下根据病情逐渐减量或停药，以防突然停药造成病情反复或症状加重；上学期间少食生的西红柿、橘子类食物。配合训练：①拍篮球：左手连续拍200下，右手连续拍200下，一左手一右手交替拍200下。②跳绳连续跳100下。以上练习每天最少半小时，不要求速度，但要求连贯性，例如拍球150下中间断了，需从1开始重新计数。计数时需要小朋友自己数数，做到脑、口、眼合一，以此训练注意力。注意休息，保证睡眠时间，看电脑、电视每天不要超过30分钟，少玩刺激性电脑或手机游戏和惊险刺激的游乐设施；加强管理，防止攻击性、破坏性及危险性行为发生。

（黄训言　整理，郝宏文　审阅）

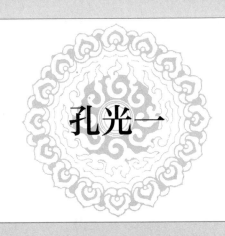

孔光一

一、医家简介

孔光一（1927—2020 年），男，江苏泰兴人，北京中医药大学教授，主任医师，中医温病学专家，温病学学科带头人，硕士研究生导师，首都国医名师，中央保健局会诊专家。孔光一教授 1947 年（20 岁）师从泰州地区名医孙瑞云先生学医，侍诊苦读 4 年，1958 年毕业于江苏省中医进修学校（今南京中医药大学），后调至北京中医学院（今北京中医药大学），先后任中医系副主任、温病教研室主任，从事中医教学、临床工作 70 余年。孔光一教授享受国务院政府特殊津贴，为第一批、第三批、第四批全国老中医药专家学术经验继承工作指导老师，全国首届师承博士后合作导师，2013 年被评为第二届首都国医名师。孔光一教授受温病学派影响颇深，推崇清代温病大家叶天士，又通轩岐、仲景之学，旁及各家，兼收并蓄。他临床识病、处方宗叶氏学风，汲取薛生白、吴鞠通、王孟英等各家精华，对内科、妇科、儿科皆颇有心得，创新性地提出少阳三焦膜系理论，将伏邪学说拓展并应用于内伤杂病的辨治，以宣上调中法治疗发热性疾病、肺系疾病、儿科疾病，深受学生、患者尊敬与爱戴。

孔光一教授曾连续四届被推选为北京市朝阳区人大代表（1987—1998年），获国家突出贡献中青年专家（1986 年），全国优秀教师（1989 年），北京市优秀教师、优秀教育工作者（1989 年），北京市优秀共产党员（1986、1987 年），首都劳动奖章获得者（1998 年），全国学术继承工作优秀指导老师（2008 年）等称号。孔光一名医工作站获北京中医药薪火传承贡献奖（2011 年），首届北京中医药大学岐黄中医药基金传承发展奖（2013 年），北京中医药大学新奥奖教奖学基金项目优秀传承团队（2015 年）。

二、学术观点

孔光一教授上宗《内》《难》，师法仲景，下抵百家，精研温病，汲取明清江南学派精华，旁及各家，兼收并蓄，对于卫分、气分证实质的研究及湿热病的辨治规律等有独到的见解，在学术界有一定的影响。在诊治发热、咳喘、胸痹、胃病、泄泻等方面积累了丰富经验，疗效甚佳，屡起沉疴。在儿科疾患中，孔老对小儿温病有独到见解。

（一）小儿体质易感，证多温热

正如叶天士在《幼科要略》所云："小儿热病最多者，以体属纯阳。六气着人，气血皆化为热也。饮食不化，蕴蒸于里，亦从热化矣。"小儿体质易感有两方面的原因：一是生理解剖特点，小儿鼻、咽、气管、肺和消化道发育尚不完善，局部免疫功能低下，因此对外界环境变化（如气候、温度、饮食改变）适应能力差，对疾病抵抗力差，尤易发生各种感染性疾病。二是饮食喂养、起居不当。当今家长对小儿爱护有余，常常过多食饮高蛋白等难以消化的食品，或过食温燥零食，导致小儿胃肠蕴热，而小儿衣着过厚又生内热，内外因素相合，导致小儿对温病易感，如上呼吸道感染、肺炎、流行性脑脊髓膜炎、流行性乙型脑炎和一些病毒性发疹样传染病。

（二）小儿温病以肺胃为中心，易夹食兼湿

肺位最高，开窍于鼻；胃通于口，易被食伤，温邪侵袭口鼻皮毛，内外相因而先犯肺胃。肺主气属卫，司宣发肃降，外合皮毛，卫表郁阻，肺气失宣，而肺气不展则卫外失司，常见发热或微恶风寒、咳嗽、舌边尖红、苔薄白而干、脉浮数等肺卫证候。若见壮热、咳喘、痰盛、舌红苔黄、脉数或脉右寸实大则为肺气热证。若风饮搏肺则见咳嗽不已、气喘胸闷、舌苔薄、脉浮弦。肺居上焦，胃位中焦，肺失宣降，胃气上逆则见咳而呕吐；肺热移胃，热盛津伤则见壮热口渴、头汗多、尿黄、口疮等症；胃肠热结则见便秘、手足心热、头晕腹胀；肺热下迫大肠，津液外泄则见腹泻、肛门灼热、舌红苔黄、脉数；若肺热郁闭，内逼营血，外发血络则为疹；阳明胃热，内迫营血，血溢脉外则为斑。

脾胃脆弱，饱食所伤，食滞化热是小儿温病常见兼症，如恶心、呕吐、

食臭、纳呆、苔厚、脉滑等症可为是证。若小儿贪凉饮冷，脾失健运，水湿难化，则多夹湿停，如见苔腻、脘痞、便溏、身重等症。

（三）小儿温病流连少阳，厥阴致变，下移膀胱

温邪上受，先犯于肺，热邪郁滞易留少阳，少阳居于中焦，为表里、上下、阴阳之枢，邪郁少阳常见寒热往来，或发热日久不解，口苦，尿黄，颈部、颌下淋巴结肿大。许多病久不愈的温病或相关热证大多与少阳有密切关系，临床辨证尤应注意。

小儿大脑、神经系统发育不全，心神不足，厥阴空虚，故易由肺或少阳致变厥阴。孔光一教授提出，小儿厥阴病有类厥阴病和真厥阴病两大类。类厥阴病多责之于肺热、胃热、少阳枢机不利（三焦郁热），肺热壅盛，可阻闭心窍或扰动肝风，在身壮热、咳喘、痰盛、舌红苔黄、脉滑数的基础上，伴见神昏、抽搐等症；甚至肺卫郁阻，郁热内闭，清窍受扰，卫分津伤，肝经滞涩均可出现谵语、抽搐。真厥阴病则为手足厥阴本脏病变，多因温热毒盛或正虚邪陷，甚至误治、失治，出现灼热、神昏、肢厥等热闭心包之症。也可以心悸、气短、紫绀及心肌酶谱或心电图改变为其特殊表现形式。热在营血，引动肝风则见头项强直、角弓反张、四肢抽动、舌绛、脉弦数等症。由于在卫分、气分所见昏痉程度轻，为各脏腑病变间接影响，淫及手足厥阴；营分、血分所见昏痉程度重，为手足厥阴本脏致病，因此类厥阴病与真厥阴病的预后大相径庭。

肺脏受邪，气失宣降，水道不通，三焦气化失利，则下移膀胱。肺、少阳、膀胱相互联系，致使许多膀胱病变迁延难愈，往往与温邪上受及少阳枢机不利相关。而肺热、少阳郁滞又可下移膀胱。一些反复上呼吸道感染、扁桃体炎、淋巴结炎最后合并泌尿系统感染即是此理。

（四）小儿温病易伤肺、胃、心之阴

温邪侵袭人体，自始至终燔灼津液，小儿阴气未充，多有蕴热，感邪之后更易伤阴耗液。在卫分，津液初伤，见口微渴、唇干、鼻干、咽干、尿黄

短少、苔薄白而干等症；在气分，津伤较重，见口渴、尿短赤涩少、大便干结、苔燥等症，在营血分，阴伤最重，见身灼热、苔少或无、脉细数或消渴不已、麻痹等症。结合脏腑，肺阴不足常见干咳少痰；胃阴不足常见口渴欲饮，消谷善饥；肺胃阴伤见舌红少苔、脉细数；心阴不足，常见心悸、气短、盗汗、唇绀、脉细数；肝肾虚损，常见低热或五心烦热、手足蠕动、腰酸膝软、肢麻不仁、舌干绛或紫晦、脉细弱或细弦。这些"阴亏内热"表现从西医学角度看与胃肠功能失调、脱水、神经系统损害、器官的实质性损伤有关，且往往成为一些慢性炎症病灶，是"伏毒"潜藏的条件。

三、临床特色

孔光一教授在临床上强调三焦辨证，临证用药灵活，知常达变，舒展气机，遵经而不泥古，遣方用药既现经方之韵，又彰名家之色，圆机活法化裁以治之。他治疗小儿温病等儿科疾患，常从轻清宣透、宣上调中、两清肝肺立法，标本兼顾，随患儿病情、病程而有所偏重。

（一）清透疏利，治在肺胃，不忘解毒

小儿温病证多温热，热盛宜清，热郁宜透。邪在肺卫，病情较轻，应"随其性而宣泄之"。孔光一教授善用银翘散、桑菊饮和陈平伯的"凉解表邪方"随症加减，常用荆芥穗、薄荷、金银花、连翘、淡豆豉、僵蚕、前胡、桔梗、杏仁、桑叶、菊花之属，起到轻清宣透作用。尤为强调治上不犯中、下，忌恣用苦寒，否则易化燥伤阴或寒遏热伏，变生它症。邪在气分，病情较重，偏于肺、胸膈热盛者，在用黄芩、鱼腥草、金银花、连翘、板蓝根、大青叶等清泄肺热的基础上，仍不忘宣透邪热于外。若偏于胃（肠），孔光一教授主张肺胃同治和寒凉通降，酌用栀子、知母、石膏等。即使邪入营血，当在凉营泄热前提下，注重透热转气，药如牡丹皮、金银花、连翘、僵蚕。热结肠胃，宜疏利清泄，用瓜蒌、莱菔子、枳壳、厚朴或牛蒡子、玄参以通腑泄热。他还在辨证的基础上，基于现代药理实验选择相关中药对病原

微生物及其毒素进行抑杀和中和，例如细菌性肺炎感染常用金银花、黄芩、连翘、栀子、金荞麦等；病毒性感染常用板蓝根、贯众、鱼腥草、玄参等。

在温病兼夹证的处理上，根据小儿易夹食滞的特点，以山楂、神曲、莱菔子、冬瓜仁消导食滞，理气开胃。但不可温燥过量，以防助热伤阴。若温热夹湿者，酌加菊花、茵陈、芦根、六一散之类以芳香清润，清热利湿护津。

（二）分泄少阳，宁心和肝，清利膀胱

热郁少阳，表里上下阴阳气血失调，首当分泄少阳，以柴胡、黄芩、青蒿清疏表里；以茵陈、栀子、龙胆草清泄上下。厥阴致变，病在卫气，谵语者，重用宣窍开泄之品，如桔梗、杏仁、石菖蒲、郁金等开气达邪；或苦泄通下，以小陷胸汤、调胃承气汤及宣白承气汤类；动风者在清透、通泄疏利的前提下，酌加菊花、僵蚕、钩藤或羚羊角以清肝和络息风。热在营血，出现闭窍、动风常用紫雪散、安宫牛黄丸或清开灵。若淋巴结肿大，加僵蚕、蝉蜕、贝母、夏枯草等以清热散结、化痰解毒。兼发疹者，多用豆豉、板蓝根、僵蚕、蝉蜕以透疹解毒。热移膀胱，则以清利解毒为法，用萹蓄、石韦、竹叶、滑石、通草、生薏苡仁、黄柏、苦参等。

（三）甘凉清养，扶正修复，预防在先

温为阳邪，直灼津液，故肺胃津伤轻者用芦根、茅根清热生津；津伤较重用天花粉、石斛、沙参、玉竹以甘润生津，寒凉清热；心阴不足者，多用麦冬、生地黄、西洋参；肝肾阴亏者，多用玄参、当归、白芍、沙白蒺藜、龟板、鳖甲、何首乌等。养心阴、柔肝血、滋肾阴对温病后期脏器实质损害的修复、提高免疫力均有实践意义。

在诊治小儿温病时，要嘱咐家长平时少给小儿食用生冷、油腻、温燥食品。晚饭八成饱，以防积食。若发现小儿手足心热、便干、尿黄、咽微红，可预防给药，如银翘解毒片、小儿化食丸、保和丸等以解毒利咽、消食泄热，使之免受温邪侵袭。

四、验案精选

（一）外感发热（肺胃郁热，风热束表）

患儿某，女，3岁3个月，2011年8月12日初诊。主诉：发热1天。病史：患儿平素食肉较多，易感发热，扁桃体易红肿，纳差，寐汗多，伴磨牙。现症：发热1天，最高体温39.2℃，少汗，指端凉，食欲不振，大便两日未行，咽红，扁桃体肿大，右颌下结节，舌红苔黄，脉浮弦。

西医诊断：发热待查。

中医诊断：发热（肺胃郁热，风热束表）。

治法：宣上调中，疏风散热。

处方：金银花8g，连翘8g，桔梗6g，生甘草3g，牛蒡子6g，板蓝根6g，莱菔子4g，荆芥穗6g，薄荷6g（后下），藿香6g（后下），浙贝母6g，僵蚕6g，车前子6g（包煎），炒栀子4g，陈皮3g，焦神曲10g。3剂，日1剂，分3次服。

医嘱：饮食宜清淡，忌食辛辣、生冷、油腻。

二诊（2011年8月16日）：家长代述，服1剂即退热，大便日一行、偏干，食欲欠佳，前方去荆芥穗、薄荷，加炒白术5g，枳壳3g，5剂，服法同前。嘱控制饮食，勿贪食、偏食，少吃零食。服药后痊愈。

按： 患儿平素嗜肉，胃肠积热，可见寐汗多、磨牙；胃肠之热上蒸于肺，肺经郁热，易反复外感；咽喉为肺胃之门户，肺胃郁热，可见咽喉红肿、扁桃体肿大、颌下结节；感受风热病邪，肺卫郁闭，可见发热、少汗；胃肠积热，加之肺气郁闭，肺与大肠相表里，肺失通降，则大便不畅。风热病邪外袭，当以祛邪为先，方中金银花、连翘、荆芥穗、薄荷、藿香、浙贝母轻清宣透，疏利气机，宣上透邪；桔梗、牛蒡子、板蓝根、僵蚕清热解毒，利咽散结；陈皮、莱菔子、炒栀子、焦神曲消导疏利，调畅中焦；车前子利小便而泄热；生甘草既可清热利咽，又可调和诸药。二诊热已退，肺卫郁闭已解，去掉宣卫透邪之荆芥穗、薄荷；大便仍欠畅，调养脾胃，加白术、枳壳。此病例风热袭肺为标，胃肠积热为本，温病祛邪为第一要义，故在宣透上焦的基础上调畅中焦。

（刘铁钢　整理）

（二）小儿反复呼吸道感染（肺经郁热，胃肠积热）

患儿某，男，3岁6个月，2015年4月14日初诊。主诉：咳喘发作1周。病史：剖腹产，出生后患新生儿肺炎，平素易感，咳嗽，流涕，或发热，冬春季明显，去年患肺炎2次，2岁3个月时出现哮喘，经中西医药物治疗缓解，继而少发；1周前发热，37.9℃，咳喘，汗出，静脉注射青霉素3天，热退，咳喘未缓解；患儿嗜肉，食量大，晚上加餐，体质量13.5kg，身高95cm。现症：咳喘，有痰鸣音，不会吐痰，鼻塞，流黄涕，易头汗，尿黄，大便偏干，咽红，双颌下结节，指纹浮红，舌质红，舌边尖红点明显，苔薄黄，脉细弦。

西医诊断：小儿反复呼吸道感染。

中医诊断：咳喘（肺经郁热，胃肠积热）。

治法：宣上调中，清宣郁热。

处方：前胡6g，桔梗6g，生甘草3g，僵蚕4g，紫苏子5g，紫苏梗5g，浙贝母5g，连翘9g，菊花5g，黄芩5g，牛蒡子5g，焦神曲6g，车前子4g（包煎），莱菔子5g，陈皮4g，法半夏5g，麦冬12g，炒白术6g。7剂，日1剂，分3次服。

医嘱：忌食生冷油腻、海鲜、烧烤等食物，晚饭少吃，肉少吃。

二诊（2015年4月21日）：服前方4剂后咳喘即止，痰鸣音消失，现大便通畅，但夜卧呼吸欠畅，舌红，苔薄白，脉细。前方去浙贝母，加川贝母4g，茯苓10g。7剂，服法同前。以前方加减化裁调理，间断性服药两月余，并嘱注意饮食禁忌，经随访，春夏季未出现呼吸道感染。

按：小儿反复呼吸道感染是指在1年之中患呼吸道感染大于5次或患下呼吸道感染大于2次，是儿科的常见病。以往认为该病的发病原因以正气虚弱为主，近年来临床发现胃肠积热也是其发病的主要原因。小儿食滞胃肠，郁而化热，上蒸于肺，熏蒸于外，致使表卫失和，诱发外感，久病会使气血虚弱，卫外功能更加不足，致反复外感。治疗上应肺与胃肠同治，在清宣上焦郁热的同时，改善胃肠积热以畅中，调护中焦脾胃，方能治病求本。方中前胡、桔梗一降一升，宣降肺气以止咳平喘；桔梗与生甘草相配，取桔梗汤之意，宣肺利咽，清热解毒；僵蚕味辛平而咸，可清降郁热，并与浙贝母相配，清化痰热；连翘、菊花清宣肺热；黄芩清肺热，与滋润的麦冬相配，苦燥而不伤阴；以上诸药轻清走上焦，体现了"治上焦如羽，非轻不举"的治疗原则。方中炒白术、陈皮、茯苓、法半夏调养中焦脾胃，肺脾同治；紫苏子、紫苏梗、牛蒡子、莱菔子、焦神曲调畅中焦胃肠，肺胃同治。

孔光一教授临床诊治细察精详。孔老师临床诊察先进行望诊，尤其是注重望舌和咽喉，然后在问诊的同时进行切诊，而不是常规的问诊后再望舌。望舌和咽喉时一定会用手电筒照亮，不仅要望舌苔、舌质，还要把舌翘起来看舌下的情况，还会看上颚的颜色，有时候还会观察鼻腔黏膜。切诊时除了切脉，还会注重淋巴结的切诊，尤其是小儿，一定会触摸颌下、颈前、颈后等处淋巴结，还会观察颈部是否有肿胀；切脉会注重左右手脉象的对比，还会注重寸脉、关脉、尺脉的对比。孔光一教授问诊极其详细，会通过问诊仔细分析疾病的病因，注重家庭情况的问诊，包括患者父母、兄弟姐妹的身体情况等。孔光一教授诊治充分考虑人体与自然的整体性，注重因时、因地用药，外地患者会仔细询问当地的气候、生活习惯等，还会根据节气的变化调整用药。对于疾病机理的分析注重人体的整体性，在核心病机的基础上，会充分考虑各个脏腑的生理病理状态、气血津液的运行情况。临床用药的剂量较轻，以调和为主，很少用大剂量或有毒性的猛药。医嘱会很详细，除了指导患者煎药、服药，还会具体指导患者起居、饮食、运动等生活习惯。

（刘铁钢　整理）

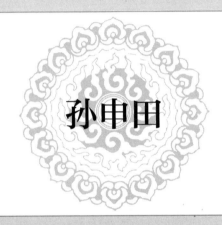

孙申田

一、医家简介

孙申田（1939—　　），男，黑龙江省呼兰县人。主任医师、教授、博士研究生导师。全国名中医，黑龙江省针灸学科创始人之一，当代著名针灸学家，第一至第四批全国名老中医药专家学术经验继承工作指导老师。1961年毕业于黑龙江中医学院中医专业，一直从事中医针灸学、神经病学的医教研工作，曾创建了黑龙江中医药大学附属医院第一个针灸病房。1983年被聘为硕士研究生导师，并任黑龙江中医学院针灸系副主任，1986年被聘为博士研究生导师并任针灸系主任，1987年被确定为黑龙江省重点学科——针灸推拿学科带头人。1994年被评为"黑龙江省名中医"，1995年被评为"全国优秀教师""国务院政府特殊津贴"获得者。

孙申田教授现任中国针灸学会理事，黑龙江省针灸学会顾问、临床专业委员会主任委员，东北针灸经络研究会常务理事，黑龙江省中西医结合神经病学会副主任委员，黑龙江省中医药学会神经专业委员会主任委员，黑龙江中医药大学学术委员会委员等职。孙申田教授擅长应用针灸与其他中医药疗法治疗各种神经内科疾病及外、妇、儿科疾病，如中风偏瘫、失语、痴呆、延髓麻痹、各种周围神经病、周围神经损伤、肌肉萎缩、癫痫、面神经麻痹及其他颅神经病、耳聋等。尤其善治儿科各种病证，特别是对孤独症、抽动障碍、发育迟缓、小儿脑瘫等疑难病的治疗也均有较好的疗效。已发表学术论文百余篇，出版学术专著10余部。先后获得国家科学技术进步奖二等奖，中国高校科学技术进步奖二等奖，黑龙江中医药科学技术进步奖一等奖，黑龙江省教育委员会科学技术进步奖一等奖，黑龙江省科学技术进步奖二等奖、三等奖。在疾病的诊断中，孙申田教授强调经络辨证的重要性，认为调神是针灸治疗疾病的核心与精髓；治疗中注重手法和特色针法的应用；并创新性的将针灸学与神经解剖学、神经定位诊断学、神经病学等学科进行交叉和融合，开创了经颅重复针刺法。孙申田教授从事针灸临床、教学、科研工作40余年，运用中医、中药同针灸相结合，把中医与西医学理论同神经内科相结合，为现代儿科病及神经病的治疗开辟了新的途径。

二、学术观点

（一）整体观念

孙申田教授认为，辨证是中医学的精华，一种疾病可因人、因时、因地等因素应用不同的治疗方法，中医的辨证符合疾病的客观发展规律。一种疾病在不同的时期，其病理改变不尽相同，因此，临床表现也各有所异。在不同病理改变时期选择符合其病理改变的最佳治疗方案、最恰当的治疗方法，是符合疾病客观发展规律的，是科学的。这是西医学所无法比拟的，也是西医学中需要借鉴与完善的理论部分。在数千年的发展过程中，中医学形成了许多独特的辨证方法，如八纲辨证、脏腑辨证、卫气营血辨证、三焦辨证、六经辨证、经络辨证等。不同的辨证方法，其适应范围也有一定的差异。八纲辨证即阴阳、表里、寒热、虚实，主要用于外感疾病；脏腑辨证即五脏六腑之辨证，被称为中医理论的核心部分，主要用于内脏等疾病的辨证；卫气营血辨证主要用于温病辨证；三焦辨证、六经辨证主要用于热病的辨证；而经络辨证是以经络学说为理论基础，用以指导针灸选穴配方的主要辨证方法，是针灸临床辨证论治体系的核心和主体。

"整体观念"是中医疗法的一大特色，也是中医治疗有别于西医治疗的一个显著特点。经过数十年的临床实践和总结，孙申田教授使这一观念在儿科领域更加完善，他认为：①患儿自身是一个整体。临床治疗疾病，应该根据患儿的状况，结合中医"望、闻、问、切"四诊，辨证施治。如治疗小儿夜啼，在排除因身体疾病和不良习惯引起的啼哭后，西医治疗别无良策。而中医则可根据患儿哭声的强弱、持续时间和兼症的特点将其分为脾寒气滞、心经积热和惊恐伤神多种证型进行治疗，治病求本，效果明显。②患儿和自然环境是一个整体。小儿为稚阴稚阳之体，脏腑娇嫩，形气未充，生理机能不成熟、不完善，不能因为自然环境的变化，如气候、饮食的改变及时进行自我调节，容易生病。临床治疗除使用药物外，还需注意寒热调护，饮食调护。这样才能从根本上防治疾病。③医生和患儿是一个整体。医生给患儿看病，相互间必须建立一种密切关系。患儿信任医生，才能敢于治疗，配合治疗。医生关爱患儿，尤其是使用针灸治疗时，才能集中精力，全神贯注，达到体表施术，体内感应，外呼内应的目的。

孙申田教授在临床诊治过程中强调，要将中医的辨证与西医的辨病相结合，运用中医及西医两种诊断方法（即中西医双重诊断），对每位来诊患者做出正确的诊断。只有在中医辨证清晰、西医诊断明确的情况下施以针刺治疗，治病才能有的放矢，做到心中有数。

孙申田教授指出，针刺手法是取得疗效的关键，针刺的补泻手法由针刺的基本手法组合而成。运用针刺补泻手法，必须充分掌握补泻的机理和意义，明确补泻手法的应用原则。如《素问·调经论》载："刺法言，有余泻之，不足补之。"《灵枢·九针十二原》载："虚实之要，九针最妙，补泻之时，以针为之。"又云："凡用针者，虚则补之，满则泻之，菀陈则除之，邪盛则虚之。"其中所讲的"补""泻"，是针对"虚""实"，即"不足"与"有余"而确立的相应的治疗原则和方法。据此，孙申田教授提出针刺补泻包含两层意思：一是针对虚实，在治疗上的一种原则性提示。针刺补泻不同于药物，药物如大黄、芒硝有泻无补，人参、黄芪有补无泻。而针刺却有所不同，腧穴具有双向调节作用，其手法施术运用不同，腧穴的主治亦有不同，如合谷可发汗也可止汗；足三里既可以促进肠蠕动，也可以抑制肠蠕动。宜补还是宜泻，其关键在于辨证论治，根据辨证结果而应用不同补泻手法，腧穴的双向调节作用才能更有效地发挥。二是指具体的针刺手段。临证之时，孙申田教授强调得效之要在于得气，气至而有效，他要求对于患者而言，毫针刺入腧穴一定深度后，或在针刺局部产生酸、麻、胀、痛、重感，或以经络循行路径扩散，或以神经传导出现触电样的感觉；对于施术者而言，针刺后常感针下如鱼吞钩饵之沉浮。

一般来说，针感出现迅速、容易传导者疗效较好，反之，则疗效较差。若针刺后未能得气，孙申田教授常采用催气、候气、逗气、逼气等辅助手法，以促气至。当针刺得气后，就必须慎守勿失，根据患者的体质、病情的虚实状态，施以相应的补泻手法。孙申田教授常施用的基本补泻手法包括提插补泻法，捻转补泻法，徐疾补泻法，平补平泻法；复式手法包括阳中隐阴法、阴中隐阳法、青龙摆尾法、白虎摇头法、赤凤迎源法、苍龟探穴法。他指出，凡正气未衰，施术后针刺易于得气者，收效较快；如果正气已衰，施术后针刺不易得气者，则收效较慢。除此之外，临证针灸施术之时，孙申田教授还特别强调针刺的刺激频率、刺激强度及刺激时间等参数。针刺时必须要达到一定的刺激量，尤其是在头针的临证施术中，要以捻转提插速度（频率）加上捻转提插的时间累积到一定程度，才能够达到一定的刺激量，而获得最佳的治疗效果，即所谓"只有进行量的积累，才能发生质的飞跃"。

同时，他指出，针刺手法操作很难量化，易受到包括患者的体质差异、就诊体位、精神状态、所患疾病状态等因素的影响，故要因人、因病而异。临床医师应根据具体的情况进行调整，动态地掌握，亦可根据自己的操作经验而在临床实践中灵活运用。因此，手法的熟练是很重要的因素，需要临床医师在长期的工作经验中细心体会。

（二）重视经络，分经辨证

经络学说是中医基础理论体系中的重要组成部分之一，它贯穿于中医的生理、病理及疾病的诊断、治疗等各个方面，不仅阐明了人体各系统结构间的关系，同时，还论述了其主要的生理作用，是人体生命活动的物质基础，其中包括联系内外、运行气血，以及营养代谢等维持生命活动的基础作用。一旦这种结构变化和生理作用失调，则产生病理反应。人们就是根据这些多种多样的反应来诊断疾病，建立了经络诊断学，后来形成辨证施治的基础。在治疗上，孙申田教授指出，分经辨证、循经取穴是针灸治疗学上的一项重要原则，而腧穴又是经气输注出入的地方，所以在辨证施治、选穴配穴、手法施术等各方面，都不能离开经络学说的指导。正如《灵枢·刺节真邪》曰："用针者，必先察其经络之虚实，切而循之，按而弹之，视其应动者，乃后取之而下之。"若没有经络学说，针灸治疗的现象就难以理解了。

此外，经络学说在妇科、儿科、外科、五官科等各科领域内，也有着重要的应用价值。

（三）选穴精简

孙申田教授临证选穴主要运用局部、远道及经验三部取穴法治疗，取穴具有如下特点：一是取穴精少，在治疗诸如痛症等针刺穴位的选择上，常以单穴或循经首尾两穴相应较为多见，根据病情病位，分经辨证，合理选穴，充分体现出选穴少而精的思想。二是重视特定穴的运用，如五输穴、下合穴、八会穴、八脉交会穴等的临床广泛应用，多以循经远取为主。三是重视腧穴特异性的运用，如根据"四总穴歌"所载"肚腹三里留，腰背委中求，头项寻列缺，面口合谷收"取穴施治，再如痰多取丰隆、腰痛取养老、热盛取大椎等，均为其利用腧穴特异性施治的典范。配穴是在选穴的基础上，按照一定的配穴规律，将腧穴配伍成方，以发挥腧穴互相配合的协同作用。处方的组成恰当与否，直接影响疗效。

小儿患病后多不愿配合治疗，特别是婴幼儿内治给药尤为困难。为便于治疗，孙申田教授取穴精少，重视手法，行针轻柔迅速。根据患者的具体情况全面考虑，有方有法，以法统方，力求做到处方严谨，腧穴主次分明，切忌单纯从局部着眼，孤立地认识病证，力戒头痛治头、脚痛治脚。

（四）重视调神

在临床治疗中，孙申田教授针对小儿形气未充、神气怯弱的特点，强调心、脑与神志之间的密切关系。他指出，"神"在防治疾病、诊断疾病及疾病的预后中占有极其重要的地位。中医学认为神是生命的主宰，神的物质基础是气血，气血又是构成形体的基本物质，而人体脏腑组织的功能活动，以及气血的运行，又必须受神的主宰，神不但调节改善形体内环境的变化，在内外环境协调方面也起着重要的作用。若神受损，调节机能失常，即可导致多种疾病的发生。早在《灵枢·小针解》时期即有"粗守形，上守神"之说，《灵枢·九针十二原》中亦有"治不调神，乃医之过失"的记载。因此，在临床治疗中孙申田教授依据"凡刺之法，必本于神""用针之要，无忘其神"之理论，倡导防病治病先调其神，提出应用"调神益智法"以静止安神，此法不仅对于西医学的多种神经精神疾病有很好的治疗作用，对其他疾病中所出现的神经精神症状亦有很好的调节和改善作用。

小儿患病易虚易实，虚多表现为神失养，实多见神逆乱。故孙申田教授治疗儿科疑难病症多以神为本，他认为神为心脑共主，心神与脑神对五脏六腑的功能共同发挥调控作用，即《医学衷中参西录》所言："神明之功用，原心与脑相辅而成。"在临床中所遇到各类症状表现的患者，孙申田教授运用调神益智法在治疗器质性疾病的基础上调节其情志，往往获得意想不到的疗效。

（五）以头针为主治疗儿科病

西医学一直在寻找在头颅完整的条件下通过刺激大脑皮层相应的区域，来研究脑的功能。开始于运动诱发电位的研究——经颅电刺激运动诱发电位（MEP）始于1870年，其原理是电流透过头颅，兴奋运动皮层，并沿下行传导通路传导，通过测定肌肉动作电位的潜伏期和波幅的改变，而对运动传导功能做出客观的评价。但由于体内存在着较高电阻，特别是头颅，因此，需要高压电流刺激才能兴奋皮层，这样的电流强度可引起刺激部位的疼痛，患者往往难以忍受，限制了该方法的继续研究与应用。

借鉴西医学现代脑科学四大技术之一的经颅磁刺激技术的研究成果，孙申田教授指出针刺头针施以经颅重复针刺法刺激量达到一定的程度所产生的即刻效应，是由于经颅重复刺激在相应皮层内产生相对应的大脑皮层细胞兴奋，足以产生令下方运动神经元活跃的信号，这与经颅磁、电刺激对脑功能的影响是十分类似的。经颅磁刺激的作用原理在于通过时变磁场诱发出感应电场，具体为一个快速电流脉冲通过刺激线圈，产生强的瞬间磁场，该磁场穿过颅骨，引起邻近神经组织产生继发电流。其终效应取决于刺激频率、刺激强度，以及线圈形状、线圈方向等参数。针刺手法是疗效的关键，故针刺头针能否取得疗效也取决于刺激频率、刺激强度及刺激时间等参数。因此，头针针刺时必须达到一定的刺激量，手法要求捻转稍加提插，由徐到疾，捻转速度在200转/分钟以上，连续3～5分钟，休息5分钟后再重复刺激，一般施术3次，即［捻转提插速度（频率）＋捻转提插时间］累积结果＝刺激量，才能使其针刺信号通过高阻抗颅骨传入大脑，进而兴奋激活大脑神经细胞，方可获效。

因此，"经颅重复针刺法"是继经颅重复电刺激与经络重复磁刺激之后，又一种治疗脑及神经症的方法。实际上它的应用始于20世纪70年代初，早于经颅重复磁刺激疗法至少15年。它是应用传统中医的针刺方法结合大脑皮质在头皮表面相对应的区域，通过一定的手法，使其针刺达到一定刺激量，其积累的刺激强度穿过高阻抗颅骨而作用于相对应的大脑皮质，从而激活和调节大脑神经细胞的功能而起到治疗作用。该方法简便、廉价、操作方便、无副作用，优于经颅重复电刺激与经颅重复磁刺激疗法，虽然有轻微创伤，但这种创伤患儿完全可以接受。

三、临床特色

（一）重视诊断，精确辨证

孙申田教授在临床诊治过程中常强调，要重视对于疾病的诊断，诊断过程中要抓住每一个重要的细节。运用中医学及西医学两种诊断方法（即要作出中西医双重诊断），对每位来诊患者做出正确诊断，既要有中医的辨证，又要有西医学的确切病名，两者缺一不可，扬长避短，为临证治疗提供充分的科学依据。在西医诊断明确，中医辨证清晰的情况下再施以针刺治疗，这样治病才能有的放矢，做到心中有数。在辨证方面，孙申田教授认为辨证是中医学的精华，一种病可以因时、因地、因人等不同，而采用不同的治疗方法。中医的辨证符合疾病的客观发展规律，一种疾病在不同时期，其病理改变亦不尽相同，因此，临床表现也各有差异，其在不同病理改变时期选择符合其病理变化的最佳治疗方案，最恰当的治疗方法，是符合疾病客观发展规律的，是科学的。这是西医学所无法比拟的，也是西医学需要借鉴与完善的理论部分。他常说："能否成为一名好的中医临床家，就在于是否能够精湛地掌握中医辨证的理论，并灵活地应用于现代临床实践中。"中医辨证理论既深奥又复杂，既有传统的理论依据，又有应用中的灵活发挥，这须在长期实践中悟出其真谛。在随孙申田教授的临床实践中，他言传身教，注重实践，灵活运用中医辨证方法，合理结合西医学思维模式，总结出一套自己的辨证施治法则，在这些理论中有时往往与传统辨证之理论不相符，甚至相反，可是在实践中应用却都能收到满意的疗效。同时孙申田教授还指出，因针刺在治疗疾病方面涉及范围甚广，其不但可以治疗内科疾病，同时还可以治疗外、妇、儿、五官等各科病症，不同科的疾病应用的辨证方法亦不尽相同，所以，若想成为一名合格的针灸医师，还应该全面掌握各种辨证方法，为我所用，才能正确应对临床中所见的各科疾病，以取得预想的疗效。因此，他特别强调辨证是选穴与配方的基础。

（二）斟酌病情，随机应变

在临床诊治过程中，孙申田教授指出一名合格的针灸医师不应仅通晓针刺疗法，还必须熟悉方药，他常在临证中列举古代名医华佗、张仲景等用针药治病的范例，用实例说明了要成为一名名医不仅要精通针术，还要通晓中医药。重点强调了针灸选穴与配方同中药处方的共同之处，都是建立在中医辨证的基础上，只是在针灸中分主穴与配穴，而在中药处方中则分君、臣、佐、使，其理是相通的。所以，做一名合格的针灸医师还应该通晓药性，并能熟练应用方药治疗各种疾病，针药结合，只针不药或只药不针，则要根据每个人病情适时应用，灵活掌握，最终达到百治百验的效果。如孙申田教授临床应用补中益气汤为主方重用黄芪和党参，同时加炙马钱子治疗重症肌无力大都见效显著，同时还可根据病情需要适时配合针刺百会、膻中、气海、足三里等穴治疗。

儿科疾病病种繁多，小儿的生理特点主要表现为脏腑娇嫩，形气未充，生机蓬勃，发育迅速。小儿时期五脏六腑的形和气都相对不足，尤其以肺、脾、肾三脏更为突出。小儿的病理特点主要表现为发病容易，传变迅速；脏气清灵，易趋康复。孙申田教授还指出，我们在临床中常常会遇到许多症状表现复杂的疾病，这就要求医师要有扎实的理论基础，这里指的理论基础既包括中医的理论基础，同时亦包括要具备相当的西医理论基础。在现代要中西医两条腿走路，斟酌病情采取不同的治疗方案，该应用中医治病的就要用中医疗法治疗，并要突出中医之特色，该用西医疗法的就要应用西医治疗，要实事求是，否认哪一方面都是不符合当代需要的。而对于中医师来讲，西医的理论知识亦要精通，这样才能在辨证准确的前提下，准确治疗。

（三）发挥经颅重复针刺法与百会穴优势

经颅重复针刺法是孙申田教授基于"气出于脑""脑主神明"等传统头针理论，在结合现代大脑皮层功能定位理论基础上赋予了新的理论内涵的针法。即在头皮特定投射区进行针刺后，施以捻转手法达到一定的刺激量，使产生的刺激信号穿过颅骨而作用于相应的大脑皮质功能区，调节大脑功能而产生治疗作用的一种针刺方法，该疗法是在头针疗法基础上发展起来的一种新的简易经颅刺激技术。经颅重复针刺法，着重强调针刺手法的正确应用，针刺时刺激频率、刺激强度及刺激时间等参数都是取得良好疗效的关键因素。针刺力度要求术者意、力、气结合而达到针刺刺激的最大力度。针刺时，大于 200 转 / 分钟为高频刺激，低于 200 转 / 分钟为低频刺激。两种刺激频率对脑功能影响不同，高频有兴奋大脑皮层神经元细胞的作用，低频则起到抑制大脑皮层神经元细胞兴奋的作用，临床上需针对不同性质的疾病加以选择。同时，孙申田强调针刺时间的重要性，每次需连续捻转 3～5 分钟，间隔 30 分钟，重复操作 3 次后，留针 5～6 小时，出针时再次进行捻转刺激。针刺经颅运动诱发电位的研究显示，针刺效应在停止刺激后可保留 30 分钟，故而以 30 分钟为重复捻转的时间节点。他特别强调只有达到上述要求的刺激量，才会使患者尽快得气，在短时间内尽可能减轻患者的病痛。

百会穴，一名三阳五会，居于颠顶，为手足三阳经、督脉、足厥阴经交会之处，百病皆治，故名百会。历代医籍对百会穴的功用多有记载，古今医家对百会穴应用各有心得。小儿时期内伤、外感各种病邪均易致小儿生惊，扰动心神。头部为大脑所在，元神之府，百会通过督脉可通于脑，故能调节元神，安神定志。调神思想是孙申田教授针灸治疗疾病的重要学术思想之一，他运用"调神益智"治疗的儿科疾病众多，如治疗小儿多动症以百会配合神庭、舞蹈震颤区（或头维），与局部取穴配合，疗效满意；常以百会穴配合情感区、印堂、太阳、神门、内关、三阴交、太冲等穴，治疗焦虑、强迫、抑郁等神经病症，效果颇佳；治疗小儿面瘫取百会穴，并配以经颅重复针刺3～5分钟，可使部分患者面肌功能即刻有所好转，效果明显且痛苦小；小儿孤独症首选百会，手法刺激。若能长期坚持，可逐渐配合四神聪、情感区长留针及内关、神门、大钟等四肢穴位。

四、验案精选

（一）抽动障碍

案例1：气郁化火，引动肝风

彭某，男，7岁。主因不自主抽动、喉中发声2年余，于2020年12月29日就诊。患者在5岁多时无明显诱因出现不自主挤眉弄眼、摇头耸肩，性格急躁，喉中阵发异常声音，影响学习。曾就诊于西医院儿科，诊断为抽动障碍，给予口服盐酸硫必利片治疗，可暂时缓解，但疗效不持久。后又口服不少中药治疗，疗效亦不佳。平素食欲差，挑食，睡眠较差，二便规律。身高发育迟缓，智力正常。刻下症：频发不自主挤眉弄眼、摇头耸肩，性格急躁，喉中阵发异常声音，睡眠较差，二便规律，食欲差，挑食。查体：体温36.7℃，神志清楚，精神可，面色黄，全身皮肤黏膜无黄染、皮疹及出血点，浅表淋巴结未触及。巩膜无黄染，结膜无充血，颈软，无抵抗，双肺呼吸音清，未闻及干湿性啰音，心率80次/分，律齐，心音有力，各瓣膜听诊区未闻及病理性杂音，腹软，无压痛及反跳痛，肝脾肋下未及。舌红，苔白，脉滑。脑电图检查正常。血常规检查正常。

西医诊断：抽动障碍。

中医诊断：肝风证（气郁化火，引动肝风）。

治法：息风止痉，镇静安神。

处方：①主穴：百会、舞蹈震颤区（双）、情感区。②配穴：太阳（双）、迎香（双）、风池（双）。

方药（大定风珠加减）：生地黄15g，白芍15g，柴胡15g，当归10g，栀子10g，菊花25g，云茯苓20g，薏苡仁15g，郁金10g，生龙骨20g，生牡蛎20g，枸杞子25g，麦冬15g，生草10g。7剂，水煎服，日1剂。

操作：百会、情感区、舞蹈震颤区手法要求小幅度、轻捻转，偶伴提插法，捻转速度达200转/分钟以上，连续3～5分钟。风池穴进针时要求针尖朝向对侧风池穴处，施以泻法。其余腧穴常规针刺，诸穴得气后使用G6805-Ⅱ型电麻仪，连续波刺激20分钟，强度以患儿能耐受为度。每日1次，每次40分钟，2周为1个疗程。

复诊：患儿针刺治疗1个疗程后，抽动症状频率明显降低，病情显著减轻，自然状态下与常人基本无异，情绪较之前稳定。自述睡眠良好，食欲转佳。舌淡红，苔白，脉数。停中药汤剂，嘱患者巩固治疗1个疗程，病愈。随访至今未发。

按：小儿抽动障碍是一种复杂的、慢性神经精神障碍疾病。主要临床表现为运动、行为、思想、人格障碍，表现为不由自主地重复快速抽动，无目的地单一或多部位抽搐，如眨眼、面部肌肉抽动、皱鼻、努嘴、摇头、耸肩、踢腿蹬足，以喉中作响，口中秽语，伴性格急躁，易于激怒等为临床特征。属于中医的"肝风""抽搐""痉证"范畴。究其发病原因，与小儿肝常有余、心常有余、肾常虚等五脏有余或不足有密切关系。

本案患儿因平素性情急躁，情志不畅，日久导致肝失疏泄，气机郁滞，化热化火，引动肝风，加之热灼津液，肝肾阴虚，水不涵木，肝阳上亢，虚风内动，故现挤眉弄眼、耸肩摇头等抽动症状；阴虚神不守舍，心不能主言，则见喉中吭吭作响。故治宜息风止痉，镇静安神。在治疗时，一方面通过经颅重复针刺法配调神法，取舞蹈震颤区以调节大脑功能和神经递质间的平衡、百会配情感区以安神镇静止痉；另一方面结合中医辨证选穴配方，调畅气血，息风通络，使阴阳协调，脏腑功能恢复，则病自愈。

急则治标，缓则治本。故在临证时，应注重根据患儿病情的缓急轻重，合理使用中西医疗法。既强调中医辨证施治，治病求本，又重视西医辨病治疗，及时控制病情发展。辨证辨病结合，中西疗法合参，标本缓急，尽在掌控当中。

在临床治疗中，孙申田教授重视调神，动静结合。他指出，"神"在防治疾病、诊断疾病及疾病的预后中占有极其重要的地位。中医学认为神是生命的主宰，神的物质基础是气血，气血又是构成形体的基本物质，而人体脏腑组织的功能活动，以及气血的运行，又必须受神的主宰，神不但调节改善机体内环境，在内外环境协调方面也起着重要的作用。若神受损，调节机能失常，即可导致多种疾病的发生。早在《灵枢·小针解》时期即有"粗守形，上守神"之说，《灵枢·九针十二原》中亦有"治不调神，乃医之过失"的记载。因此，在临床治疗中孙申田教授依据"凡刺之法，必本于神""用针之要，无忘其神"之理论，倡导防病治病先调其神，提出应用"调神益智法"以静止安神，此法不仅对西医学的多种神经精神疾病有很好的治疗作用，对其他疾病中所出现的神经精神症状亦有很好的调节和改善作用。治疗小儿多动症以百会配合神庭、舞蹈震颤区（或头维），与局部取穴配合，可安神镇静，疗效满意。

（祝鹏宇　整理）

案例2：肾阴亏虚，肝风内动

齐某，男，8岁。主因不自主眨眼，耸肩1年余，于2020年12月11日就诊。患者1年多前无明显诱因出现不自主眨眼，未引起重视。后又出现耸肩、清嗓等不自主运动，曾就诊于某医院，脑电图示无异常，余检验、检查亦无异常，给予镇静安神类药物治疗后，抽动有所缓解，但停药则反复，尤其近1个月，抽动频繁，程度加重。患儿目前不自主眨眼、耸肩，发作较为频繁，情绪紧张时更甚，学习注意力不集中，纳差，眠差，有梦游史，二便正常，智力发育正常，身高发育迟缓。查体：体温36.6℃，神志清楚，精神可，面色无华，全身皮肤黏膜无黄染、皮疹及出血点，浅表淋巴结未触及。巩膜无黄染，结膜无充血，颈软，无抵抗，双肺呼吸音清，未闻及干湿性啰音，心率78次/分，律齐，心音有力，各瓣膜听诊区未闻及病理性杂音，腹软，无压痛及反跳痛，肝脾肋下未及。舌红，苔少，脉弦数。脑电图检查正常。血常规检查正常。

西医诊断：抽动障碍。

中医诊断：肝风证（肾阴亏虚、肝风内动）。

治法：健脑益髓，安神定志。

处方：①主穴：百会、舞蹈震颤区（双）、情感区。②配穴：太阳（双）、内关（双）、风池（双）。

操作：嘱患儿取仰卧位，取穴处常规皮肤消毒，采用0.35mm×40mm毫针，百会、情感区、舞蹈震颤区手法要求小幅度、轻捻转，偶伴提插法，捻转速度达200转/分钟以上，连续3～5分钟。风池穴进针时要求针尖朝向对侧风池穴处，施以泻法。其余腧穴常规针刺，诸穴得气后使用G6805-Ⅱ型电麻仪，连续波刺激20分钟，强度以患儿能耐受为度。每日1次，每次40分钟，2周为1个疗程。

复诊：患儿连续针刺治疗9次后，症状已明显减轻，发作频次降低，家长述其学习状况转佳，注意力较集中。休息3天，改为隔日1次。又针刺20次后，诸症消失。随访半年病情未见反复。

按：小儿抽动障碍是指于儿童和青少年时期起病，以运动抽动和（或）发声抽动为主要临床表现的神经发育障碍疾病。本例患儿遇精神紧张时抽动加重，伴注意力涣散、学习能力下降等。孙申田教授认为，本病不仅与肝风内动有关，与脑髓功能尚未健全亦密切相关。小儿肝常有余，肾常不足，其发生多由肾阴亏虚、肝风内动致风火痰瘀上扰清窍，使神无所定而致。治疗不仅要平肝潜阳，且需健脑益髓、宁心安神。主穴常取百会、情感区通督镇静调神为主。舞蹈震颤区通过手法操作达到一定的刺激量后，针刺信号能穿过高阻抗的颅骨，作用于大脑锥体外系区及基底节区，调节其抽动、震颤等异常状态，发挥治疗作用。内关、风池、太阳三穴可息内风、安心神。

小儿时期内伤、外感各种病邪均易致小儿生惊、扰动心神。小儿患病易虚易实，虚则多表现为神失养、实则多见神逆乱。故治疗儿科疑难病症时，要以神为本，孙申田教授认为神为心脑共主，心神与脑神对五脏六腑的功能共同发挥调控作用，即《医学衷中参西录》所言"神明之功用，原心与脑相辅而成。如此则心神与脑神……协调共济而为一身之神明"。

本案患儿系因平素情志不畅，日久导致肝失疏泄，气机郁滞，化热化火，引动肝风，加之热灼津液，肝肾阴虚，水不涵木，肝阳上亢，虚风内动，故现挤眉弄眼、噘嘴鼻动等抽动症状。治宜息风止痉，镇静安神。在治疗时，一方面通过经颅重复针刺法配调神法，取头维穴以调节大脑功能和神经递质间的平衡，百会配神庭以安神镇静止痉；另一方面结合中医辨证选穴配方，调畅气血，息风通络，使阴阳协调，脏腑功能恢复，则病自愈。

孙申田教授指出，针刺手法是取得疗效的关键，针刺的补泻手法由针刺的基本手法组合而成。运用针刺补泻手法，必须充分掌握补泻的机理和意义，明确补泻手法的应用原则。如《素问·调经论》载："刺法言，有余泻之，不足补之。"《灵枢·九针十二原》载："虚实之要，九针最妙，补泻之时，以针为之。"而且孙申田教授针对儿童患者，手法轻、行针快、疗效高，既能达到以针调气的目的，又能将痛苦减少到最小，临床常见他对患儿针刺时，患儿毫无哭闹、痛苦表现。

（祝鹏宇　整理）

案例3：肝肾亏虚，阴虚风动

李某，男，13岁。主因不自主挤眉弄眼1年余，于2019年8月28日就诊。患者约1年前无明显诱因出现不自主挤眉弄眼，喉中频发怪声，摇头耸肩，伴眨眼缩鼻，性格急躁。曾前往哈尔滨儿童医院治疗，诊断为小儿抽动障碍。口服氟哌啶醇等，可暂时缓解，疗效不持久。家长害怕西药毒副作用影响孩子成长，已自行停药。现为求进一步治疗，特来我处。刻下症：不自主挤眉弄眼，噘嘴，喉中频发怪声，摇头耸肩，伴眨眼缩鼻，性格急躁，面色少华，常伴有叹息。既往健康，无家族史。平素食欲差，挑食，睡眠较差，二便规律。身高发育及智力发育正常。查体：体温36.8℃，神志清楚，形体瘦弱，精神可，面色无华，全身皮肤黏膜无黄染、皮疹及出血点，浅表淋巴结未触及。巩膜无黄染，结膜无充血，颈软，无抵抗，双肺呼吸音清，未闻及干湿性啰音，心率78次/分，律齐，心音正常，各瓣膜听诊区未闻及病理性杂音，腹软，无压痛及反跳痛，肝脾肋下未及。舌红，苔少，脉弦数。脑电图检查正常。

西医诊断：抽动障碍。

中医诊断：肝风证（肝肾亏虚、阴虚风动）。

治法：补益肝肾、安神定志。

处方：①主穴：百会、舞蹈震颤区（双）、情感区。②配穴：太冲（双）、内关（双）、风池（双）。

操作：嘱患儿取坐位，取穴处常规皮肤消毒，采用0.35mm×40mm毫针，百会、情感区、舞蹈震颤区手法要求小幅度、轻捻转，偶伴提插法，捻转速度达200转/分钟以上，连续3～5分钟。风池穴进针时要求针尖朝向对侧风池穴处，施以泻法。其余腧穴常规针刺，诸穴得气后使用G6805-Ⅱ型电麻仪，连续波刺激20分钟，强度以患儿能耐受为度。每日1次，每次40分钟。

复诊：患儿第1次针刺治疗行针时，症状即明显好转，情绪平稳，抽动减少。连续治疗10次后，诸症消失。随访半年病情未见反复。

按：抽动障碍可能是一种常染色体显性遗传伴外显率表现度变异的疾病。该病容易造成患儿精神难以集中，心理压力大，而影响患儿的正常学习和生活，甚至产生自卑、抑郁等不良后果。西医学认为该病与中枢神经系统的器质性损害、性激素和兴奋型神经递质的作用有关。最近研究还认为基底神经节和边缘系统特殊部位的发育异常可能与小儿抽动障碍有关。西医治疗常使用氟哌啶醇等药物，虽具有一定抗抽动作用，但疗效不稳定且易产生耐药性，常伴有锥体外系不良反应，出现如记忆力减退、注意力不集中、肌张力增高等症状。

该病属中医学"肝风证""慢惊风""筋惕肉瞤"等范畴，多因先天肾气不足，或后天失养、情志失调等而致肝肾阴虚、肝风内动或肝旺脾虚，肝气克脾；或是脾虚生痰、肝郁化火、痰火上扰神志而致该病。患儿平素情志不畅，日久导致肝失疏泄，气机郁滞，化热化火，引动肝风，加之热灼津液，肝肾阴虚，水不涵木，肝阳上亢，虚风内动，故现挤眉弄眼、噘嘴鼻动等抽动症状。

抽动障碍又叫小儿抽动症，该病对儿童的正常生活影响很大，若长期不愈，将给患儿带来巨大痛苦，甚至影响患儿成长。从我们所接触的病例中发现，与该病有关因素如患儿学习、生活过度紧张，家长要求过度严格，患儿心理压力特别大，这些因素占有很重要的地位。所以，近年来发病率增高可能与上述因素有关。临床中无特异性诊断方法，部分病儿脑电图有非特异性异常。

近年来有研究表明，舞蹈震颤区是控制肌肉张力和协调运动的功能部位，焦氏头针认为该区是大脑纹状体—苍白球系统响应的区域，针刺此区可以调节基底节功能。同时，针刺头针能激活大脑皮层各区域血流动，引起头皮分布区的神经冲动，通过一定的路径传到大脑皮层及全身各神经节段，从而发挥作用。通过透刺运动区和震颤区，促进脑部供血，刺激基底节分泌神经递质，以达到类似氟哌啶醇的作用。而针刺相关证型的穴位，既可以缓解患儿抽动症状，又有调整周身气血循环的效果。

（祝鹏宇　整理）

案例4：肝肾亏虚，阴虚风动

白某，男，8岁。主因不自主眨眼皱眉，伴耸肩、喉中怪声2年，于2019年9月30日就诊。患者约2年前无明显诱因出现不自主眨眼皱眉，伴耸肩，喉中不自主频发怪声或脏话，注意力难以集中。曾前往多家医院治疗，查脑CT、MRI、微量元素、脑电图等，均未发现明显异常改变，诊断为小儿抽动障碍。口服泰必利、氟哌啶醇等药物，疗效不稳定，现已自行停药。现为求进一步治疗，特来我处。刻下症：不自主眨眼皱眉，伴耸肩，喉中不自主频发怪声或脏话，注意力难以集中，易躁动，面色少华，记忆力下降。平素纳差，睡眠不佳，二便规律，身高较同龄人偏矮，智力发育正常。查体：体温36.5℃，神志清楚，精神可，面色少华，全身皮肤黏膜无黄染、皮疹及出血点，浅表淋巴结未触及。巩膜无黄染，结膜无充血，颈软，无抵抗，双肺呼吸音清，未闻及干湿性啰音，心率75次/分，律齐，心音正常，各瓣膜听诊区未闻及病理性杂音，腹软，无压痛及反跳痛，肝脾肋下未及。舌红，苔白，脉弦。脑电图检查正常。

西医诊断：抽动障碍。

中医诊断：肝风证（肝肾亏虚、阴虚风动）。

治法：补益肝肾、安神定志。

处方：①主穴：百会、舞蹈震颤区（双）、情感区、腹三区。②配穴：太冲（双）、内关（双）、风池（双）、太阳（双）、攒竹（双）、四白（双）、迎香（双）、颊车（双）、廉泉、天突、合谷（双）、足三里（双）、三阴交（双）、照海（双）。

操作：嘱患儿取仰卧位，取穴处常规皮肤消毒，采用0.35mm×40mm毫针，百会、情感区、舞蹈震颤区手法要求小幅度、轻捻转，偶伴提插法，捻转速度达200转/分钟以上，连续3～5分钟。腹三区针刺时要求与皮肤表面呈15°角平刺入腧穴，手法以小幅度捻转为主，不提插，得气为度。风池穴进针时要求针尖朝向对侧风池穴处，施以泻法。其余腧穴常规针刺，得气为度。每日1次，每次40分钟。每周连续治疗6天后休息一天。

复诊：患儿治疗1周后，诸症减轻。3周后，多数抽动症状消失，但偶有发声。约6周后，诸症皆明显减轻。之后患儿每周针3次，共针刺治疗2个月，病情基本稳定。随访半年，病未复发。

按：抽动障碍中的不自主抽动一般最先累及面部，病程中可表现为眨眼、皱眉、嘴部抽动、用力吸气、耸肩、上臂及头部抽动、摇动、扭身、投掷、踢腿等异常动作。发声痉挛是由于喉部肌肉抽动发出的怪声，包括说粗俗化、淫秽语言等。部分患者有复杂怪异动作，患儿常出现注意力涣散、学习能力或成绩下降等。中医治疗小儿抽动障碍针对性强、标本兼顾、疗效肯定、毒副作用小，且治疗方法多样，较西医治疗具有明显优势。

中医学认为，本病的发生主要是由于儿童时期"稚阳未充""稚阴未长"，各组织器官发育尚未成熟，营卫失调，卫外不固，风邪乘虚而入或气血虚弱，经脉失养所致。治疗当疏散风邪、调和营卫为主。百会位于颠顶，能调补经气，通络。风池为足少阳与阳维脉之交会穴，既疏散外风，又平息内风，内外兼治。舞蹈震颤区则是控制肌肉张力和协调运动的功能部位。根据"经脉所过，主治所及"和阳明经多气多血的原理，针刺上述穴位，可获调和营卫、疏风活络兼益气血之效应，解除抽动肌肉的痉挛状态，而达到治疗的目的。

腹针疗法同头针疗法有着相同的理论渊源，都是中医整体观念的体现，同时也是辨证施治、统筹兼顾、治病必求于本思想的发挥。腹针疗法的穴区划分不同于传统的十四经穴位，也有异于其他的腹针疗法的取穴规律，它的穴区定位是基于全息生物学理论与大脑功能分区相对应的方式。腹三区又叫腹针锥体外系区，顾名思义本区具有对锥体外系的功能进行良性调节的作用。为临床治疗锥体外系周围神经病及其他肌张力障碍性疾病提供了新的思路。针刺得气后连接电针，可以使针刺产生的生物电信号在电针的作用下，持续作用于腹部的相应功能区，可缩短针刺达到有效阈值所需的时间。

抽动障碍的典型临床表现包括：①不自主的抽动，如眼睑、口角、摸鼻子、挠头等不正常的动作。②咽喉部的肌肉紧张，导致不自主的发声，形式多变的多种声音，可以在短时间内靠意志力进行控制。③行为或精神方面的问题，因不自主发声与不自主的动作，引发自卑感，继而焦虑、抑郁，出现精神障碍和行为障碍。孙申田教授认为该病的病位在肝，与脏腑经络联系密切。小儿脏腑娇嫩，常因为先天禀赋不足、感受外邪、五志过极等因素导致脏腑阴阳失调、肝失所养而发为本病，故临床上患者常出现眼、面、口、颈及四肢肌肉不自主的快速抽动等虚风内动的症状，治当以平肝息风为基本法则。

在从医60余年的临床实践中，孙申田教授基于脑－肠轴学说及全息生物理论，开创了"孙氏腹针"，应用于治疗人体运动、感觉及神志等方面的神经系统疾病。腹三区又叫腹针锥体外系区，位于腹正中线上，剑突至肚脐分成四等份，在第三区段（相当于第三等份）的中间位置，距腹正中线旁开1.5寸，左右各一，针刺时要求与皮肤表面呈15°角平刺入腧穴，手法以小幅度捻转为主，不提插，得气为度。

（祝鹏宇　整理）

（二）儿童孤独症

案例1：禀赋不足，精气不充

王某，男，9岁。主因躁动、不与他人交流5年，于2020年8月20日就诊。患者从小不爱言语，说话时声音很低，常常避开别人的目光，回避与人对视。患儿面部常表情淡漠，完全按自己的意愿做事，如果意愿不能满足就打人毁物。平时不喜与人互动，常独自玩耍，对周围事物漠不关心，无论发生什么事都不闻不问，沉浸在自我想法中。曾前往哈尔滨一医院治疗，诊断为小儿孤独症。口服脑得康治疗半年，效果不显，而后又接受言语训练，初见成效并开始说话，上学以后未再接受过治疗。现为求进一步治疗，特来我处。刻下症：多动，烦躁，智力发育一般，语言表达能力稍差，不与他人交流，自我玩耍。伴夜卧不宁，纳差，大便干燥。无其他病史，无家族史。查体：体温36.5℃，察其神志清楚，躁动不安，面色少华，形体偏瘦，语言不利。全身皮肤黏膜无黄染、皮疹及出血点，浅表淋巴结未触及。颈软，无抵抗，双肺呼吸音清，未闻及干湿性啰音，心率81次/分，律齐，心音正常，各瓣膜听诊区未闻及病理性杂音，腹软，无压痛及反跳痛，肝脾肋下未及。舌质红，舌苔少，脉细数。

西医诊断：儿童孤独症。

中医诊断：五迟（禀赋不足，精气不充）。

治法：补益肝肾，宁神益智。

处方：百会、情感区。

操作：取穴部位常规消毒，选用 0.35mm×40mm 毫针，百会、情感区施以经颅重复针刺法，手法要求捻转稍加提插，由徐到疾，捻转速度达 200 转 / 分钟以上，连续 3～5 分钟。腧穴得气后使用 G6805-Ⅱ型电麻仪，连续波刺激 20 分钟。每日 1 次，每次 40 分钟。

复诊：患儿治疗 1 周后，家长代述情绪较之前平稳，与人互动意愿增强。连续治疗 3 个月后，病情基本稳定。

按：早在我国古代就有关于儿童孤独症的记载，如《诸病源候论》中便有"数岁不能行候，四五岁不能语候"的记载；《小儿药证直诀》言"长大不行，行则脚软"；《医宗金鉴》中提出"小儿五迟多因父母气血虚弱，先天肾亏，致儿生下筋骨软弱行步艰难，齿不连长，坐不能稳"等。中医学认为孤独症的病因，多为先天胎禀不足，肝肾亏损，后天失养，气血虚弱所致。

本案患者因先天禀赋不足，肝肾亏损，精气不充，脑海失养，致发育迟滞，加之情志不遂，饮食失节，精血不能充养脑海，而发为病。治宜补益肝肾，宁神益智，常取百会、情感区。百会为手足三阳经与督脉及足厥阴肝经之会，位居头之颠顶，为百脉聚会之处，百病皆治。《针灸大成》载："主诸中风等症，痫症，夜啼，百病。"《铜人腧穴针灸图经》载："风痫中风，角弓反张，或多哭，言语不择，发即无时，盛则吐沫，心烦惊悸健忘。"《针灸甲乙经》载："癫疾……其不呕沫，本神及百会，后顶主之。"因此，百会穴对治疗全身各种疾病均有益处，可扶正祛邪，安神定志，为调神健脑之要穴。情感区具有宁神定志的作用，通过大量的临床、科研及实验研究，临床治疗中孙申田教授选取头穴常按照大脑机能定位与头皮表面对应的关系选择相应的刺激区进行治疗。他指出，大脑额叶受损或各种原因导致大脑额叶的功能障碍均会表现出一定的精神症状，因此，治疗神志疾病选取情感区进行治疗。该区位于印堂穴直上 2.0cm，向后平刺 25～40mm，目内眦直上平行于该针两旁各一穴，均向后平刺 25～40mm，该穴区相当于大脑额叶的前部，能够对精神障碍性疾病起到很好的调节及治疗作用，以达醒脑开窍、安神镇静之功。

小儿孤独症又称自闭症，本病为一种全面精神发育障碍疾病，主要有社会交往、语言或非语言交流、兴趣与活动范围等三方面的异常。多有不同程度的认知缺陷。目前将找不到任何原因的孤独症称为原发性孤独症。具体主要表现为以下四个方面：①运动方面：足尖行走，肌张力减低，重复无目的地拍手，扭曲手指，手在眼前晃动，快速捻动小物体等。②感觉感知方面：无原因地捂住双耳，对声音无反应似聋，避免注视正与之说话人物面部，对刺激有退缩，但又可以对痛觉无反应。自残如反复头部撞墙，自己咬自己等，反复用鼻子嗅某种食物，对气味敏感，拒食等。③语言及活动方面：尚未有成熟语言的患儿表现为耐孤寂、少互动，行为僵化等。少数可有多动，较大已有成熟语言的小儿可有重复语、模仿语言、特异字句、唱腔语言等，无意义的对话或干脆不说话。④认知与技能、智能方面：认知与技能、智能差别很大，从重度智力低下到超群记忆天才者均有。

经颅针刺刺激疗法，即大脑皮层功能区在头皮的体表投射区进行针刺刺激，并施以捻转手法使其达到一定的刺激量，使产生的刺激信号穿过颅骨而作用于相对应的大脑皮质功能区，调节大脑功能而产生治疗效果的一种针刺方法。该疗法是在头针疗法基础上发展起来的一种新的简易经颅刺激技术。孙申田教授认为，决定其临床疗效的要素包括头穴分区的选择和针刺操作手法两大方面。

（祝鹏宇 整理）

案例 2：禀赋不足，水不涵木，风阳内动，上蒙清窍

张某，男，4岁。主因躁动易醒，交流困难2年余，于2020年10月7日就诊。患者2年前无明显诱因出现躁动不安，睡眠易醒，语言发育迟缓，不爱与人交流。总以自我为中心，对周围事物不关心。曾前往吉林大学附属医院就诊，诊断为发育迟缓，疑似孤独症，未系统治疗。现为求进一步治疗，特来我处。刻下症：平素表情淡漠，情绪不宁，躁动易哭，睡眠易醒，语言发育迟缓，表达能力差，不爱与人交流，食少，易干呕，偏嗜肉食，二便尚可。无其他病史，无家族史。查体：体温36.7℃，察其神志清楚，躁动不安，面色少华，形体偏瘦，语言不利。全身皮肤黏膜无黄染、皮疹及出血

点，浅表淋巴结未触及。颈软，无抵抗，双肺呼吸音清，未闻及干湿性啰音，心率77次/分，律齐，心音正常，各瓣膜听诊区未闻及病理性杂音，腹软，无压痛及反跳痛，肝脾肋下未及。舌质红，舌苔黄，脉弦数。

西医诊断：儿童孤独症。

中医诊断：五迟（禀赋不足，水不涵木，风阳内动，上蒙清窍）。

治法：息风安神，清心益智。

处方：百会、情感区、四神聪。

操作：取穴部位常规消毒，选用0.35mm×40mm毫针，百会、情感区施以经颅重复针刺法，手法要求捻转稍加提插，由徐到疾，捻转速度达200转/分钟以上，连续3～5分钟。腧穴得气后使用G6805-Ⅱ型电麻仪，连续波刺激20分钟。每日1次，每次40分钟。

复诊：患儿治疗2个月后情绪稳定，愿意与家人外出，见生人恐惧感减轻，与人交流仍感困难，但理解力增强，睡眠好转，舌质淡，舌苔白，脉滑。继续治疗2个月，改善明显，交际能力与同龄人相差无几。

按：儿童孤独症患者影像学、诱发电位等检查多为正常。其诊断要点：①出生后30个月内出现症状，多数在12～24个月发育正常。②交往障碍，具备下述项目中2项：a.不能以注视、表情、手势等交流；b.建立朋友关系困难；c.烦恼或有困难时不寻求帮助，也不关心别人；d.对群体情绪无共鸣。③语言交往障碍，具备以下项目中2项：a.刻板重复的语词，奇特语词，自言自语；b.缺乏咿呀学语过程，语言发育迟或不发育；c.无主动连续性语言交流；d.语言的节律、音调、速度等异常。④活动、兴趣异常，具备以下项目中1项：a.特别依恋某种东西；b.刻板、奇特的兴趣；c.刻板而重复的动作与姿势；d.强迫性进行某种不合时宜的行动；e.对一些物体之外主要特点，如气味、外形、声音等有执著的兴趣。⑤可伴有智力低下，75%病儿智商低于70，神经系统检查多无异常。⑥小儿孤独症测试表在不伴智能低下的患儿应达30分以上，精神科会诊除外小儿精神病，无特殊治疗办法。

《幼幼集成》言："夫人之生也，秉两大以成形，藉阴阳而赋命……有情无情悉归于厚，非物之厚，由气厚也……有知无知皆归于薄，非物之薄，由气薄也。"可见，本证病因多属于先天胎禀不足，肝肾亏损，因肾主骨生髓，肾中精气的盛衰不仅影响骨的生长和发育，而且也影响脊髓和脑髓的充盈和发育，脊髓上通于脑，髓聚而成脑，故称脑为髓海。肾中精气充盈，则髓海得养，脑发育健全，充分发挥其"精明之府"的生理功能。根据大脑功能定位与头皮表面对应关系，取百会、情感区手法达到一定的刺激量后，针刺信号可穿过高阻抗的颅骨，作用于大脑额叶的前部，调节和改善患儿的智力，达调神益智之效。

开始接受针刺治疗时患儿不接受，需好几个人抱着或按压在床上强行治疗，为了使患儿感知针刺痛苦小，消除其恐针行为，孙申田教授开始采用速刺，稍加轻轻小幅度捻转法，不留针，等待症状改善后再实施长留针方法。有研究显示，头针可使孤独症患者的极度孤独、视线接触障碍、语言重复、强迫性一致、感情淡漠在治疗期间就有显著改善，患者代词用错、理解障碍的完全解除，近40%的患者在治疗后6个月已有显著变化，部分患者能主动与人进行语言交流。

孙申田教授近年来共诊治了几十例这样的患者，他们曾多处求医，多数都予以明确诊断，告知患儿家属目前无特效疗法，回去自己加强训练。孙申田教授收治的这些患者，凡是坚持治疗的，症状均有不同程度的改善，表现能配合治疗，在针灸时能主动配合，不用抱着或按着，并让施以一定的手法，还能进行简单的语言交流，患儿回家后也能与家人合作，不哭闹、毁物等。孙申田教授治疗小儿孤独症首选百会，手法刺激。若能长期坚持，可逐渐配合四神聪、情感区长留针。

本病缠绵难愈，对患儿成年后的社会功能有极大影响，故在应用针灸提高生活质量的同时，孙申田教授仍然建议配合心理干预等疗法，以期疗效的最大化。

（祝鹏宇　整理）

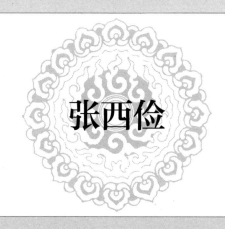

张西俭

一、医家简介

张西俭（1944—　），男，首届全国名中医，主任中医师，教授，博士研究生导师，重庆市名中医，重庆市文史研究馆馆员，第四、五、六批全国老中医药专家学术继承工作指导老师，第二批重庆市首席医学专家。国家中医药管理局"张西俭名中医传承工作室"指导老师。行医50年，深入研究《黄帝内经》《伤寒论》等经典著作，先后就读于上海中医学院（今上海中医药大学）、成都中医学院（今成都中医药大学）。先后受教于程门雪、万友生、黄星垣等中医名家。

张西俭教授的学术历程主要分为两个阶段，第一阶段为经验模式阶段，在学期间和行医早期（20世纪70年代），知识与经济匮乏，在本科学习阶段就花费不少精力在教材学习之外，因期刊书籍中收录有大量方药资料，故编成中药摘抄和方歌为主的方剂资料共4册，以为临床工作之用。工作后又注意搜寻名医经验良方，期望提高诊疗能力。这一时期的努力使张西俭在缺乏老师带教的条件下，较快的适应了中医临床工作，初步体验到中医药不俗的疗效。

但是临床病证之多和变化之复杂，张西俭教授每每感叹识症困难，用药不精，临床思维表浅盲目，断病处方有效无效不知所以然，其结果是疗效欠稳定。为了弥补这些困惑，他本科毕业后从医的10年时间里，转而对名医验案兴趣高涨，希望通过读案得到真传，但在相当长的时间里成效不高，读案读不懂识证与处方的内涵，不明了名家临证的思路。对中医学术与技术的掌握能力尚处于初验待进，重经验然不明所以然的表浅阶段。

第二阶段为20世纪70年代末至今，渐入理性的临床模式阶段，以攻读研究生为契机，逐渐重视理论课题，如临床思维规律，一些未解的中医基础疑问和临床理论，对多个课题做了梳理总结。深入探讨中医气变理论；丰富提高虚实病机知识；提倡"病机结构论"；提出新的脉学观点、总结新的脉诊技术；探讨中医组方规律。由此在较宽的面上带动了自身的临床技术的升级，并形成以理执术、理符其实、理术并进的理性学术路线。独辟蹊径，创新性提出气变论、病机结构论、脉气脉质论、用药相反相成论、湿滞互结理论。从基础理论、临床技术到用药体系全方位地深化中医认识，建立了"张西俭脉论"指导下的"病机结构辨证"临床思维模式，著有《重庆中医急症55年（1950～2004）》《中医学思践悟录》《张西俭脉论脉案集》等学术论著7部。

2012年2月，张西俭被授予"重庆市名中医"称号。2016年2月，被聘为重庆市人民政府文史研究馆馆员。2017年5月，被授予"全国名中医"荣誉称号。2018年12月，入选第二批重庆市首席医学专家。

在近50年的临床工作中，张西俭潜心研究岐黄医术，博览历代医家典籍，尤为擅长脉诊，创立"寸口脉脉气脉质新说"，形成"脉诊为先、四诊合参"的诊疗特色。他以此临证，效果颇佳，对于小儿外感发热也有独特疗效。小儿外感发热，是因风、寒、暑、湿、燥、火等六淫邪气，或温热疫毒之气侵犯小儿机体，正气与邪气相争，以发热为主要临床表现的一类小儿疾患。小儿乃稚阴稚阳之体，自身正气较弱，易于感受外邪，如为阳热邪气，发热迅速，即使感受阴邪，也易因阳气闭郁，或正邪交争而发热。故《儿科醒》有言："小儿表证，谓外感风寒，其见证必先发热。"小儿发热又有易传变、易动风的特点，必须及时有效阻断病情进展，才能预后良好。张西俭治疗小儿外感发热效如桴鼓，对小儿外感发热脉诊与辨治有独到的见解，其处方用药和服药调摄有成熟的经验。

二、学术观点

（一）生理病理方面

《灵枢·逆顺肥瘦》说："婴儿者，其肉脆血少气弱。"《诸病源候论·养小儿候》提出："小儿脏腑之气软弱，易虚易实。"张西俭教授在这些观点的指导下，结合自己的临床经验，认为小儿在母腹中，乃生骨气，五脏六腑，成而未全，自生之后，即长骨脉，五脏六腑之神智也。小儿随着年龄的增长而不断变化，此时脏腑"始全"但犹是"全而未壮"，因此，"脏腑柔弱""血气未充"是小儿的生理特点。由于小儿脏腑娇弱，形气未充，一旦调护失宜，则外易为六淫所侵，内易为饮食所伤，易于发病且传变迅速。在发病过程中，具有"易虚易实，易寒易热"的病理特点。所谓"易虚易实"是指小儿一旦患病，则邪气易实而正气易虚，实证也往往可迅速转化为虚证，或者出现虚实并见错综复杂的证候。"易寒易热"是说在疾病过程中，由于"血气未实"，即易呈阴伤阳亢，表现为热的证候；又容易阳衰虚脱，而出现阴寒之证。如肺炎喘嗽病机主要是肺气闭阻，痰热为主要病理产物。肺气闭阻则气血瘀滞、心失所养，造成心气不足、心阳不振，出现面色苍白、唇周发绀、胸闷气急、皮肤花纹，严重者大汗淋漓、面色苍灰等阳气暴脱危象。若痰热炽盛，热从火化，内陷厥阴，逆传心包，引动肝风，则可见神昏谵语、抽风不已。病重体弱，正虚邪恋，常致病情缠绵不愈。

由上可以看出，张西俭教授认识到小儿从出生到成年，处于不断生长发育的过程中，无论生理、病理，都与成人有所不同，而且年龄越小，差别越大，因此不能简单地把小儿看成是大人的缩影，其处方用药也绝不仅是剂量的差异，必须充分考虑"脏腑柔弱，易虚易实，易寒易热"的小儿生理病理特点，以此指导临床实践。

（二）诊断方面

张西俭教授在临床诊治过程中尤为重视脉诊，其中脉气脉质是脉诊的核心内容。脉质指脉象中形质的因素，表现为脉的形、体和充盈度，就好比橡胶水管的橡胶皮和里面的自来水，"橡胶"的软硬、粗细、弹性、"自来水"多还是少，都是脉象中阴性的因素。脉气则是脉象中各种非形质的因素，表现为力和气机运动两个方面，就好比橡胶水管里水的压力高低、流速快慢等，是脉象中阳性的因素。"小儿之病，古人谓之哑科，以其言语不能通，病情不易测"（《景岳全书》）。因此，对于小儿疾病的诊断，脉诊的价值尤能体现。张西俭教授指出，小儿就诊之时，往往有畏怯情绪，易于哭闹。故诊小儿脉，医者务要耐心细致，态度温和，待其平静未哭闹之时进行切脉，以力求避免干扰。切脉结果应注意排除患儿情绪不稳之因素，既要重视脉诊所得，又要结合其余三诊资料具体分析。切诊之时，视其年龄体格，宜用一指或两指采集脉象。仍以食指切寸部，中指切关尺部。小儿脉气脉质均较成年人单薄，脉气较成年人动数，对小儿脉气脉质盛衰的分析，必须在相对小儿范围内进行。同时望诊在诊疗小儿疾病时也很重要，"小儿病于内，必形于外"。小儿肌肤嫩薄，反应灵敏，一旦患病，内在的病理变化必然比成人更明显地反映在体表，使神、色、形、态等发生异常变化，加以望诊少受条件约束，可在自然状况下观察患儿的神色形态，反映的病情较为客观。

（三）治疗方面

在临床诊疗中，张西俭教授反复强调人体生命变化的"三性"，即整体性、动态性、个体性。因为这个三性的特点，中医诊疗必须针对其个体当时所处的病机结构治疗，方可获效，及必须坚持辨证论治。小儿发热的诊疗也概莫能外。如何找准病机结构，张西俭教授指出"脉诊优先，四诊合参"是一条可行之路。他认为正确切脉所采集的信息，具有客观性和深刻性，能在四诊中起到指明病机结构方向的重要作用，因此，提倡在发挥脉诊主导作用的基础上四诊合参。对于病机结构，不应先入为主的简单分辨风寒、风热，而要以脉诊资料结合其余三诊资料进行深入分析。病机的关键是气机的变化，具体体现在脉气脉质的变化上。张西俭教授在处理外感发热疾病时提出治疗八大原则。

1. 坚持辨证，论治原则

辨证论治是中医学的核心，注重三因制宜，具体情况具体对待。强调病例的个体针对性、动态化和整体观。辨明病机则是理论的基点。治疗目的在于消除病机，病机单纯则诊治单纯，病机复杂则诊断治法必复杂。病机同，不问个体与病种，诊断和治法大体相同；病机异则即使同人同病诊断治法必然变化。由于当今医学主流是西医。在中医院，西医药实际上占了大半壁江山，而西医的特点是获取相对固定的对疾病的认识与治疗，以形成可规范实行的医疗技术。在此思维影响下中医院诊疗外感热病也存在相对固定诊疗技术的趋向。不重视疾病的个体性、动态性和整体性联系。例如20世纪70～90年代专注于清热解毒方药或固定一方一药治疗热病，时至今日这些工作未能形成持久的影响力，实践证明运用中医药治疗外感发热病不辨证的疗效并不满意。

2. 融合寒温，开阔视野

寒温融合的含义依张西俭教授之见有以下三则：①同种疾病在其发生发展过程中，可以先后出现伤寒与温病的寒温属性不同的证候，临床需随证施治。②同种疾病同一个体的同一个疾病阶段，可以出现寒温并存的证候，需根据寒温主次制定适宜的双解治疗。③《伤寒论》方剂与温病各家各方，可以根据方理相互引申发挥，不必拘泥。例如《温病条辨》上焦篇的第四条"太阴风温、温热、温疫、冬温，初起恶风寒者桂枝汤主之。"此条颇受业界诟病。但1978年上海科学技术出版社出版的《内科临诊录》，其中张耀卿遗著部分某风温案高热39.6℃，因汗出形寒不解，呛咳陈作，渴不多饮，脉浮缓带数。首予一剂桂枝汤加和胃化痰药，体温即降至37.5℃。后又转见少阳证，复予小柴胡加减二剂病愈出院。此案首用桂枝汤即据《温病条辨》和《伤寒论》的记载活用其方。原理是此案一方面风阳升泄，另一方面阳邪闭遏表气，使体表气机处于升泄与郁遏并存而以升泄为主的局面。故重用白芍、黄芩清敛升泄之风阳，又因脉浮缓，此为卫阳张动趋表但力量不够的表现，故少用桂枝温开表郁，解表又微增卫阳之力又不致热化。为太阴温病巧用伤寒方的范例。

外感证热病中寒温并袭或外寒内热的情况屡屡出现，如果固执一见是寒不温、是温不寒的刻板思维，则临床疗效难如人意。对于寒温并存的外感证，应当温清并用，但须分清主次。

3. 合理双解，以治表证

传统观点认为表证由于六淫外邪袭表，人身阳气因而趋表，卫阳张动旺盛，与邪相搏，其中病机以邪遏表气为核心，故治法应使用各种解表法，使外邪随汗而去，卫阳通散则发热等症状自消。张西俭教授临床诊疗过程中发现表证单用解表，即使在辨证组方准确的条件下，疗效仍然不够稳定。如果施以解表清热双解之法，疗效会大幅度提高，而且取效迅速。双解之法古已有之，如古方桂枝加黄芩汤、小柴胡汤等。理论应当反映客观实践而不是迎合主观。张西俭教授长期大量的实践经验证明，清散并用是治疗外感表证十分有效的方法。用理论概括其病机应当作如下认识：任何表证，无论风、寒、暑、湿、燥、火何种外淫，都必定导致卫阳郁遏，从而产生郁阳，因而在显示六淫存在的症状之外，其体温高、脉滑数应视为郁阳生热之依据。即使风寒表证也无例外。治法以辛散解表法兼清热解毒之味较好。只是辛散有辛温、辛凉、辛平之异，清热解毒也需据证合理选择药味，清热药除黄芩外，一般不用苦寒之味，张西俭教授习以忍冬藤、连翘、黄芩、淡竹叶、芦根、板蓝根等药味，这些药清而不凝，与解表药配伍则有清散郁阳之热的作用。解法与清法还应视表邪与郁阳的轻重，分清主次。

4. 巧治兼证，救急缓重

在外感热病中出现表里内外多病因合邪、多个经络脏腑同病的证候可称之为兼证。其临床表现复杂多变，病情常较重急，增加了正确辨证施治的难度。出现兼证的原因往往为一病未罢又染一病，重复感染外邪；或本有宿疾和某种体质倾向又染新感，外感与内伤相兼；或由于传变或误治、调护不当致疾病加重，复杂化。正如《素问·热论》两感于寒的重证即先感寒邪产生热病已传里，又再一次外感寒邪加重热病，形成两感重证。这实际上是一种表里兼证。在《素问·热论》中视为易死之证。又如《伤寒论》共398条叙述伤寒六经传变规律，内容大致分为两个方面：其一，沿本经本腑由表入里、由轻转重传变；其二，产生兼变证使病情复杂化。值得注意的是《伤寒论》大量叙述的并非本经本腑的病证，而是兼变证，这以三阳阶段尤为明显。在《伤寒论》三阳病脉证并治的内容中，叙述本经本腑病证共55条，出16方。而兼变证的内容有75条51方。即使在太阴、少阴寒化伤阳、热化伤阴阶段，仍然有兼表、兼阳明的内容。可见兼变证是《伤寒论》的重要内容。正确辨治兼变证是诊治小儿外感热病必需的临床技能。贯穿其中的学术观点，即强调（坚持）整体观。中医有标本缓急的临床技巧，其精神是正确评估形势（矛盾主次），或侧重于标、或侧重于本、或标本兼顾。但这个技巧不能脱离整体观的指导，一般情况下不能形成独标独本的视角。

5. 清热解毒，辨证重用

小儿外感热病多为急性病，投药需果断，疗程一般不宜太长，以免耗损气阴，前辈如岳美中指出：治急性病要有胆有识，治慢性病要有方有守。对小儿外感热病尤其壮热病例，医者的胆识主要表现为在辨证的基础上重用清热解毒药，如忍冬藤，1～3个月乳儿用量15g，3个月～1岁用量20～30g，10岁以上儿童和成人可达30～70g。黄芩儿童起量10g，成人可用24～30g。即使风寒之证仍必须在辛温解表之中合用重剂清解。但切忌如20世纪70～90年代不辨证独取清热解毒药的错误，故辨证与重用清热解毒药是两个不可分离的治疗措施。此外清热解毒药选择应据证而为，不可偏倚几味药用于一切外感热证

6. 通达气机，救命金针

外邪袭人，气机紊乱，其表现或亢张，或抑郁，或表里上下左右失衡。亢张者易见，表现为高热、脉浮滑洪数有力。治法当除邪抑阳。抑郁者脉细、沉、弦、郁束不扬，症见恶寒、战栗而高热。表里上下左右失衡者，其脉左右属性相反。如一侧寸口脉滑盛，另一侧细郁，症状上口鼻气热烫，指端则凉等；或畏寒，但苔黄、大便结、尿赤……后两种气机失常在体弱病重时易出现危证。需在辨证论治之中兼通达扶正。阳明腑结实证，高热或潮热、大便硬结、腹胀满痛，其脉不亢，反沉实而有迟涩气。此证气机内盛内壅而不达于外，如不及时通解，易于昏谵、痉厥。但一旦通下，则热退气畅。

7. 幼儿外感热证要疏肝祛风

幼儿肝气易动，故在热病治疗中常配合选用天麻、钩藤、蝉蜕、地龙、僵蚕、全蝎等味，以预防小儿热病迅速传变，热盛或阴虚动风。这为历代儿科的常法。

8. 脉象分析至关重要

小儿外感热病根据病因性质和患者体内机能状态必定在气机活动上有相

应变化，而反映气机变化最灵敏的地方莫过于脉象。准确的脉象分析为正确的辨证提供了保证。脉象分析需注意兼脉、脉位和动态因素。

三、临床特色

（一）总结小儿外感发热脉诊特点

小儿外感之时，因其脉气脉质较弱，即使感受风寒，也难以产生紧脉、弦脉之像。小儿外感发热，其脉通常有以下特点。脉位在浮位，或居中沉位而带浮气，即脉位虽在中、沉位，但脉气具有上浮之势，脉象上升扩张的过程较回落过程明显。脉力较强，而加压沉取时无底力，即轻取有力，沉取则无。脉率较快，表现为数脉，甚至促脉，其脉气动数不宁。脉势上倾、或寸部单峰形，即寸部脉势高起，脉气上盛，形似一座山峰突兀而起。脉阻较小，多表现为滑脉。充盈度稍不足，稍加压呈濡脉、虚脉。脉形可见细、直、微紧。除去以上脉象特点外，张西俭教授对一些脉象有更为形象的描述。小儿外感发热之时，如脉气聚于上焦，使寸部脉气形成气点或气团，较关尺膨大，头大体小，形似蝌蚪，称为蝌蚪形。如因中焦湿阻、痰浊、食积等，导致关部脉气壅滞，脉道扩张膨大，寸尺脉细，整个脉道形成梭形，形似橄榄，称为橄榄形。而如体内素有实热，下焦气机壅滞，尺部膨大，寸关细，形似温度计，又称为温度计形。这些形象的描述，既准确地反映了脉象的特点，又鲜明形象，利于理解掌握。这些都反映了小儿外感时邪气外盛，气机向外，内有伏邪，正气较弱的特点。这些特点既有助于辨证，又利于判断预后。如脉促不宁，即使小儿当时用过退热药，体温不高，也预示了即将再次发热。如脉气趋于平静，则是发热将解之兆。

（二）临证凭脉辨证，全面把握病机结构

小儿外感发热的病机要素有以下几点：一是数邪兼夹。张西俭教授认为，外感发热往往并非是单一邪气所致，以兼邪居多。除了最为常见的风邪兼夹其他邪气外，寒、热、湿、暑都可互相兼杂，三种甚至以上的邪气共同

作用于人体亦有之。如脉象细滑数，微紧或微弦，沉按无力。其脉细、微紧或弦，是感受风寒，脉气收束之象。而脉滑数，则有热，因其沉按无力，即非肺胃内热，故为外来风热。结合舌红苔薄白，发热恶风等症，可知是风寒热三种邪气同时侵犯小儿机体。又如脉象既有滑数、濡数等暑湿之像，又有细弦或沉郁等寒性收引之征，则要考虑夏月风寒暑湿合邪。而其舌红苔腻，发热恶寒等症，以及夏月小儿在空调房间避暑等病史可从旁佐证。这就打破了我们以往固有的认识，只考虑风邪兼夹他邪，或只考虑相同性质的邪气兼夹，而忽视了多种邪气，甚至性质相反的邪气兼夹的情况。

二是内外合邪。对于平素体质有寒热偏性，或本身存在脏腑功能失调、气血津液循行分布异常，体内食、火、痰、湿等病理产物停滞的小儿而言，再遇外感，就可能引起内外邪气共同作用而致病。最为常见的就是风寒束表，肺胃内热相应，即"寒包火"之证，其典型脉象是脉象细直，或微弦紧，兼有滑数，沉按有力，其舌红而苔黄或白。又如小儿平素脾胃运化功能不佳，往往有内湿停滞，或食积，感受外邪发病，则有发热恶寒，兼见肢体酸痛、或腹胀不食，便秘或腹泻等症。脉象细弦而濡滑数，或关尺见满象，沉取有力，舌红而苔厚腻。

三是虚实夹杂。小儿脏腑娇嫩，形气未充，体质较弱，易虚易实。若平素体弱，复感外邪，或感邪之后，阳气阴液亏耗，常出现虚实夹杂之证。如《医原》所述："稚阳未充，则肌肤疏薄，易于感触；稚阴未长，则脏腑柔嫩，易于传变，易于伤阴。"临证之际，察其脉虽滑数，然而脉濡软，沉取有虚象，除要考虑外感风热之外，尚有阴津亏耗，脉质不充。又或脉虽细弦，然击指极快，脉力触指即散，则要考虑外感风寒之外，还有阳气虚，脉气不足。

四是传变迅速。小儿体弱，外邪入里易传变，外风易入络等，如未及时控制病情，可出现脏腑机能失调，气血津液耗伤。若病情进展迅速，可引起热极动风、肝热化风，或阴津耗伤，阴虚生风，从而变发抽搐。如其脉象上有脉促，脉气动数不宁，则要考虑动风可能，需预防。又如其脉反沉郁，则要考虑邪气传变入里，累及脏腑功能。这些病机要素，提示了小儿外感发热的病机并非是简单的外感六淫或疫疠邪气，而是既有外邪又有内因，既有虚又有实，真正体现了病机结构的层次性和复杂性。

（三）用药强调相济相成、相反相成

针对小儿外感发热，张西俭教授在治疗上谨守病机，处方选药相济相成。《旧唐书》云："天子置三公、九卿……本欲水火相济，盐梅相成。"即指烹饪赖水火而成，调味兼盐梅而用。而遣药组方也是如此，只要病机结构明确，有是证即用是药，既可以同类相求、相须为用、相济相成。即使药物性味各异，甚至如同水火相反，仍然可以各奏其功，相反相成。因此，在外感发热的治疗中，张西俭教授常寒温并用，清散同行，双解表里，攻补兼施。

（四）临床证治经验举要

1. 对于数邪兼夹的病机，即针对不同邪气选用药物

如感风寒热三气，则用柴胡、荆芥、羌活等辛温解表，而以薄荷、菊花、连翘等辛凉解表，并行不悖。对于内外合邪的病机，则清散双解。如外感风寒、内热相应，则用炙麻黄、紫苏等散表寒，黄芩、知母等清里热。又如风热外袭、湿浊中阻，选用连翘、金银花等散风热，茵陈、石菖蒲、淡竹叶等清利里湿，藿香发表兼化湿浊。对于虚实夹杂的病机，则扶正祛邪。如外感温热毒邪，内有气阴两伤，在用大青叶、板蓝根、蚤休等清热解毒的同时，给予南沙参、北沙参、麦冬、芦根、天花粉等益气养阴。对于有传变之虞的病机，张西俭教授提出要及时用药阻断病机，防止病情进展。小儿外感发热，在针对外邪和体内病机变化用药的基础上，一定要酌加清热解毒之品，如忍冬藤、金银花、板蓝根、大青叶等。这是因为外感发热往往有"毒"的因素在其中，而"热毒"正是病情传变迅速的重要因素之一。同时酌情加入青蒿、蝉蜕、钩藤等预防动风。

2. 首剂勤服

对于小儿外感发热的中药服法，张西俭教授也独具匠心。他强调首剂药要少量勤服，不拘频次，夜里 12 点之前服完。事实证明，这样服药退热效

果甚佳，患儿往往首剂药后不但热退身凉，而且病情不会反复。

3. 倡导"中病即止"

药物终非饮食，草木皆有偏性。饮食亦不可过多，亦不可不及。何况中药，更当慎用。张西俭教授常谓："无情草木，中病即可，勿使过量，以免伤正。"真是草木无情人有情。

4. 强调"少量多次"喂服

张西俭教授认为中药汤剂苦涩难咽，即使成人尚且难以入口，何况稚孩弱婴，因此他特别强调"切勿强迫给药"，不但造成药物浪费，不能喂进多少，而且达不到预期的效果。可采用少量多次喂服的方法使药物顺利服用。

概括起来，张西俭教授治疗小儿外感发热的用药经验是"谨守病机，处方用药，强调疏肝祛风，首剂勤服，中病即止"。

四、验案精选

（一）外感发热（风邪外袭，肺热里炽）

张某，男，10 个月。2008 年 8 月 29 日初诊。突发高热，下午体温 39.7℃，伴咳嗽，即予辛凉双解剂 1 剂。因喂药不当，1 天内仅服下 40mL 药液。

二诊（2008 年 8 月 30 日）：仍高热无汗，精神萎靡，声音嘶哑，咳喘，呼吸急促，有时肢凉，脉滑数。辨证：风邪外袭，肺热里炽。予表里双解方 1 剂。柴胡 10g，黄芩 10g，忍冬藤 30g，山豆根 4g，玄参 6g，蝉蜕 4g，佩兰 4g，马勃 4g，淡竹叶 10g，炙甘草 3g，板蓝根 15g，鱼腥草 15g（后下）。急浓煎 2 次，从 8 月 30 日傍晚至 8 月 31 日晨共服药 3 次，服完 1/2 药量体温即正常。余药续服至 9 月 1 日。

三诊（2008 年 9 月 2 日）：脉滑数，咳喘，痰声重浊，声嘶，精神仍萎靡，纳呆，流涕，大便稀溏如酱。辨证：余邪未尽，痰热内蕴，肺热下迫。处方：炙麻黄 4g，杏仁 4g，紫苏子 5g，炙甘草 2g，黄芩 5g，桔梗 4g，紫菀 6g，蝉蜕 3g，麦门冬 10g，玄参 6g，木蝴蝶 4g，辛夷（后下）4g，蒲公英 15g，忍冬藤 20g，冬瓜子 15g，板蓝根 15g。2 剂。中成药：鲜竹沥口服液，10mL，1 次 / 日。因患儿热退后病情仍重，与通常热退体安情况不同。嘱去儿童医院检查，当日儿童医院查血常规示白细胞 4.4×10^9/L，肺部明显哮鸣音和啰音，诊断"病毒性毛细支气管肺炎"，建议住院治疗。因考虑中药对病毒性感染疗效尚优，且二诊时服药一剂高热即退，疗效已明显，故返家继续喂服此方至 2008 年 9 月 5 日。

四诊（2008 年 9 月 6 日）：三诊所开 2 剂中药服完诸症均明显减轻，唯痰仍欠顺，饮乳量增加，再予原方加减 2 剂，每剂服 1.5 天。并增加鲜竹沥口服液至每日 30mL，蛇胆川贝口服液每日 10mL。首剂服至 9 月 7 日，患儿即精神正常，会玩耍，饮乳量恢复正常。咳嗽仍作，但痰顺。第 2 剂服完诸症尽消。

从 8 月 29 日起共单纯中医诊疗 12 天，服药 6 剂，2 天退热，再 10 天肺部症状消失，恢复正常。

按： 本例为张西俭教授之孙，病状甚重，幼儿不会诉述病情，自觉症状不得而知，只能从脉舌和他觉症状分析判断。本例之高热、脉滑数考虑为风寒束表，考虑与暑天用空调相关，故表现为无汗、时有肢冷。而首剂处方用柴芩，即小柴胡汤法，小柴胡汤证热型应为往来寒热，本例是否有此热型则不得而知，但间断性肢凉也是往来寒热之畏寒的一种表现，即使无往来寒热甚至无恶寒，《伤寒论》中也有发热不畏寒，但脉沉、细、弦而用小柴胡汤之例，如 101、265 条。此外 229、230、231 条虽属阳明病，因有部分柴胡证（胸胁满、硬、痛，小便难，舌上白苔，脉弦浮大），也以小柴胡汤主治。说明柴胡、黄芩适用范围较广。首诊与二诊处方全从表里考虑，且清热解毒药重用。三诊处方针对热退，但痰热蕴肺、肺热下移大肠，改华盖散加减方（自拟方）出入，开肺又清化痰热。本案总的治疗过程较顺利而且疗效显著。

侍诊张西俭教授，时常可见外感发热的病例。外感热病，是因外邪侵袭人体，导致人体正气与邪气相争，以发热为主要临床表现的一类疾病。其病因主要来自于外部的风、寒、暑、湿、燥、火等六淫邪气，邪气侵入人体后往往导致脏腑功能失调，气血津液损伤，引起一系列症状。而风、暑、燥、火为阳邪，本可导致发热。寒湿虽为阴邪，但侵入人体，阻遏气机，也可导致气郁发热，如为阳盛之体，还可入里化热。最终都可表现为发热主症。外感发热多属于西医感染性疾病范畴。

中医治疗外感热证，特别是病毒感染引起的发热，有伤寒和温病一套完整的理论体系，理法方药齐备，自古以来就有明确疗效。但时至今日，由于分科日细，外感发热患者多就诊于西医呼吸科、感染科。在医疗体系内的中医很少见到外感发热的患者，因此也往往缺乏实践经验，最初诊治发热，也多是从亲人朋友等开始。笔者最初治疗外感发热，也是从自己的女儿开始。孩子3岁时体质较弱，时常感冒，一遇外感，往往发热38～39℃。虽用布洛芬混悬液口服后能退热，但几个小时后会再次发热。虽然自己也是中医，但由于平时并未诊治过外感发热，自觉没有把握。诊治小儿，尤有两难：一是小儿难以准确叙述症状，诊查辨证不易。二是小儿稚阴稚阳之体，体质弱，疾病易传变，正气易伤，用药宜谨慎。后随张西俭教授学习，遇到外感发热患者，特别留意，细心观察，认真观摩，仔细思考，学习他的诊治思路和经验。

张西俭教授诊查外感发热，往往一方即退热，效如桴鼓。他也多次强调，治疗热病中医比西医更快获效，优势明显，惜知之者不多，皆求诊于西医，误矣。他指出，从实例来看，远如抗击非典、近如抗击新型冠状病毒肺炎，中医都起到了很好的救治作用。但医不自医，诊疗自己的亲人，往往存在求效心切、关心则乱的心态，导致用药难以拿捏分寸，畏首畏尾，反难收效。因此强调临证之际，务必去除私心杂念，不论就诊之人年龄、身份、地位、与医者的亲疏关系，均应一视同仁，细心诊视，一旦辨证准确，胸有成竹，就当大胆用药处方。即如此例诊治自己之孙，幼儿年方10个月，发热体温高至39.7℃，换一人当忧惧不已，难以处方。而张西俭教授忍冬藤用至30g，板蓝根、鱼腥草也分别用至15g，麻黄、山豆根也当用则用，并无避忌。充分说明了他对于小儿外感发热的诊治经验丰富，胆大心细，胸有定见，方能处方用药得心应手，疗效如神。

张西俭教授治疗外感发热的学术经验，一是对外感热病的两个基本病机认识，即"数邪兼杂、内外合邪"两个概念。除了最为常见的风邪兼夹其他邪气外，寒、热、湿、暑都可互相兼杂，三种甚至以上的邪气共同作用于人体亦有之，如风寒暑湿合邪。对于平素体质有热，或本身存在气血津液循行分布异常，导致体内火、痰、湿等病理产物累积的人而言，再遇外感，就可能引起内外邪气共同作用而致病。而对于小儿，因其稚阴稚阳之体，外邪入里易传变，外寒入里化热、外风入络等，又可引起肝热生风，变发抽搐。这也是内外合邪之一端。二是用药特色经验。张西俭教授指出，外感发热，在针对外邪和体内病机变化用药的基础上，一定要酌加清热解毒之品，如忍冬藤、金银花、板蓝根、大青叶等。这是因为外感发热往往有"毒"的因素在其中。张西俭教授治疗外感发热，还有一个重要的经验，就是考虑周全，处方完备。除去辨证施治，针对内外邪气和热毒用药之外，他的方中往往酌加其他药物，颇见细腻的思维和多年临床经验的功力。如酌情加入北沙参、生晒参、麦冬、芦根等补气益阴生津之品，预为顾护正气和阴液，防止热病伤阴耗气，同时鼓舞正气祛除邪气；加入蝉蜕、钩藤等防止热盛动风；加入焦三仙助运化；加入牛蒡子利咽、苍耳子通窍、法半夏祛痰、淡竹叶利尿等均是随症加减，运用自如。

通过跟师学习，我也初步掌握老师的诊治思路和经验。在女儿一次外感发热39℃时，针对病机，以麻杏石甘汤加减一剂，结果当晚退热，尤为可喜的是，第二天她没有再次发热，且无任何其他症状，直接痊愈。真是让我喜出望外，也再次为老师诊治小儿外感发热的学术经验深深折服。

（江晓霁 整理）

（二）传染性单核细胞增多症（风寒束表，肺胃郁热夹滞）

钟某，女，4岁。2010年12月29日初诊。脉诊：沉细弦数。望诊：舌红甚，苔黄腻，唇干燥，急性病容，精神萎靡，俯伏不能起身。代诉：高热（39～40℃）4天，双目胞浮肿，鼻塞，渴饮，两颈侧淋巴肿大，左侧大如杏李，肝脾肿大，大便2日未行。扁桃体Ⅲ度肿大，表覆脓性分泌物。2010

年12月26日查肝功能：ALT 94U/L，AST 65U/L，LDH 453.1IU/L，HBDH 337.1U/L，EBV–IgM（++），EBV–IgG（+），血常规资料不详。诊断：传染性单核细胞增多症。已住院2.5天，诸症不减。辨证：风寒束表，肺胃郁热夹滞。处方：柴胡10g，葛根10g，黄芩10g，槟榔3g，法半夏3g，蚕沙10g（包煎），蝉蜕3g，僵蚕5g，忍冬藤30g，板蓝根15g，鱼腥草20g（后下），姜黄3g，知母10g，生石膏15g，蒲公英15g，重楼10g，制大黄3g。2剂。嘱首剂在15小时内服完。

二诊（2010年12月31日）：首剂药毕，体温即降至正常，随即精神恢复，活泼好玩。面部发细小红疹，无瘙痒，右侧淋巴结缩小近至正常，但左颈淋巴结肿未消，咳嗽痰黄稠，大便仍未行。再据症施治6剂。诸症尽消，淋巴结正常，皮疹隐退，大便已通。

2011年1月8日来诊予善后调理7剂。

按：本例表寒里热证候很明显，脉象沉、细、弦必由气机郁束，虽无恶寒、肢拘体痛、无汗等症，但也是风寒束表之象，况且目胞浮肿为风邪在表，结合脉气沉束断为风寒束表无疑。而高热、便结、渴饮、唇燥、苔黄、脉数、扁桃体化脓又是内热之象。其热在风寒束表的条件下即为郁热（非郁阳）。淋巴、肝脾、扁桃体显著肿大都示明其郁热为毒热，所犯之位应在肺胃。苔腻、便结、目胞浮肿又有湿邪滞气的一面。立法处方围绕表气寒闭、毒热内郁、湿凝气闭，表里共有3个方面的气机不畅，以辛平开表（毒热甚，应回避辛温壮火）、升降气机、清热解毒为治法，药味综合，但甚有效。

跟随张西俭教授临证，自觉收获颇丰。最重要的是在临床中真正确立了治病求本的理念，掌握了找准病机的方法。治病求本之本，就是病机结构。中医治病当辨证论治，明确病机结构，理明法立，才能对症处方用药。但真正进入临床，才发现想要辨明病机结构，抓住病变本质，殊非易事。平日看古今名医医案医话，见到名医拨云现日，妙手回春，艳羡不已。直到自己跟师学习，亲见老师临证切脉，用药处方直指病机，方信中医之妙，也再次树立了对中医的信心，下定了学好中医的决心。从老师这里，发现了找准病机的方法或捷径，就在于切脉。张西俭教授的脉气脉质学说，和与其配套的完整脉诊理论，最大的特点就是具有很强的实际可操作性。相比于玄而难辨的二十八脉，张西俭教授对脉位、脉势、脉气的描述和分析，更适合实际临床操作，利于学习掌握。而以脉诊为切入点，可以避免纷繁复杂的各种外部表象对我们的干扰，直接找到疾病本质，高屋建瓴，必然获效。

就以近日跟师见到的一例女性患者为例：薛某，女，16岁。自觉畏寒，虽暑令高温，不敢入空调房，不用风扇，夜寐覆被。如从其描述症状入手，医者很容易考虑外感风寒，或阳虚气弱。但张西俭教授查其脉，双手脉寸关浮滑，尺部沉郁有力。从脉象看，并无气虚，反而有气盛有力之象。故分析其病机为气滞热郁，清阳失达。而观其舌红，面部痤疹散生，亦可从旁佐证，其病在气郁生热，气热内阻，阳气不能外达，故畏寒，而非虚寒。据此，张西俭教授以四逆散行气解郁为主，加姜黄、蝉蜕、僵蚕、菊花、葛根等升发阳气，栀子清解郁火，炙大黄釜底抽薪，浊阴降而清阳升。酌加川芎、丹参活血行血。全方理气疏肝、升清降浊、行气活血，令清阳达表，气血畅达四末，故郁热内消，畏寒自解。此例患者，以畏寒为主诉就诊，如无治病求本理念，没有治病求本的方法，极易误诊为寒证，头痛医头，浮于表面。如误用麻桂等辛温之药，或参芪类补气之剂，甚或姜附辈温阳之品，则原本气塞不行、气郁生热，用温补之品只会令中气更滞，郁火更甚，内热盛而外寒不止。张西俭教授以脉象入手，找准病机，以理气为主，兼顾清热行血，针对病机，虽患者畏寒而用栀子等大寒药物不忌，识见过人方能及此。故临证之际，患者多获良效。

张西俭教授时常教诲："治病必当求本，切勿为表象所惑。临证之际，患者每多细数各种症状，甚者就诊时附上一纸，以笔录数十条症状于上，从头至足，纷繁复杂。似此，医者如胸无定见，时而医头、俄而医足，终不获效。患者如实反应症状，自属应当，如不能辨明病机，正确处方，实乃医之过也，慎之慎之！"由此可知，中医治病救人，全凭对疾病本质的准确把握，依靠对病机结构的正确分析。而患者症状的描述主观性强，各种表象有真有假、有主有次，同一病机可有不同症状，不同病机又可导致同一症状，如何揭开表象看本质，正是中医临证关键之所在。张西俭教授的脉诊学术思想和实际技术，为此指明了方向，提供了切实可行的手段，值得我们刻苦学习和掌握。

张西俭教授医德高尚，医术精湛，而又谦虚谨慎。他时常教导学生："小儿皆父母长辈心头肉也，身体娇嫩，定当细辨其证，用药务求一击而中，切忌误治，延误病情，辜负患家期许。"而每当面对患者赞誉，却又总是自谦："我只是看病比较认真而已。"对于学生，他总是谆谆教诲，循循善诱，鼓励学生多思考、多实践，对于学生不懂之处，又总是反复讲解，不厌其烦。师德高尚，高山仰止。

（江晓霁　整理）

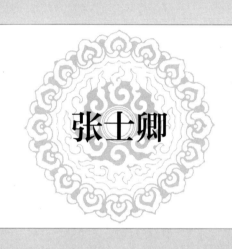

张士卿

一、医家简介

张士卿（1945—　），男，河北邯郸人。甘肃中医药大学终身教授。教授、主任医师、博士研究生导师。是我国中医儿科学的奠基人之一。1988年获"全国卫生文明建设先进工作者"称号，1998年被评为"全国'三育人'先进个人"，2003年荣获"防治'非典'先进个人"称号，2006年获"中医药传承特别贡献奖"，2007年获甘肃省"五一劳动奖章"，2008年获"奥运火炬手"荣誉，2013年获"中华中医药学会儿科发展突出贡献奖"，2017年被评为首批"全国名中医"，2019年荣获"全国中医药杰出贡献奖"。第三、四、五、六、七批全国老中医药专家学术经验继承工作指导老师，享受国务院政府特殊津贴专家。

张士卿教授从事中医临床、教学及科研工作近50年。情系中医，不忘初心，一生为中医药事业的发展、中医药人才的培养及人民群众的健康呕心沥血，默默奉献。曾多次参与甘肃省中医药事业发展相关规划、政策制订及咨询工作，并为之积极建言献策。先后拜师全国名中医王伯岳、江育仁、于己百，全面继承诸老的学术思想和临床经验；精研经典，法宗仲景，学尚各家，博采古今，自成体系；临床广涉诸科，尤擅治儿科疑难杂症，用药平淡中和、方活药精；先后主持开发"开胃增食合剂"等16种疗效确切的院内制剂。他历任近10个专业学会副主委或顾问，多次参与中医药事业发展相关规划、政策制订及咨询工作；创办了国内第一份《中医儿科杂志》并担任主编；筹建全国首个也是唯一的敦煌中医药馆；他先后培养硕士48名、博士3名，培养学术传承人10名，他的学生遍及陇原乃至全国，大多已成为医疗卫生界的中坚和骨干力量，部分已成为学术带头人、省级名中医。先后发表学术论文60余篇，主编、参编《中医儿科学》《黄帝内经研究大成》《中医基础学》等著作10余部，主持完成"双龙雪莲酒的开发研究"等10余项科研课题，并先后荣获省部级科技奖励8项。

二、学术观点

（一）重经典，研古书

张教授十分重视对中医经典著作的深入研究，在多年的临床与教学实践中，孜孜不倦，刻苦钻研，尤其对《黄帝内经》《伤寒论》《金匮要略》《温病条辨》等中医经典反复研习，领悟颇深。他研究《黄帝内经》，一方面从研读原著入手，深入理解书中内容和基本观点、学术思想与理论体系，全面系统地领会并掌握这一博大精深的中医学巨著中所阐述的人与自然相应的整体观，阴阳五行、藏象经络、病因病机、病证诊法、治疗法则等辨证观，以及养生思想、运气学说等主要内容的精髓与真谛。另一方面从分析历代医家对《黄帝内经》的研究成果与运用体会着眼，深入领会并掌握书中的辨证思维和论治思想，从而开拓思路，启迪灵感，以其理论有效地指导临床实践。

（二）法宗仲景，活用经方

博采广纳，学尚各家，临证辨治悉遵仲景之大法，处方投药善以经方化裁，是张教授学术上的又一特色。

张教授精研金元四大家学说，用以指导儿科临床实践，见解独到。他认为，小儿体禀纯阳，所患热病较多，清热泻火之法、辛苦寒凉之药为儿科临床所常用。刘河间以主火热学说立论，强调"六气皆能化火"，其治善用寒凉，故其理其法，尤宜于儿科临床。小儿寒暖不知自调，饥饱不知自节，所病每以外感风寒、风热，内伤饮食积滞为多，故汗下、消导之法为儿科临证多用。张子和创攻邪去病之说，倡汗、吐、下三法以赅诸法，用治儿科疾病，自能取效以捷。李东垣重视脾胃，提出"病从脾胃所生"，正合小儿"脾常不足"的生理特点和病从脾胃受损的病理特点。朱丹溪强调养阴，其"阳常有余，阴常不足"的理论与小儿生理病理之特点相符。故儿科临证注意调理脾胃，顾护阴津的基本思想与二家之说自相吻合。不仅如此，张教授还认为，即使是同一患儿同一疾病，在其治疗过程中亦能体现出以四家学说为指导的原则。如小儿肺炎，其病之关键在"肺热""肺闭"，故其治疗即宜依其"肺热"而遵河间之法，药选寒凉以清肺泄热；依其"肺闭"而宗子和之说，法取辛开以宣肺利气；肺炎之中后期及恢复期，病邪常易损及脾胃，"子盗母气"，治疗必须时时顾护脾胃，甚或治需"培土生金"，切忌药过苦寒；邪热亦易耗伤肺津，甚则气阴两亏，治疗自当时时护养肺阴，或需气阴双补，慎防药过温燥。这些治疗肺炎的基本思路和原则，即从四家学说中所悟出。

法宗仲景，活用经方，是张教授研究《伤寒论》之出发点和立足点，也是他临证效奇的原因所在。他常说，仲景之法，义深理明，仲景之方，严谨精当，以之治病，奏效甚彰，故后世医家誉之为"经方"。然善用经方者，必先详察病机，细审药性，方可不爽毫发，投之辄效。他还说，使用经方之法，全在医者能临证权衡，识病情与经方合者，则原方用之；有别症者，则加减之；如不尽合者，则可依法化裁之。总以当损则损，当益则益，使其方其治，无一药与症不对，无一法与理不合，方为不背于仲圣之旨，而又活法圆通，此即谓之"活用"。

（三）临床诊疗，首辨"三因"

这里所谓的"三因"，既指外感、内伤及不内外等病因分类，又指体现个性化诊疗思路，更能做到精准治疗，"因人、因时、因地"的辨治方法。张教授说："识病先需审证，审证必要求因。百病之所生，起必有因。"《金匮要略·脏腑经络先后病脉证》就明确提出"千般疢难，不越三条"的归纳和提法，为后世陈无择的三因学说奠定了基础。宋·陈无择著《三因极一病证方论》，创立了病因分类的"三因学说"，并以病因为纲，脉、病、证、治为目，建立了中医病因辨证论治的方法体系。陈氏这种三因分类法，虽与现今我们所说的六淫、疫疠所伤为外感，七情、饮食、劳倦所伤为内伤，金刃、虫兽等意外损伤为其他的病因分类法有所不同，但却有异曲同工之妙。

关于"三因"，除上述所言病因分类外，在治则范畴，尚有"三因制宜"

之说。中医从整体观念提出，疾病的发生、发展与转归，受多种因素的影响。如时令季节、气候的变化，外界环境条件之不同，个人体质禀赋的差异等，均可对疾病产生一定的影响。同一种疾病，常因发病季节不同，发病地域有别，患者的年龄、性别、身体素质的差异，其病情的具体变化也不相同。所以张教授反复强调，在治疗时，就必须把这些因素充分考虑进去，要因时、因地、因人制宜，根据具体情况，制定出适当的治疗方案。这种方法就称为"三因制宜"，这也是张教授所说的"三因"的另一种涵义。另外，虽均称"三因"，但所指不同。一以病因言，二以治则称。临证既须明识，又当知其合参。

从病因而言，三因有单纯者，亦有错综交绪者，如以外因为例，临床常见单纯伤风、伤寒、伤暑、伤湿者，但风寒、风热、风湿、寒湿、湿热两伤者，以及风寒湿、风湿热三气并伤者亦不少见。就治则而论，临证辨治时，既需重视其患病之季节、地域因素，又需考虑其发病之年龄、性别及个体素质的差异，如此"随交络互织而推之"，始能使辨证、立法、处方、遣药与病相符。能知此，方能达"治病必求其本"之旨。如小儿多发性抽动症的发病，从病因来说，有外因和内因的不同。小儿脏腑娇嫩，形气未充，肌肤腠理疏松薄弱，此为内因，其易为外邪所侵袭，又为外因。外邪之中尤以风邪最为常见，可夹寒、夹热、夹火、夹暑、夹湿。风善行而数变，且易袭阳位，故患儿抽动部位常交替不定，又以头面部症状多见；如若引动内风，可致使肝阳偏亢、风阳鼓动发为本病。同时，小儿多发性抽动症的发病，又往往与其发病时节及素体禀赋有关。患儿父母健康欠佳或患有相关疾病，往往容易使子女先天不足、脾肾亏虚、精血不充，肝木无以涵养，心血亦得不到充养，则肝阳失潜，浮越上亢，阳亢风动，而发为多发性抽动症。

（四）"辨证"更须合"辨病"

所谓"二辨"者，即"辨病""辨证"之谓。张教授说，临床诊治疾病，应该辨病和辨证相结合。他认为，《伤寒杂病论》一书就是辨病与辨证相结合的典范。

"辨病"的概念，亦应分为两层，即除了中医的病证概念外，还应从西医学的角度，将西医的病名诊断清楚。也就是说，临证辨病不仅要辨明中医的病，而且还应辨明西医的病，并结合现代中药药理研究的成果，选用有针对性的方药进行治疗，这样，才能算是"科学的诊断"，完整的"辨病"。

而"辨证"的重点是辨析中医的"证"。中医的证是指机体对致病因素所产生的主观和客观的反应，是疾病发展到某一阶段机体局部病变与病理反应的总和。它概括了中医的病因、病机、正邪关系等内容，并提示了治疗原则和组方思路。

张教授说，只有病证结合，二辨论治，随证遣方用药，才是中医学的特点和精华所在，也是中医学不断提高临床疗效的关键。如西医学对于小儿多发性抽动症产生的病因与发病机制研究方面认为，本病的发生往往涉及遗传、神经生化、免疫、精神心理等多种因素。因此，在具体辨证治疗中，我们应当考虑这些因素，并结合中医的辨证论治，在药物治疗同时辅以心理治疗，往往能收到事半功倍的效果。

（五）增效还当"对症"施

所谓"一对症"的"症"，即指症状和体征，这是疾病过程中表现出的病理现象，也即病证的外在表现。临床中在判断疾病、辨识证候时，往往将症作为主要的参考依据。但由于"症"一般是疾病中相对比较个别的外在现象，不能完全反映疾病或证候的本质，而且，同一症状，由于导致其产生的病因病机不同，往往可见于不同的疾病和证候，因此一般情况下，不能将症作为治疗的主要依据。但张教授认为，在很多情况下，根据具体症状进行对症治疗，也是有一定必要和重要意义的。他常说，既然症状是患者主观感觉最为痛苦不适的现象，我们当医生的就有必要选用对某个或某些症状具有较强针对性或特别疗效的方药或方法进行对症处理，消除患者的痛苦，以增强临床治疗的效果。只有这样，才能增强患者战胜疾病的信心，也能增强患者对医生的信任度。

（六）根治更需重预防

古代医家把预防疾病称为"治未病"。《素问·四气调神大论》云："是故圣人不治已病治未病，不治已乱治未乱，此之谓也。夫病已成而后药之，乱已成而后治之，譬犹渴而穿井，斗而铸锥，不亦晚乎"。张教授反复强调，中医"治未病"的思想，不仅要注重在人体未病之前就应采取各种措施积极预防（即未病先防），同时还应当注意一旦患病之后仍应运用各种方法防止疾病发展、传变（即既病防变），或防止疾病的复发（即病后防复）。例如，平素加强体育锻炼、调摄精神情志就可提高机体抗病能力，或疾病流行期间，一方面"避其毒气"，一方面服药预防，如此均可有效防止疾病发生。

而人体适应自然环境和抵御外界有害因素侵袭的能力却是有一定限度的，某些疾病平时无论怎样预防仍然难以避免。对于这些已经发生了的疾病，一是要防止其发展与传变（即防止恶化），如"见肝之病，知肝传脾，当先实脾"；二是要防止旧病复发，如慢性咳喘、冻疮等病易在秋冬季节发作而采取"冬病夏治"的方法，在夏季就开始采取预防性治疗。如在小儿多发性抽动症的治疗中，张教授强调，除内服药物外，发病前的饮食、情志调摄更为重要。本病的预防主要是预防抽动症的发生和复发，减少患儿功能损害，提高学习、生活质量。由于本病的发病与情志刺激、饮食不节等都有一定的关系，因此，要嘱咐家长平时要时刻注意合理的教养，应经常关注儿童的心理状态，不要给予过多的精神压力，同时要培养良好的生活习惯，饮食有节，劳逸结合，少看电视、电脑，不看紧张、惊险、刺激的影视节目，积极参加适当的体艺活动，从而减少本病的发生，促进疾病的痊愈。

三、临床特色

（一）倡导寒热同调，寒温并举

小儿有"易虚易实，易寒易热"之病理特点，即小儿患病后，邪气易实而正气易虚。实证往往可以迅速转化为虚证，或出现虚实并见的证候。寒热互化迅速，热证易转化为寒证，寒证也易转化为热证，或出现寒热错杂之证候。所以治疗小儿外感，在使用汗法的基础上，应根据情况配合清法、消法或和法。总之，由于小儿稚阴未长，稚阳未充，患病后难以协调机体之阴阳平衡，因而寒热虚实之间的变化远较成人迅速而复杂。辨寒热是小儿外感辨证的重要环节，小儿外感又多见寒热同时出现，或寒多热少，或热多寒少，寒与热在疾病的发展过程中还可相互转化。小儿为纯阳之体，阳常有余，所以临床所见热证为多，纵使外感风寒，亦多从热化，或寒热并存，出现寒热夹杂之证，如内有郁热又外感风寒之寒包火证，或脾胃虚寒又外感风热之内寒外热证。鉴于小儿的这些病理特点，单独运用辛凉解表之剂，又往往汗出而热不解，病未愈而汗出阴损。单独运用辛温解表之剂，往往又郁热难除。因此，应当寒温并举，使邪去正安。

（二）调理脾胃，尤重运脾

小儿"脾气稚弱，其运不全"，运化吸收能力有限，易受损伤。脾胃功能的正常与否直接关系到整个机体的健康，只有脾胃健运，才能保持脏腑之间的动态平衡，不致太过和不及。

健运脾胃，可以统称为"运脾法"，属于八法中"和法"的范畴。有行、转、运、动之义，此法补不碍滞，消不伤正，补中寓消，消中有补。北宋医家钱乙在《小儿药证直诀》中提出了"脾主困"的重要学术思想，认为脾胃病的证候特点是脾气困遏，运化失职，升降失司，在治疗脾胃病方面常用陈皮、木香、青皮理气运脾为主，却不取补脾益气之品。他所创异功散，只在四君子汤的基础上加陈皮一味，便令补而不滞，补运兼施，更加贴合小儿。钱乙这一制方创意，开创了"运脾法"之先河。现代中医儿科学专家江育仁教授根据小儿"脾常不足"的生理特点，也提出"欲健脾者旨在运脾，欲使脾健，则不在补而贵在运也"。以此为指导对多种小儿脾胃病的治疗取得了良好的疗效。

"运脾法"是健运脾胃之统称，结合临床实际，又可以根据具体病情分为如下六法。

1. 运脾化湿法

本法用于症见胸闷纳呆、脘痞腹胀、恶心呕吐、口腻不渴、小便短少、大便水泻、舌苔厚腻等湿困脾土证。治疗宜取芳香化湿之品以醒脾燥湿，恢复运化。苍术味微苦、气芳香而性温燥，重在醒脾燥湿，是为主药；藿香、佩兰、白豆蔻、扁豆、法半夏、厚朴等皆为常用之品。若湿蕴化热者，又可适当配伍黄芩、青蒿、六一散等清化之品。

2. 运脾和胃法

本法用于症见脘腹胀满、嗳气酸馊、泛恶厌食、腹痛泄泻、大便腐臭、夹不消化食物、舌苔厚腻等的乳食积滞证。因乳食积滞，则转运失职，升降失司，治疗应和胃运脾，以恢复脾升胃降，临证宜用运脾开胃、化食消积之法，药常取苍术、山楂、鸡内金、神曲、谷芽、麦芽等。积重腹胀者，酌用莱菔子、槟榔。

3. 温运脾阳法

本法用于症见神疲乏力、面色苍白、脘腹冷痛、畏寒怕冷、食欲不振、大便溏泄、小便清长、舌质淡、舌苔薄白等脾阳不振证。治当温运脾阳，以驱阴寒之气。常用药：炮姜、豆蔻、砂仁、附子、益智仁等。

4. 养胃助运法

本法用于症见纳呆、口干多饮、夜寐不实、大便干结、尿少色黄、手足心热、舌质红少津、舌苔少或光剥的胃阴不足证。治当养阴，但过用滋腻则易碍脾，宜清补而不宜腻补。《类证治裁》说："治胃阴虚不饥不纳，用清补，如麦冬、沙参、玉竹、杏仁、白芍、石斛、茯神、粳米、麻仁、扁豆。"于清补之外，又须佐以助运而不过于温燥之品，如谷芽、麦芽、山楂、香橼皮、佛手、山药之类。

5. 理气助运法

本法用于症见食欲不振，脘腹胀痛，得矢气或腹泻后胀痛减轻，舌苔薄白。多由气机壅滞、运行不利所致的气机不利证。治当理气导滞，开郁助运，常取陈皮、木香、槟榔、枳壳、丁香等香味运行之品。若患儿胃阴不足，则取药性平和之香橼皮、佛手以缓运宣通。

6.益气助运法

本法用于症见面色少华、形体消瘦、毛发不泽、精神不振、乏力易汗、纳呆便溏、舌质淡、苔薄白的脾虚失运证。常由厌食、泄泻等病久延不愈，或先天禀赋不足，后天调护失宜所致。其证属虚，当予补运兼施的益气助运法，使补而不滞，生化有源。药用太子参、茯苓、白术、陈皮、鸡内金、山楂等。

（三）临床重视痰瘀等病理产物，提出痰瘀相关学说

痰饮与瘀血都是人体津血不归正化的病理产物，其形成、转化与脏腑功能失调密切相关。从临床实际观察，或因肺失宣降，水道不利，导致痰浊凝聚，进而使气运不畅，血行瘀滞，可引发喘、咳、逆气等肺系疾病，或由于肾不化气开阖失司，湿浊水毒潴留，血液运行受阻，瘀浊为患，引发水肿、尿少等肾系疾病。

小儿体质特点为"阳常有余"，"心热为火同肝论"，所以，临床上心火易亢者多，心火亢盛，心神不宁，加之火盛灼津，炼液为痰，痰滞血涩，瘀阻不行，痰瘀互结，清窍受蒙而致惊风、癫痫、多动、抽动等。

肺本娇脏，小儿之肺则更娇嫩。一旦为外邪所侵，或因其他原因内干于肺，都可直接或间接导致肺的宣发肃降功能失职。中医认为，痰随气升降，气又为血之帅，痰气交阻，势必影响血行，血行障碍，反过来又影响肺脏主气司呼吸及通调水道、主持治节等功能活动的正常进行。因此，治疗此类疾病时，除按常规治法立方遣药外，如能配伍活血化瘀之品，痰瘀同治，则既能使痰浊得化，肺气得利，又能使血运得畅，津液得布，而机体康复之速度，自较单一化痰或单一祛瘀疗效更佳。

中医还认为肝藏血、主疏泄，喜条达而恶抑郁。肝的功能正常，则能斡旋一身之气血津液，小儿肝常有余，有余则易升发太过而横犯脾土，脾土受制运化不及，最易生湿生痰；痰气交阻，又易致一身气血之营运不周而血瘀；痰瘀互结，更加重气机升降不调。加之小儿体质本有"脾常不足、肾常

虚"之特点，若因风、火、痰、瘀互结，气机升降不调，必致心、肝、脾、肾诸脏气不平，阴阳逆乱，厥而乃生多动、抽动、癫痫等脑病诸证。

张教授认为治疗小儿多发性抽动症应以养血柔筋，平肝息风为主，佐以化痰顺气，活血通窍之法，临床习用《时病论》清离定巽法配合导痰汤、逍遥散加减化裁。

对于小儿精神发育迟滞除采用补肾健脑，生精填髓，养心健脾，益智增慧等法补虚为主外，还须配合益气活血，化痰开窍之法以虚实兼顾，对于本病，张教授在临床上多采用可保立苏饮、补阳还五汤、黄芪赤风汤等方化裁以调治。

癫痫病的发生，除与母体怀孕期间胎儿遭受惊吓或由于产伤等因素有关外，大多由于七情失调，大惊大恐，劳累过度，颅脑外伤或患他病之后，导致心、肝、脾、肾等脏腑功能失调，痰瘀阻滞，气机逆乱，风阳内动，窜犯脑窍所致。风、火、痰、瘀是导致本病的重要病机。张教授在临床上治疗小儿癫痫，常采用化痰活血，息风定痫之法，方选自拟平痫汤（丹参、郁金、石菖蒲、远志、胆南星、地龙、赤芍、僵蚕、钩藤、明天麻、甘菊花、竹茹、天竺黄、代赭石、生龙骨、生牡蛎）加减化裁。

（四）通腑不必局限于阳明

通腑法，是中医常用治法之一，常用于某些热证、实证，用之得当，每有奇效。但通常所说的通腑，主要是指通泻阳明之腑，用于腹满拒按，大便秘结之阳明腑实证。张教授认为，人体之腑，不应仅限于手阳明大肠，应包括六腑，即胆、胃、大肠、小肠、膀胱、三焦。因此，所谓通腑，不必局限于通泻阳明，应圆机活法，灵巧变通，扩展其义，推广其用，何腑需通，即通何腑。如此，方不失中医辨证论治之精神。现张教授对通腑法的认识，以及临床应用的体会概述如下，以抛砖引玉。

1. 通泻阳明

阳明，指手阳明大肠经，糟粕的传化全赖大肠功能的正常。若高热不退，灼伤津液，每致热结阳明，腑实不通，而症见腹满胀痛，大便燥结，不喜揉按，苔黄糙厚，脉象沉实有力。对于此证，单纯清热，则因邪无出路，其热难撤，必用釜底抽薪之法，以通便泄热，荡涤肠胃，攻逐积秽，畅达腑气，方能获邪去热退之效。承气汤类为本法常用方剂。

2. 通降胃腑

胃以通降为和。若饮食不节，停滞于胃，或因痰浊中阻，气机失畅，必致胃失和降，甚则反而上逆，出现胃脘胀满，疼痛，嗳气不舒，甚或恶心呕吐等症。对此，须以通降胃腑，方能使胃的功能得以恢复。本法常用方剂为保和汤、温胆汤、橘皮竹茹汤、旋复代赭汤。

3. 通达胆腑

胆附于肝，性喜条达，内藏清净胆汁，故有"中精之府"之称。胆汁泄注于小肠，若因胆失条达，或湿热壅滞，阻塞胆道，以致胆汁排泄不利，出现胁下胀满疼痛，食欲减退，或胆汁上泛，而见口苦，呕吐黄绿苦水等症，甚至还会因胆液凝聚，形成结石，或胆汁外溢，而出现黄疸。对此，治疗必须以通达胆府，疏利胆道，配合清热利湿或清热解毒等法，方可奏效。本法常用方剂为大柴胡汤、胆道排石汤、清胆利湿汤、茵陈蒿汤等。

4. 通导君火

心与小肠相表里，心者，君火之脏，小肠为火腑，心火亢盛，不仅可以上炎而引起心烦不宁，口舌生疮，还可以沿经脉下行，移热于小肠，致使火腑被灼，水道滞涩，而见小便黄赤，灼热疼痛等症。由于"心为君火，无直折之理，但当通利小肠"（《银海指南》），使邪热从小便排出，其症自消。本法以导赤散、五淋散等为代表方剂。

5. 通利州都

《素问·灵兰秘典论》谓："膀胱者，州都之官，津液藏焉，气化则能出矣。"膀胱气化功能正常，则小便通利，自无水肿、癃闭之患。治疗虽属湿热者，当清热利尿；属瘀结者，当化瘀通淋；属气滞水阻者，当行气利水；属气化无能者，当化气行水；属清浊相混者，当分清泌浊。但治疗的关键，总以启癃开闭，通利州都，通阳化气，使膀胱的功能得以恢复为要。本法常用方剂为八正散、桃核承气汤、五苓散、真武汤等。

6. 通调孤腑

《素问·灵兰秘典论》曰："三焦者，决渎之官，水道出焉。"《中藏经》指出，三焦能"总领五脏六腑，营卫经络，内外左右上下之气也。三焦通，则内外左右上下皆通。其于周身灌体，和内调外，荣左养右，导上宣下，莫大于此者也"。若因湿热弥漫，三焦不通，则必致水道不利，气运受阻，升降失常，而腹胀喘满，面浮肢肿诸症在所难免。对此，必须采取通调三焦，温运利湿，芳香宣化，疏理行气之法，方可使气机畅达，诸症悉除。本法常用方剂为中满分消汤、五加减正气散、三仁汤、苏子降气汤等。

（五）"经方为头时方尾，经时单验一炉融"的遣方用药思路

所谓经方，原指汉唐以前的经典方剂。黄煌认为，所谓经方就是古方，主要指汉唐以前的经典方剂，其久经实践检验，结构严谨，主治明确，疗效可靠，是中医学的重要组成部分，以《伤寒论》《金匮要略》所载方为代表。所谓时方，乃相对汉代仲景经方而言，亦即汉唐以后至清代医家创制的方剂。

经方与时方，包括民间的单方、验方、秘方等，都是我国劳动人民及医药学家长期同疾病作斗争，不断探索，不断总结出来的经验和智慧的结晶。它们各有特点，可以互为补充。但古今时宜有别，疾病也必然有变化，所以，张教授指出"以古方治今病，应当师其意，循其法，而不泥其方；遣其方，用其药，而不拘其量"，要具体情况具体对待，可以经方与经方合用，也可以经方与时方合用，而且还可汲取现代研究的新认识、新观点、新成果及民间的土、单、验方确有效验者，择善采纳，绝不能把仲景学说教条僵化。只有这样，才能达到机圆法活，通权达变，而又不失仲景本义，真正体现仲景所谓"观其脉证，知犯何逆，随证治之"的大道尊旨。

（六）注重配伍，善用对药

对药系用相互依赖、相互制约以增强疗效的药味组合。临证使用得当，常可"游于方之中，超乎方之外"。如金银花、连翘，张教授认为此药对为

疏散风热、清热解毒之良品，二药配伍并走于上，轻清升浮宣散，清气凉血、清热解毒之力增强。二药参合，还能流通气血，宣导十二经脉气滞血凝，以消肿散结止痛。遇小儿风热或暑热感冒、急乳蛾及痈疖肿毒等征每每选用。如僵蚕、蝉蜕，僵蚕僵而不腐，得清化之气为最，气味俱薄，轻浮而升，故能祛风清热、息风解痉、化痰散结、通络止痛。蝉蜕轻清升散，善走皮腠，能疏风清热，宣肺利咽开音，透发隐疹，善疏散肝经风热，而又凉肝息风止痉。张教授认为，小儿体禀纯阳，感邪之后最易化热化火，出现发热，甚至并发惊厥。二者配伍，相得益彰，祛风散热、化痰利咽、息风定痉之力甚佳，用于外感发热患儿不仅能疏风退热，还可防止惊厥发生，有"未病先防"之意。如桑叶、菊花，桑叶质轻气寒，轻清发散，能升能降，为疏散风热、宣肺止咳、清肝明目之要药。菊花质轻气凉，轻清走上，善疏风清热、清肝明目。张教授指出，小儿脏腑娇嫩，形气未充，邪犯肺卫，肺气不宣，清肃失司，肺气上逆则咳嗽。桑叶清疏之力较强，菊花清疏之力略弱，故二药协同为用，疏风清热、清肝明目、润肺止咳效力增强，适于治疗小儿风热感冒，风热咳嗽，或温病初起，温邪犯肺所致发热、头痛、咳嗽等症。张教授认为，小儿咳嗽以外感所致最为多见，究其病因，是由于小儿脏腑娇嫩，卫外机能未固，外邪每易由表而入，侵袭肺系，使肺失宣降，其气上逆而发为咳嗽；咽喉为肺卫之门户，外邪犯肺，循经上炎，则多伴咽喉病变；又小儿乃纯阳之体，感邪之后，宜从热化，治当宣肺通气、祛痰止咳、清热利咽。二药配对，相辅为用，皆具开散之性，故药效增倍，荡热涤痰、开胸散结、化痰止咳甚效。

四、验案精选

（一）小儿遗尿（肾阳不足）

屈某，男，8 岁，2018 年 9 月 11 日就诊。家长代诉患儿 1 年前因支气管肺炎在当地医院住院治疗，出院后出现尿床症状，一夜 1～2 次，未引起重视，半年后症状有所加重，当地医院给予缩泉胶囊治疗后症状未见好转。现患儿睡中经常遗尿，甚时一夜2～3次，家长叫醒困难，白天自觉憋不住尿，神疲乏力，时有头晕，上课时精神不易集中，学习成绩下降；自觉后背发凉，怕冷，时有腹胀，大便溏薄，有时夹有未消化的食物，小便清长。舌质淡，苔薄白，脉沉细。

西医诊断：遗尿病。

中医诊断：小儿遗尿（肾阳不足）。

治法：补肾助阳，固精缩尿。

处方：补肾遗尿散加减。

桑螵蛸10g，益智仁15g，台乌药6g，石菖蒲10g，麻黄6g，郁金10g，覆盆子10g，五味子10g，生黄芪15g，山药15g，茯苓10g，鸡内金10g，炙甘草6g（补肾遗尿散）。加补骨脂10g，山萸肉15g，熟地黄15g，乌梅10g，陈皮10g，当归10g，细辛3g。7剂，水煎服，日1剂，分2次服。

二诊（2018年9月18日）：患儿家长代诉，服用上述药物后，夜间叫醒患儿较前容易，患儿自觉精神状态较前好转，头晕消失，遗尿好转，大便基本正常。患儿自诉时常容易心情不好，白天仍有憋不住尿，怕冷。舌质淡，苔薄白，脉沉细。处方：补肾遗尿散加金樱子10g，菟丝子15g，补骨脂10g，山萸肉15g，熟地黄10g，当归10g，柴胡6g。方中金樱子、菟丝子固精缩尿；补骨脂、山萸肉温肾益精；熟地黄滋补肾阴；当归活血行滞；柴胡疏散郁结，畅达气机。7剂，水煎服，日1剂，分2次服。

待二诊7剂药服用结束后电话随访，患儿上述症状基本消失，遗尿痊愈。

按：遗尿是指3周岁以上的小儿睡中小便频繁自遗，醒后方觉的一种病症，本病又称尿床。张教授认为，针对小儿遗尿常见肾阳不足的情况，若单予补肾，收效较差，须兼予肺脾肾三脏同治为佳。为此，张教授自拟补肾遗尿散，临床随症加减，效果良好。此方由缩泉丸合桑螵蛸散加减而来。缩泉丸源自《校注妇人良方》，由益智仁、乌药、山药组成，临床常用于治疗肾气虚寒而致小便频数、小儿遗尿、夜尿、尿失禁、膀胱过度活动症等。益智仁温脾暖肾，固气涩精，对尿液储存和排泄异常的各个环节都有显著的改善作用；乌药归肺、脾、肾、膀胱经，行气止痛，温肾散寒，可以使尿液浓缩，尿量减少；山药补益脾肾之气，能显著改善膀胱功能。三药相合，温肾祛寒、缩尿止遗，既可增加醛固酮含量，使尿量减少，又可降低膀胱顺应性，明显改善膀胱储尿功能。桑螵蛸散出自《本草衍义》，桑螵蛸味咸甘平，入肾，功专补肾助阳，固精缩尿，又能交通心肾，是治遗尿的良药；石菖蒲通窍醒神，化湿开胃；郁金味辛，能行散通经，与石菖蒲相配可醒神开窍；麻黄宣散肺气，通调水道，现代药理学认为，麻黄含有的麻黄碱能刺激大脑皮质兴奋；三药合用，可提高患儿夜间对排尿的自知力，抑制膀胱逼尿肌，防止遗尿。覆盆子补肾壮阳，有固精缩尿、缩小便之功；五味子收敛固涩可止遗；生黄芪补益肺脾之气，升阳举陷，以恢复膀胱决渎之功；茯苓健脾渗湿，与山药相配，一阴一阳，健脾滋阴固肾精，渗湿降浊不敛邪；鸡内金涩精止遗，健胃消食；炙甘草健脾和中，调和诸药。诸药合用，共奏补肾助阳，固精缩尿之功，又兼补脾益肺之能，肺脾肾三脏同治，使膀胱气化复常，遗尿自止，临床加减用之，每获良效。

张教授认为，小儿遗尿病虽主要责之于肾阳虚弱，下元虚寒，但肺脾两脏运化水液功能正常与遗尿的发病密切相关。临证治疗时，张教授常用自拟补肾遗尿散补肾助阳，固精缩尿，临床应用随症加减，疗效甚佳。另外，张教授强调，遗尿的生活调摄也很重要，家长和孩子配合，有意识地进行排尿训练，养成良好的生活习惯，对于遗尿的治愈也大有裨益。

（席芳琴　整理）

（二）慢惊风（脾虚肝亢，风痰阻络）

彭某，女，5岁6个月，2019年10月29日初诊。主诉：注意力不集中、频繁眨眼、咽喉不利伴夜寐不安3个月。家长于3个月前发现患儿注意力不集中，躁动不安，频繁眨眼，咽喉不利，常发吭吭声，同时伴有夜卧不安，遂来就诊。刻下症：坐立不安，手足躁动不停，频繁眨眼，咽喉不利，常发吭吭声，急躁易怒，睡时易惊醒，多梦，易积食，食纳欠佳，二便调。

西医诊断：小儿多发性抽动症。

中医诊断：慢惊风（脾虚肝亢，风痰阻络）。

治法：疏肝理脾，息风止痉。

处方：柴胡加龙骨牡蛎汤加减。

柴胡10g，黄芩10g，法半夏10g，生龙骨15g（先煎），生牡蛎15g（先煎），天麻10g，钩藤20g，石菖蒲10g，郁金6g，蝉蜕6g，僵蚕6g，白菊花10g，炒酸枣仁15g，远志6g，焦三仙各10g，炙甘草6g。7剂，每日1剂，水煎服。

二诊（2019年11月5日）：家长代诉服上方后诸症明显减轻，自觉药方效佳，故自行按原方继续服用14剂，服后症状基本消失。

三诊（2019年11月19日）：家长诉3天前因不慎外感，再次出现睡时易惊醒，多梦。现患儿急躁易怒，夜卧不安，伴咳嗽，流清涕，食欲尚可，二便调。处方：柴胡10g，黄芩10g，法半夏10g，生龙骨15g（先煎），生牡蛎15g（先煎），天麻10g，钩藤20g，石菖蒲10g，郁金6g，蝉蜕6g，僵蚕6g，桔梗8g，苦杏仁10g，白芷10g，苍耳子8g，辛夷6g，白菊花10g，炒酸枣仁15g，远志6g，炙甘草6g。7剂，每日1剂，水煎服。服药后未再复诊，电话随访，诸症已除。

按：小儿慢惊风多因脾胃虚弱或脾肾阳虚，而致脾虚肝亢或虚极生风；或因急惊风后祛邪未尽，损耗肝肾阴津，虚风内动。柴胡加龙骨牡蛎汤出自《伤寒论》，第107条曰："伤寒八九日，下之，胸满烦惊，小便不利，谵语，一身尽重，不可转侧者，柴胡加龙骨牡蛎汤主之。"该方有和解少阳，通阳泄热，重镇安神的功效，原方用于治疗伤寒误用下法后，损伤人体正气，导致疾病由太阳经进入少阳经，邪热内陷，形成表里俱病，虚实互见，阴阳错杂的变证。治亦寒温补泻并用，朱丹溪称之"杂合之病，须用杂合之药"。本案以注意力不集中、频繁眨眼、咽喉不利伴夜寐不安3个月为主诉，伴手足躁动不停，常发吭吭声，同时伴有夜卧不安，食欲欠佳。辨证为脾虚肝亢、风痰阻络，故用柴胡加龙骨牡蛎汤，加炒酸枣仁、远志等安神定志，其方中的小柴胡汤和解少阳，加龙骨、牡蛎重镇安神；天麻、钩藤平肝息风；

石菖蒲、郁金化痰开窍；蝉蜕、僵蚕息风止痉；炙甘草调中益气，调和诸药。综观全方和解少阳，调肝理脾，化痰解郁，息风止痉，重镇安神。三诊时由于感受外邪导致夜卧不安症状加重，伴咳嗽、流清涕，余症状基本消失，故在原方基础上加桔梗、苦杏仁宣肺止咳，加白芷、辛夷、苍耳子宣通鼻窍。由于本病在临床上多病程较长，患儿免疫力较低，症状易由外感而再次诱发，因此须注意避免外感引动，当内外合治为宜。

张教授认为，小儿慢惊风病变部位在肝，涉及心、肺、脾、肾，病机属性是本虚标实，其风痰阻络为标，脾虚肝旺为本，根据小儿"脾常不足、肝常有余"的生理特点及本病以风痰阻络为标、脾虚肝旺为本的特点以柴胡加龙骨牡蛎汤进行加减，去掉原方中的铅丹，因其主要成分为四氧化三铅，长期使用，尤其对于儿童，易导致铅中毒，故弃而不用，而大黄为苦寒之药，小儿"脾常不足"，用之不当，易伤脾胃，故多亦不用。常合时方天麻钩藤饮之主药天麻、钩藤平肝息风；菖蒲郁金汤之主药石菖蒲、郁金化痰开窍；再加蝉蜕、僵蚕等虫类息风镇痉之品，息风止痉，加减化裁。

（席芳琴　整理）

（三）紫癜（湿热发斑）

患儿，男，13岁，2019年10月15日初诊。主诉：双下肢瘀点、瘀斑1天，偶尔咳嗽。现病史：患儿有过敏性紫癜史，于两周前着凉感冒，出现恶寒发热、咳嗽等症状，经西药（具体用药不详）治疗5天后，发现紫癜复发，遂前来就诊。刻下症：双下肢小腿部位出现大小不等的深红色斑点，呈散发状，压之不褪色，感冒症状基本消失，偶有咳嗽，伴少量黄痰，咽红，咽部时有不适，咽部淋巴滤泡肥大增生，纳可，二便调，舌红，苔白厚，脉滑有力。辅助检查：血常规、尿常规均正常。

西医诊断：过敏性紫癜。

中医诊断：紫癜（湿热发斑）。

治法：清热利湿，凉血消斑，兼清肺利咽。

处方：四妙丸加减。

苍术 6g，黄柏 6g，生薏苡仁 15g，怀牛膝 10g，白茅根 15g，仙鹤草 15g，紫草 10g，茜草 10g，小蓟炭 15g，侧柏炭 15g，生地黄 10g，牡丹皮 10g，赤芍 10g，射干 6g，桑白皮 10g，板蓝根 10g，杏仁 10g，贯众炭 15g，牛蒡子 10g，桔梗 6g，甘草 6g。14 剂，每日 1 剂，水煎服。

二诊（2019 年 10 月 29 日）：服药后，小腿部紫斑已退，未见新发，面色少华，无其他不适，血、尿常规均正常，舌淡红，苔薄白，脉和缓。

西医诊断：过敏性紫癜。

中医诊断：紫癜（恢复期 气阴不足）。

治法：益气养阴，凉血止血。

处方：参芪地黄汤加减。

熟地黄 10g，生山药 10g，山萸肉 15g，牡丹皮 10g，泽泻 6g，茯苓 10g，黄芪 15g，仙鹤草 15g，白茅根 15g，紫草 10g，茜草 10g，小蓟炭 10g，侧柏炭 10g，银柴胡 10g，乌梅 10g，防风 6g，五味子 10g，甘草 6g。14 剂，水煎服，前 7 剂每日 1 剂，后 7 剂每两日 1 剂。

按：紫癜亦称紫斑，以血液溢于皮肤、黏膜之下，出现瘀点瘀斑，压之不褪色为其临床特征，是小儿常见的出血性疾病之一。常伴鼻衄、齿衄，甚则呕血、便血、尿血。《景岳全书》曰："动者多由于火，火盛则逼血妄行。"患儿有紫癜史，本次发病有明确的外感因素，六淫之邪易从火化，若热毒内扰，或湿热素盛，日久化火动血，迫血妄行，灼伤络脉，溢出脉外，外渗肌肤则发为紫癜。患儿腿部斑色深红，舌红，苔白厚，脉滑有力，均提示湿热内蕴，湿热下注，灼伤脉络，溢于肌肤而发斑；湿热壅肺，肺失宣肃，故见咳嗽，伴有黄痰；热邪上攻于咽，见咽红、咽部不适。故张教授以四妙丸加减。四妙丸出自清代医家张秉成的《成方便读》，专治湿热下注之痿证，该病病机与痿证相同，故异病同治。方中四妙丸清热利湿；生地黄、牡丹皮、赤芍取犀角地黄汤之意，合奏凉血散瘀之效；加以张教授常用药对白茅根—仙鹤草、紫草—茜草、小蓟炭—侧柏炭，加强凉血止血、散瘀消痈之功；射干、板蓝根、牛蒡子清热利咽；桔梗与甘草的搭配，一宣一清，祛痰止咳，利咽止痛；桑白皮、杏仁止咳平喘；贯众炭加强清热解毒、凉血止血之效；

甘草调和诸药。

二诊时患者病情稳定，处于恢复期，辨证属气阴不足，方选参芪地黄汤加减，参芪地黄汤即六味地黄丸加党参、生黄芪，源于清代医家沈金鳌编撰的《沈氏尊生书》，具有益气养阴之功效。本案张教授用参芪地黄汤益气养阴，减具有益气、生津、养血之功效的党参，防止"气有余便是火"之弊，加以张教授常用药对仙鹤草—白茅根、紫草—茜草、小蓟炭—侧柏炭，加强凉血止血之功效。该方又合名老中医祝谌予之验方过敏煎（银柴胡、乌梅、防风、五味子），以增强抗过敏的效果。全方共奏益气养阴、凉血止血兼顾抗过敏之效。

张教授提出"三因两辨一对症""经方为头，时方为尾"的临证思路，在治疗小儿过敏性紫癜时，急性期凉血止血、祛邪消斑，缓解期扶正固本、止血消斑贯穿疾病始终。张教授强调"方无定方，法无定法"，应根据紫癜临床症状和体征，"观其脉证，知犯何逆，随证治之"。张教授认为，药后调养也是重要的环节。他对于急性发作期的限制饮食有自己的见解，急性期和发作期患儿饮食应清淡为主，可以适当加入少量常见的蔬菜，不能完全以白米稀饭、馒头代替；病情相对平稳时，主食应从少量开始添加，慢慢加入蔬菜、鸡蛋、牛奶、猪肉、牛肉等，以加强营养，恢复体质，增强抗病能力。此外，张教授建议患儿适度活动，增强体质。

（席芳琴　整理）

（四）病毒性心肌炎后遗症（心气不足，痰阻心脉）

患儿赵某，男，6岁，2019年10月31日"胸闷、气短、乏力、心律不齐半年余"就诊。此患儿在2个月龄时因感冒后出现心慌、心悸、乏力，就诊于当地某医院，确诊"病毒性心肌炎"，经西药治疗（具体不详）后症状有好转，但仍有胸闷、气短、乏力等症状，后转他院诊断为"病毒性心肌炎后遗症"。患儿来我院除上述症状外，见盗汗，精神欠佳，面色萎黄，大小便正常，纳食一般，舌质稍红，苔白腻，脉结代。心脏听诊：心率110次/分，有奔马律。

西医诊断：病毒性心肌炎后遗症。

中医诊断：心悸（心气不足，痰阻心脉）。

治法：滋阴益气，养心化痰，佐以活血。

处方：瓜蒌薤白半夏汤加减。

瓜蒌 10g，薤白 10g，法半夏 10g，陈皮 6g，丹参 15g，鹿衔草 10g，苦参 10g，麦冬 10g，生地黄 10g，炙甘草 10g，玉竹 10g，云茯苓 10g，竹茹 10g，生龙骨、生牡蛎各 30g（先煎）。7 剂，每日 1 剂，水煎服。

二诊：患儿胸闷气短、乏力症状较前改善，心率 100 次 / 分，奔马律减少，盗汗好转，但患儿烦躁，易发脾气，大便偏干。舌质淡红，苔薄黄。处方：瓜蒌 15g，薤白 10g，法半夏 10g，枳实 6g，赤芍 10g，丹参 15g，栀子 6g，淡豆豉 6g，当归 10g，竹叶 10g，党参 15g，苦参 10g，麦冬 10g，甘草 3g，焦三仙各 10g，生龙骨、生牡蛎各 30g（先煎）。7 剂，每日 1 剂，水煎服。

三诊：心律不齐好转，奔马律消失，仍有早搏，上楼后气短稍重。舌质淡红，苔薄白，咽稍赤。处方：瓜蒌 15g，薤白 10g，法半夏 10g，枳实 6g，赤芍 10g，丹参 15，栀子 6g，桔梗 6g，当归 15g，牛蒡子 10g，党参 15g，苦参 10g，麦冬 10g，甘草 3g，焦三仙各 10g，生龙骨、生牡蛎各 30g（先煎）。14 剂，每日 1 剂，水煎服。

按：小儿为稚阴稚阳之体，其生理上有肺常不足、脾常不足的特点，病理上有发病容易、传变迅速的特点。张教授认为小儿肺常不足，卫外功能较弱，加之小儿肌肤娇嫩，腠理稀疏，故易感外邪，出现发热、恶寒、头痛、鼻塞、流涕等肺卫症状；中医认为"邪之所凑，其气必虚"，小儿感邪后正气易虚，正气虚，一则可复感外邪而使症状加重，二则无力驱邪外出，三则易生痰湿、血瘀。小儿脾常不足，外感邪气致其更虚，故而导致水谷运化失常，水反为湿，谷反为滞，湿浊停滞，聚则成痰，不仅出现食欲不振，而且年长儿可述咳痰量多，年幼儿可闻及喉中痰声辘辘，可见舌苔厚腻等痰湿内阻之征象。心肺相邻，同居上焦，肺朝百脉，辅心行血，邪滞不去，又易内舍于心，耗损气血造成心气不足，血不养心，出现气短、乏力、心慌、心悸、胸闷痛、头晕、目眩等症。鉴于上述之病理变化，张教授选用瓜蒌薤白半夏汤为主方，取其开胸、理气、化痰涎之功效。瓜蒌薤白半夏汤为《金匮要略》之方，由瓜蒌薤白白酒汤加半夏而成。书中述："胸痹，不得卧，心痛彻背者，瓜蒌薤白半夏汤主之。"究其致病之因，是痰饮（浊）壅塞较盛所致。此与病毒性心肌炎后遗症的病理改变一致。张教授指出，此方中白酒因其味辛辣，于小儿不宜，故去之不用。

张教授认为，小儿病毒性心肌炎由于病情较重，病程较长，久病入络可造成血瘀；加之此病多因外感风热阳邪所致，风为阳邪，易从热化，且小儿为纯阳之体，风邪更易从阳化热，甚则化火为毒，血受热毒熏灼而成瘀；心主一身之血，肺主一身之气，百脉朝会于肺，肺气可以贯心脉。风热邪毒侵袭肺卫可致肺气耗伤，朝百脉功能失调，心之气阴耗伤，气虚致血行不畅，瘀阻脉络而成瘀血，上述诸种原因导致瘀血不去，新血不生，心血乏源，则加重心悸、心慌的症状。张教授根据血瘀的轻重而选用不同的活血药，如胸痛不明显、舌质正常或稍暗者，可加入丹参；若胸痛明显、舌质暗有瘀点者，加入当归、赤芍、降香、川芎、桃仁、红花等。

此外，临床上患儿的病情复杂多变，因此一定要注意随症加减。在解决主要矛盾的同时要兼顾次要矛盾，病毒性心肌炎的患儿除气短、乏力、胸闷或痛外，心悸、心慌亦是常见症状，有些患儿可见到心电图有早搏等特殊表现。对于这种情况，张教授认为可在主方的基础上加入苦参、丹参、党参、鹿衔草等药物治疗，丹参和党参可稳定心率，现代药理研究表明苦参和鹿衔草两药也有抗心律失常的作用，或合用炙甘草汤；因气虚而自汗出者，可合用玉屏风散以扶正敛汗；若见舌淡苔滑润，形寒肢冷等气血亏虚之象，可合用归脾汤加减；小儿舌红苔白腻或黄腻者，合用温胆汤或黄连温胆汤；若小儿烦躁、易发脾气，可合用栀子豉汤以清心除烦；舌红苔少或无苔、纳呆者，可加入北沙参、麦冬、生地黄、玉竹、白薇等以滋肺胃之阴。

张教授在治疗本病时，注重气血阴阳并调，在抓主症的同时重视调理整体机能，综合采用养阴、益气、活血、化痰之法，并针对不同兼症而灵活加减。在整个治疗过程中始终贯穿活血化瘀之法，以养心、护心为选药之重要前提，同时顾及小儿生理病理特点。张教授亦提出，本病还需注意抗病毒的治疗，中药中苦参除可抗心律失常外，还具有抗病毒的作用，此外，板蓝根、白花蛇舌草等清热解毒药亦可选用。

（杨楠　整理）

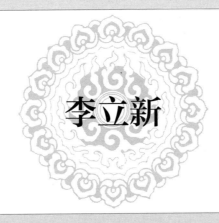

李立新

一、医家简介

李立新（1959—　），男，吉林省人。著名中医儿科专家。吉林省中医药科学院原副院长，儿科主任，吉林省名中医，第六批全国老中医药专家学术经验继承工作指导老师，享受国务院政府特殊津贴，吉林省突出贡献中青年专家，第二批全国老中医药专家学术经验继承工作继承人，国家中医药管理局"十一五"重点专科带头人，吉林省重点学科带头人，长春中医药大学博士研究生导师，世界中医药学会联合会儿科专业委员会常务理事，中华中医药学会儿科分会常务委员，全国中医药高等教育学会儿科教学研究会常务理事，吉林省中医药学会儿科专业委员会名誉主任委员，吉林省中西医结合学会儿科分会名誉主任委员。先后荣获"全国医德标兵""全国创先争优先进个人""吉林省五一劳动奖章""吉林省优秀共产党员""吉林省直机关优秀共产党员标兵""吉林省医德楷模""白求恩式医务工作者""感动吉林十大慈善人物""感动长春卫生人物""长春卫生工作突出先进个人""我最喜爱的健康卫士"等荣誉称号。

李立新教授师从国医大师王烈教授，学术造诣深厚。在继承前人的基础之上，既博古又不泥古，既勤求古训，又博采众方。从医30余载，在大量的临床实践中，逐渐形成了自己的学术思想，尤其在防治小儿咳嗽、哮喘、湿疹、抽动症等方面，具有很多独到的见解。在小儿久咳方面，李立新教授提出"痰瘀互阻"理论。认为痰瘀互阻才是导致小儿久咳的原因，因而强调祛瘀在治疗中的重要作用，并提出"治痰先治瘀，瘀祛痰自除"的治疗方法；在小儿湿疹方面，认为胃与湿疹密切相关，当从胃论治。治疗上更是提出虽然湿疹与湿热相关，但仍当顾护胃气，润以胃津。在中医的治则方面，提出了"通"的概念，以"通"为顺。这里的"通"不仅指的是气当"通"（气不通，则为郁），血当"通"（血不通，则为瘀），津液当"通"（津不通，则为湿为痰），人体五脏六腑、四肢百骸均当"通"；更指的是人当"通"，事当"通"。在儿科四诊方面，他强调问诊的重要性。问孩子，问家长，在问诊中捕捉细节，全面了解病情。李立新教授还提出了从痰论治小儿食积、从痰论治小儿厌食、从肾论治小儿抽动障碍等理论。先后承担省厅级科研项目 10 项，市局级科研项目 7 项，主编儿科专著 1 部，发表行业内学术论文 30 余篇。

二、学术观点

（一）"痰瘀互阻"理论

"痰瘀互阻"理论是李立新教授多年临床经验的总结，是适用多种儿科疾病的创新性理论。"痰"与"瘀"虽为人体的两种不同病理产物，但二者有着密切的联系。首先二者具有同源性。痰瘀同源，缘于津血同源。众所周知，津与血均来自于水谷精微之气及肺吸入的清气。这正如我们看到的血液中除了有红细胞之外，还有大量的水份，红细胞可看作是血，这些水份就可以理解为津。正常情况下血与一部分津是在脉道中相伴而行，营周不休，周而复始。然而在病理状态下，或为气机阻滞，或为血热妄行，或为气不摄血，或为阴虚火旺，导致气血运行不畅，血溢于脉外，这时就会出现血瘀。血停为瘀，津停便是痰。这正如我们皮肤有破损，除了有红细胞凝集之外，还有血清的渗出。此时的瘀血可以理解为瘀，凝集的血清便可以理解为痰。其次，痰湿之邪，本性黏腻，易阻滞气机，气为血之帅，气停则易致血停。气血运行不畅，血行瘀滞，则出现血瘀。血瘀亦可阻滞气机，气机不利，运化水湿不利，水湿津液凝聚，便可形成痰。综上可以看出，痰瘀同源，且痰可致瘀，瘀亦可致痰，痰郁久多兼瘀，瘀久亦必兼痰郁，故痰与瘀最易交结互阻。因瘀较痰更顽固难消，故痰瘀交结后，痰因瘀而滞，普通之痰就转变为胶固难祛之痰，即为顽痰。《素问·咳论》云："五脏皆令人咳，非独肺也。"然而小儿久咳多为顽痰所致，"非顽痰无以致久咳"。针对该病，李立新教授提出"治痰先治瘀，瘀祛痰自除"的观点。顽痰不祛，咳不能止。然痰系因瘀而滞，故想治痰，必先治瘀。瘀祛则痰由顽固之痰转变为普通之痰，用普通的祛痰之剂即可去除。该理论的重点就是要强调祛瘀在治疗顽痰所致疾病中的重要作用。"痰瘀互阻"理论是从某个角度解释了顽痰的成因，李立新教授提出的"治痰先治瘀、瘀祛痰自除"的治疗方法，已经多年临床实践所验证。同时，"痰瘀互阻"理论不仅适用于小儿久咳，更适用于顽痰引起的多种儿科难治性疾病，如肺炎喘嗽、哮喘、惊风等。

（二）"肺—胃—大肠—肾"的调气理论

1. 肺主气，司呼吸，以降为顺

《黄帝内经》中最早描述了喘证，可见"肺病者，喘息鼻张""肺高则上气肩息"等记载，提示喘证病位在肺。肺主一身之气，主宣发肃降，为五脏六腑之华盖，位置最高，故其气以降为顺，《内经博议》曰："肺主治节，得职其气下行，失职则气上行。"肺气上逆、肺气不降为喘证病机。

2. 肾主纳气，为气之根

《类证治裁》曰："肺为气之主，肾为气之根，肺主出气，肾主纳气，阴阳相交，呼吸乃和。若出纳升降失常，斯喘作焉。"肺气肃降顺利，有利于肾之收纳元气固精；肾气充盛，摄纳有力，利于肺之肃降，维持呼吸深度。肺肾配合，完成呼吸功能，具有协同和依存的关系。若肾精不足，摄纳无权，气浮于上，或肺气久虚，久病及肾，均可导致肾不纳气，动则气喘等症，《临证医案指南》说："在肺为实，在肾为虚。"

3. 肺与大肠相表里，以通降为顺

《中西医汇通医经精义》曰："大肠之所以能传导者，以其为肺之腑，肺气下达，故能传导。"肺与大肠相表里，大肠通腑降浊的功能，得肺之肃降为顺，如肺气郁闭，气机不能循经络入大肠，肠腑不降，传导不行则大便闭塞。《太平圣惠方》曰："治伤寒五六日，大便不通，气喘，宜服桑白皮散方。"即大肠秘结，失于通降影响肺的功能。

4. 胃主行气，助肺肃降

《素问·咳论》曰："聚于胃，关于肺……气逆也。"陈修园在《时方歌括》中说："肺气之布，必由胃气之输。"肺主一身之气，脾胃居中焦，为

气机升降之枢纽，脾升胃降，升降有序，则气机周流，人体康健。肺气的肃降有助于胃气通行下降，胃气的通降又是肺气肃降的的条件。肺胃关系在咳喘气逆上主要体现在肺与大肠相表里，大肠主降，以胃的通行之力为动力。《灵枢·本输》曰"大肠、小肠皆属于胃。"《伤寒论》曰："阳明之为病，胃家实是也。"由此可见，胃、大肠、小肠一气贯通可传化水谷，运行糟粕，胃腑不降，气机郁滞于中而致痞闷胀满，大肠传导失常，则会影响肺气肃降。

故李立新教授认为喘息一证，不离于肺，但亦不止于肺，认为肺气不降是喘之根本。肺主气，为病脏，大肠与肺相表里，主降气；肾主纳气，以协助肺的肃降功能，尤其提出胃的行气通降功能，因小儿常饮食不节，食积胃肠，气不得降，逆而为喘，故而形成肺—胃—大肠—肾的调气理论以降气止喘。

李立新教授认为喘证为肺气不降，临床以降肺气为主，自拟紫苏子、地龙、白前、前胡、款冬花、紫菀为基础方，其中紫苏子具有降气、消痰、平喘、润肠之功，地龙清热平喘，解痉通络，白前泻肺降气，祛痰止咳，前胡降气化痰止咳，款冬花、紫菀均润肺下气消痰，上药均归肺经，共奏降肺气平喘之效，临床寒热均可用。寒证可配合温肺化饮之品，如小青龙汤、苓甘五味姜辛夏杏汤，热证联合麻杏甘石汤、桑白皮汤；而喘必伴痰，可予泻肺化痰的葶苈子、鱼腥草、栝楼等药物。喘兼食欲不振，脘腑胀满痞闷等，予清半夏、旋覆花、厚朴等以降胃气，助肺肃降。伴大便秘结，可予牛蒡子、莱菔子、大黄、枳实等药物以通腑肃肺。喘兼久病，肺肾不足，治以敛肺补肾，可给予太子参、黄芪、白芍、牡蛎、五味子、麦冬、山药、山萸肉等药物，其中太子参、黄芪补肺气，白芍、牡蛎色白入肺主收，可纳苏子等药所降之肺气入肾，即金能生水；肺喜润恶燥，予麦冬、五味子入肺、肾两经，敛肺涩精，纳气平喘；山药平补肺脾肾三脏之精，山萸肉味酸收敛，滋补肝肾，张锡纯常应用此两药治疗喘脱之证。

（三）五脏辨证，以通为顺

遵古创新，辨证论治。李立新教授临床中深受钱乙脏腑辨证的影响，结合儿科生理病理特点，"三不足，两有余"，精于治疗儿科各科常见病。

《素问·五脏生成》曰："诸血者，皆属于心。"《素问·痿论》曰："心主身之血脉。"心主血脉是指心气推动和调节血液循行于脉中，周流全身的作用，发挥营养和滋润作用，心气充沛，血液充盈，脉道通畅。反之，则心气不足，气血瘀阻，出现心悸气短，动者尤甚，神疲无力，胸闷胸痛，面色苍白，少气懒言，语声低微，舌质淡白或紫暗，故临床常选当归补血汤，以补气生血，使有形之血生于无形之气，气行则血行，气滞则血凝。肺主一身之气，诸气者，皆属于肺。肺朝百脉，主气，司呼吸，主宣发肃降，通调水道。肺主气的功能正常，则气道通畅，呼吸均匀，清气吸入充足，宗气生成有源，气机调畅。若肺气不足，不仅会引起呼吸功能减弱，而且会影响宗气的生成和运行，而出现咳喘无力，气少不足以息，动则更甚，声音低怯，体倦乏力等气虚（尤其是宗气虚）的症状，故临床上重视补肺气，调畅气机，多选用玉屏风散益气固表，酌加引经药桔梗，以补气行气，恢复肺脏宣发肃降之功。肝藏血，主疏泄；脾统血，主运化；肾藏精，主纳气；肝的疏泄功能正常，则脾的运化功能健旺，肝血的化生，有赖于肾中精气；肾中精气的充盛，亦有赖于肝血的滋养；由于肝肾同源，所以肝肾阴阳相互制约，协调平衡，脾之健运，化生精微，须借助于肾阳的温煦；而肾中精气亦有赖于水谷精微的培育和充养，才能不断充盈。故五脏功能协调，则全身气、血、精液畅通。西医学示心、脾、肝与血管关系密切，血管不通则出现心肌梗塞、脑血栓、脑出血、高血压、肝硬化、肝腹水、肝癌、脾破裂、痛风等疾病，遂应通畅血管，恢复正常血液流通。肺、肾与气管关系密切，气道不通则临床常见慢性阻塞性肺疾病、肺栓塞、肺气肿、糖尿病、肾小球肾炎、肾病综合征等，遂使气机通畅，机体代谢才能正常。综上，应以五脏辨证为理论基础，调整周身气血，使气血通畅，以通为顺，保持机体正常功能。

（四）"留白"理论

李立新教授在治疗小儿慢性疾病过程中提出了"留白"理论，并首创将这一理论运用到儿童抽动障碍的临床治疗中，疗效确切，为我们治疗疾病提供了新的思路。对于慢性疾病的中药治疗不同于以往的长期持续中药口服方式，李立新老师提出了在治疗过程中，给予患者适当的休整期，采取间断的给药方法，即"留白"思想，并经过临床观察发现，与同期持续口服药物的患者比较，疗效确切。"留白"是中国传统绘画中一种独特的表现手法，是虚与实、有与无的结合，是布局中的无笔墨处。在绘画作品中巧妙地运用"留白"技巧，达到"无画处皆成妙境"的理想效果，虚实相生比实实在在更为灵动且富有韵味。这正是所谓"此处无物胜有物"。"留白"体现着道家"道常无为而无不为"的哲学思想。留白手法最早虽是运用在绘画上，但后来也被借鉴和运用到许多其他领域。

李立新教授治疗上在以调整人体内在动态平衡作为出发点的治疗思路指导下，根据审证求因、辨证论治的原则遣方用药，并结合自己多年的临床经验，发现在抽动障碍患儿治疗过程中适当的"留白"，能给患儿身体和精神以暂时喘息的机会，也同时激活人体自我修复功能，从而达到事半功倍的治疗效果。适当的"留白"能使直观的"黑"发挥最大的作用，体现了治未病的思想。同时，"留白"也是为患儿家长提供空间，使其为患儿创造良好和谐的家庭氛围及健康的成长环境，以利于培养患儿健康的心理状态，促进疾病的恢复。

（五）脾虚生风，抽动不宁

小儿抽动症是儿科较为常见的一种病证，主要为肌肉有不自主的突发的快速抽动，表现为多种的抽动形式和抽动部位，以挤眼睛、摇头、噘嘴、耸肩、尖叫、不自主的咒骂等为主要特征，属中医"惊风""抽搐"范畴。李立新教授结合多年临床经验，认为脾虚是小儿抽动症发病的根本原因，同时与肝、心两脏关系密切。肝与脾，皆可调畅气机，两者相互生克制化，若脾气亏虚，不能生气，则木气旺盛，致阳亢动风，出现抽动症状，治以扶土抑木；心主血，脾为气血生化之源，脾虚则生化乏源，心失所养，虚火内生则妄动不宁，治以健脾养心；脾为太阴湿土，喜燥而恶湿，主运化，若脾气虚弱，失于运化水液，导致痰湿内停，久而化热，痰热互结，引动肝胆之气而动风，治以运脾化痰。故治疗小儿抽动症重在健脾，脾强则风自灭。

三、临床特色

（一）擅长应用对药治疗小儿咳喘类疾病

李立新教授在临床中擅长应用对药治疗小儿咳喘类疾病。例如选用款冬花、紫菀：两者均为止咳化痰平喘药物，款冬花重在止咳，紫菀偏于祛痰，相须为用，可加强润肺下气、消痰止咳之效，凡咳嗽之证均可用之。清半夏、瓜蒌：清半夏辛温，燥湿化痰，瓜蒌微苦寒，善清肺热，润肺燥而化热痰，两药相合，相制相成，寒温并用，各趋其所，痰无所避，痰消气顺则咳喘自平。紫苏子、地龙：紫苏子性温味辛，除痰降气、止咳平喘。地龙性寒味咸，性寒清热，善走窜搜风，可清热镇惊息风，且咸能入血通络，二药相合，一寒一温，清宣肺气，解痉平喘，且地龙可通肺络，祛痰瘀以利于肺之宣发肃降功能恢复。前胡、白前：前胡微寒，辛苦，宣散风热，降逆止咳。白前味辛，性微温，长于泻肺降气，前胡偏于宣肺，二药配伍，一宣一降，使肺气和则痰可去、嗽可宁。百部、车前子：百部味甘微温，温而不躁，润而不腻，润肺而止咳。车前子性寒，长于利水清热祛痰。百部侧重于润，车前子侧重于降，二药伍用，一润一降，降润相合，祛痰止咳甚效，实属止咳之良配。杏仁、桃仁：苦杏仁味苦，以宣降为主，为肺经要药，功专降利肺气而平喘。桃仁味苦，性平，其行偏于血分，长于破瘀生新，二者配伍，桃仁入血分，偏于活血；杏仁入气分，偏于降气，一气一血，止咳平喘，通络化痰。

（二）临床辨治，注重顾护脾胃

众所周知，小儿之体，脏腑娇嫩，形气未充。而五脏之中尤以肺脾之气最易不足，正如古人云，小儿"肝常有余，脾常不足，肾常虚，心常有余，而肺常不足"。小儿脾胃易为外邪所伤系由其生理特点决定。小儿生机蓬勃，发育迅速，需要汲取大量的水谷精微之气。然而，其神识未发，冷暖饥饱不知自调，加之父母娇惯溺爱，常致小儿喂养不当，饮食不节，或过食肥甘厚味，损伤脾胃。脾胃对于人体起着至关重要的作用。脾为后天之本，气血生化之源；胃为太仓，水谷气血之海。人以水谷为本，胃主受纳水谷，脾主运化精微营养物质，人出生后，所有的生命活动都有赖于后天脾胃摄入的营养物质。脾胃受损，将殃及全身。李东垣在其《脾胃论》中即指出："内伤脾胃，百病由生。"《金匮要略》云："见肝之病，知肝传脾，当先实脾，四季脾旺不受邪。"因此，调脾护胃在诊治疾病中尤为重要，小儿更是如此。

李立新教授在临床上辨治疾病尤其注重顾护小儿的脾胃。这体现在以下几个方面，一是少用大寒大热之品。食易伤脾，药物更是如此。他常言"虽有大热大寒之邪，亦宜徐徐图之，不可急功近利"。二是中病即止，"小儿用药亦病去七分，留三分"。其含义就是治疗小儿疾病用药物治疗使其病邪去除七分即可，不可贪功。因为小儿脏器轻灵，易趋康复，剩下三分余邪，留给孩子自身的正气去解决。三是顾护脾胃应当贯穿小儿疾病的始终。小儿脾常不足，故所患之疾多与脾胃相关。再者，既使并非脾胃之疾，亦当顾护脾胃之气。正如《中藏经》所言："胃者，人之根本也，胃气壮则五脏六腑皆壮也"。

（三）一人一方一祝福

李立新教授门诊患者络绎不绝，大多数均为常见病、多发病，在辨病辨证方面大同小异，但他认为临床上没有完全相同的病证，即使诊断一样，主症和兼症也会或多或少有所不同，舌苔、脉象也不尽相同，所以他摒弃成方，始终坚持一人一方，亲自问诊，亲自查体，亲自写出方中的每一味药，并融入对患儿深深的祝福，这里的祝福，包括对疾病康复的祝愿，更重要的是在这简单的话语中融入了心理疗法，收到良好的治疗效果，受到患儿家长的好评。同时李教授在治疗上，提倡绿色疗法，坚持能外治的不口服，能口服的不注射，杜绝滥用抗生素，力争做到治病不伤身。

（四）喜用动物药

《神农本草经》收载动物药67种，李立新教授通过20余年临床经验，指出动物药在治疗儿科各系统疾病中疗效显著，尤其是小儿多发的常见疾病，结合当代生活习惯及社会环境因素，阐明了自己的用药特色。

一是治肺系好用通络药。"肺朝百脉，主宣发肃降"。李立新教授在临床治疗中擅用解痉平喘、通络化痰类药物，解痉平喘常用全蝎、地龙，全蝎性平，味辛，有镇痉通络止痛的作用，地龙性寒，味咸，有通络平喘的作用；通络化痰常用白僵蚕，白僵蚕性平，味咸、辛，有化痰祛风止痉的效果，临床常用于肺炎、支气管炎、哮喘及咳嗽有痰等，强调该药在治疗此类疾病见明显痰喘时有宣肺开闭、降气化痰、解痉平喘、通络引邪外出之效用，针对肺炎痰热闭肺证，提出"清热开肺，涤痰平喘"的治法。

二是治疗小儿抽动症喜用生龙骨、生牡蛎、僵蚕、蝉蜕、石决明。《本草经读》中提到"惊痫颠痉，皆肝气上逆，夹痰而归逆于心，龙骨能敛火安神，逐痰降逆。"牡蛎味咸，归肝、胆经，有重镇安神的效果，李立新教授在临床中常用二者与僵蚕配伍治疗全身性抽动，以起到通络化痰，镇痉安神之效。《医学衷中参西录》中提及"石决明微咸，性微凉，为凉肝、镇肝之要药"；蝉蜕性寒，味甘，入肝肺，主利咽喉，有清热解痉之效，二者合用，共起清泻肝火之效，故李立新教授治疗咽性抽动时喜用二者与川芎配伍，起到疏肝化瘀之效。对于小儿癫痫的治疗，他喜用全蝎、僵蚕、甘松、石菖蒲、郁金，起到通络化痰，开郁镇静的效果。

三是对于过敏性疾病如鼻炎、过敏性皮炎、湿疹、荨麻疹的治疗，李立新教授善于在过敏煎（防风、柴胡、乌梅、五味子）的基础上，配以僵蚕、蝉蜕、苍耳子、徐长卿，起到解毒透表，祛风止痒之功，对于瘙痒难除者可加乌梢蛇及苦参，以增强搜风通络止痒之力。

四是对于各类腹痛的治疗尤其重视动物药的应用。瓦楞子，味咸、甘、性平，入肺、胃、肝经，善于走血分，消痰滞，软坚散结，对于胃脘痛（幽门螺杆菌感染者），李立新教授喜用瓦楞子配伍黄连、乌贼骨，起到祛瘀散结，制酸止痛之效。九香虫出自《本草纲目》，味咸，性温，归肝、脾、肾经，具有行气止痛，温肾壮阳之功。对于腹痛（腹腔肠系膜淋巴结炎）者，常于芍药甘草汤基础上加延胡索、三棱、莪术及九香虫，以疏肝温肾，化瘀止痛。

（五）擅治顽疾，内调外敷显奇效

李立新教授临证多年，善用外治法与内服药物协同治顽疾，如肺脾系常见疾病，尤以慢性咳嗽、反复呼吸道感染、厌食、久泻等迁延之疾，发挥中医药特色，彰显奇效。外治法经过几千年的总结，加之李立新教授临证实践，证明其疗效显著，副反应极少，易被患儿及家长接受。他认为，小儿因肺、脾、肾不足而易于反复呼吸道感染，肺为娇脏，不耐寒热，皮毛为其主，鼻为之窍，外邪侵袭，首犯肺系，而有肺系病变。中医药外治法避免了药物对胃肠的直接刺激，避免了肝肾损害，克服了小儿惧怕打针、吃药的反抗心理，避免了长期反复应用抗生素、解热镇痛药等带来的潜在危险因素。现代研究表明，中药外敷能提高血清补体含量和巨噬细胞吞噬能力，提高免疫球蛋白血清凝集效价，中医外治法可提高机体免疫能力。应用穴位贴敷（防风、黄芪、白芥子、延胡索、桃仁、甘遂等药物）治疗肺炎喘嗽久咳患儿，选穴：肺俞、膻中、神阙、足三里。连续贴敷7天，改善复感儿症状及体征。贴敷可增加肺部血容量，改善微循环，促进肺部炎症的吸收，恢复肺部防御功能。

四、验案精选

（一）儿童慢性咳嗽（痰热壅肺）

刘某，男，5 岁。主因咳嗽 4 个月，于 2011 年 5 月 6 日就诊。患儿于 4 个月前感寒后出现咳嗽，呈阵发性，以活动后为著，有痰不易咳出，遂于当地三甲级医院就诊，诊断为"支气管炎"，予头孢类抗生素静脉注射十余日，咳嗽有所缓解，但未治愈。后又曾就诊于多家医院及诊所，先后口服多种抗生素、中成药及中药，咳嗽时轻时重，始终未能治愈，为求进一步诊治，遂来我院就诊。刻下症：咳嗽，呈阵发性，以夜间及活动后为著，咳时面赤唇红，偶可咳出少量黄色黏痰，易口渴，食可，睡眠时有不安，尿黄，大便干。查体：体温 36.2℃，脉博 98 次 / 分，呼吸 20 次 / 分，血压 98/60mmHg，精神状态佳，面色红，全身皮肤黏膜无黄染、皮疹及出血点，浅表淋巴结无肿大，巩膜无黄染，结膜无充血，颈软，无抵抗，咽部充血，扁桃体无肿大，双肺呼吸音粗，未闻及干湿性啰音，心率 98 次 / 分，律齐，心音有力，各瓣膜听诊区未闻及病理性杂音，腹软，无压痛及反跳痛，肝脾肋下未及，神经系统查体正常。舌质红，苔黄腻，脉滑数。辅助检查：血常规示白细胞 $8×10^9$/L，中性粒细胞百分比 63%，淋巴细胞百分比 23%。超敏 C 反应蛋白 2.0mg/L。胸部正侧位 X 线：气管纵隔居中，两肺纹理增强，肋膈角锐利，心膈未见明显异常。

西医诊断：儿童慢性咳嗽。

中医诊断：咳嗽（痰热壅肺）。

治法：清肺止咳，化瘀涤痰。

处方：（自拟方）伏虎涤痰汤加减。

虎杖 15g，刘寄奴 10g，益母草 10g，天竺黄 5g，青礞石 5g，桑白皮 8g，地骨皮 8g，陈皮 10g，沙参 12g，大黄 3g，莱菔子 10g，枳实 10g。5 剂，1.5 日 1 剂，水煎服。

二诊（2011年5月13日）：患儿服药后前3天，咳嗽较前增多，痰量略增多，但较前易咳出，仍为黄色黏痰，时而成块。近3天，咳嗽明显减少，尤夜咳减少明显，痰量继续增多，但颜色由黄变白，且较易咳出，咳时无面赤唇红之象，口渴减轻，食可，仍睡眠时有不安，尿略黄，大便略干。查体：体温36.8℃，脉搏96次/分，呼吸22次/分，血压96/62mmHg，精神状态佳，面色红，全身皮肤黏膜无黄染、皮疹及出血点，浅表淋巴结无肿大，巩膜无黄染，结膜无充血，颈软，无抵抗，咽部无充血，扁桃体无肿大，双肺呼吸音粗，未闻及干湿性啰音，心率96次/分，律齐，心音有力，各瓣膜听诊区未闻及病理性杂音，腹软，无压痛及反跳痛，肝脾肋下未及，神经系统查体正常。舌质淡红，苔略黄腻，脉滑数。李立新教授认为此时瘀邪渐消，但痰湿仍较盛，此时当酌加理气化痰之品。处方：虎杖15g，刘寄奴10g，益母草10g，天竺黄5g，青礞石5g，桑白皮8g，地骨皮8g，陈皮10g，清半夏5g，川贝母2g，沙参12g，大黄5g，莱菔子10g，枳实10g。5剂，1.5日1剂，水煎服。

三诊（2011年5月20日）：患儿服药后日间偶咳，夜间无咳，偶咳白色黏痰，时有自汗出，无口渴，食可，寐安，二便正常。查体：体温36.2℃，脉搏98次/分，呼吸21次/分，血压96/60mmHg，精神状态佳，面色红，全身皮肤黏膜无黄染、皮疹及出血点，浅表淋巴结无肿大，巩膜无黄染，结膜无充血，颈软，无抵抗，咽部无充血，扁桃体无肿大，双肺呼吸音粗，未闻及干湿性啰音，心率98次/分，律齐，心音有力，各瓣膜听诊区未闻及病理性杂音，腹软，无压痛及反跳痛，肝脾肋下未及，神经系统查体正常。舌质淡红，苔略黄，脉数。李立新教授认为此时邪气渐消，仍余有少许痰湿，但正气未复，此时当酌加补肺益气之品。处方：虎杖15g，刘寄奴10g，益母草10g，天竺黄5g，青礞石5g，桑白皮8g，地骨皮8g，苏子10g，白芥子5g，川贝母2g，沙参12g，大黄5g，黄芪20g。5剂，1.5日1剂，水煎服。服药后几无咳嗽，随访3个月，未再复发。

按：咳嗽是儿科临床上最为常见的症状之一，其发病率之高，不言而喻。咳嗽本是人体一种保护性反射，但如果过多或长久不愈就会对人们的生活、学习、心理造成一定的危害，这样就成了一种疾病。多数咳嗽不难治疗，经过常规的治疗方法可在短期内缓解或治愈。然而其中有一部分不易缓解，难以治疗，其病程超过4周的，西医学称之为"慢性咳嗽"，中医可归为"久咳"等范畴。长期咳嗽对于儿童的生理、心理，乃至其家长的心理都会造成较大的危害。现代医家治疗该病多以补益肺脾之气、化痰止咳为主，少见从瘀论治者。李立新教授认为"痰瘀互阻"是导致儿童慢性咳嗽之主因，"痰因瘀而滞，有瘀才会成顽痰"，故提出"治痰先治瘀，瘀祛痰自除"的观点，在此理论基础上拟定了伏虎涤痰汤治疗儿童慢性咳嗽。方中虎杖既可活血化瘀，又可化痰止咳，清肺火，为君药；刘寄奴、益母草，二者均可活血化瘀，利水消肿，善治水瘀互阻，亦有助于痰瘀互阻；天竺黄、青礞石，善化老痰、顽痰，尤适用于导致久咳之顽痰，可增加君药涤痰之功；桑白皮、地骨皮，二者善清肺中之火，相须为用，助君药泻肺平喘、化痰止咳；陈皮为理气化痰之要药，既入气分，理气而化痰，又可入血分，行气而活血，咳嗽日久，易耗气伤阴。沙参养阴润肺，化痰化瘀。同时又可防他药苦寒太过，耗伤阴液，使泻火而不伤阴。诸药合用，虚实兼顾，攻补兼施，祛邪而不伤正，共奏祛瘀涤痰之功。

"痰瘀互阻"理论是李立新教授多年临床经验的总结，从某个角度解释了顽痰的成因，他提出的"治痰先治瘀、瘀祛痰自除"的治疗方法，已经过多年的临床实践验证，在某种程度证实了其理论的正确性。同时，"痰瘀互阻"理论不仅适用于小儿久咳，更适用于顽痰引起的多种儿科难治性疾病，如"肺炎喘嗽""哮喘""惊风"等。

（仇志锴 整理）

（二）长期发热（湿热内蕴，气阴两伤）

姜某，女，11岁。主因反复发热4年，于2019年11月28日就诊。患儿于4年前无明显诱因出现发热，最高体温40.8℃，发热持续3～5天，可自行缓解，每月反复1次。4年前曾就诊于吉林大学第一医院，考虑为"免疫系统疾病"，未予明确诊断及治疗。2年前就诊于北京协和医院，疑为"周期性发热"，未给予治疗。近 3 个月发热过程中伴口腔及外阴黏膜溃疡，热退后溃疡逐渐好转。因病情缠绵不愈，遂来我院就诊。刻下症：发热，口角溃疡，口微渴，饮食、睡眠正常，大便黏，偶有大便干，尿黄。查体：体温 39.0℃，神志清楚，精神可，面色红，两侧口角溃疡，全身皮肤黏膜无黄染、皮疹及出血点，浅表淋巴结未触及。咽部无充血，双侧扁桃体无肿大，双肺呼吸音清，未闻及干湿性啰音，心率 106 次 / 分，律齐，心音有力，各瓣膜听诊区未闻及病理性杂音，腹软，无压痛及反跳痛，肝脾肋下未及，外阴无溃疡。舌红，苔黄腻，脉滑数。自带外院血常规未见明显异常。

西医诊断：周期性发热。

中医诊断：内伤发热（湿热内蕴，气阴两伤）。

治法：清利湿热，益气养阴。

处方：蒿芩清胆汤合沙参麦冬汤加减。

青蒿 10g，滑石 10g，黄芩 10g，柴胡 6g，萆薢 10g，牡丹皮 10g，生地黄 10g，知母 10g，郁金 10g，沙参 10g，麦冬 10g，黄芪 10g，女贞子 10g，车前子 15g。8 剂，水冲服，日 1 剂。

二诊（2019 年 12 月 5 日）：患儿服药期间无发热，口角溃疡逐渐好转。目前体温正常，但出现咳嗽，喉间痰鸣，纳可，寐安，二便正常。查体：神志清楚，精神可，面色红，全身皮肤黏膜无黄染，无皮疹及出血点，浅表淋巴结未触及肿大。口角溃疡好转，咽轻度充血，双侧扁桃体无肿大，双肺呼吸音粗，闻及少许痰鸣音，心腹查体未见异常。舌淡红，苔白腻，脉滑数。考虑外邪犯肺，肺气不宣，上方去郁金、沙参、麦冬，加鱼腥草 10g，百部 10g，百合 10g，清肺祛痰止咳。8 剂，水冲服，日 1 剂。

三诊（2019 年 12 月 13 日）：患儿无发热，咳嗽好转，痰减少，鼻塞，纳可，寐安，二便调。查体：神志清楚，精神可，面色红润，全身皮肤黏膜无黄染，无皮疹及出血点，浅表淋巴结未触及肿大。无口角溃疡，咽无充血，双侧扁桃体无肿大，双肺呼吸音清，未闻及啰音，心腹查体未见异常。舌淡红，苔白腻，脉滑数。方药：滑石 10g，萆薢 10g，黄芩 10g，生地黄 10g，青蒿 10g，知母 10g，郁金 10g，沙参 10g，麦冬 10g，黄芪 10g，女贞子 10g，车前子 15g，防风 10g，苍耳子 10g，辛夷 10g，鱼腥草 10g。16 剂，水冲服，日 1 剂。

四诊（2019 年 12 月 19 日）：患儿发热 2 天，最高体温 38.7℃，偶有咳嗽，流黄涕，乏力嗜睡，偶头痛，口唇干裂，纳可寐安，二便调。查体：神志清楚，精神可，面色略红，全身皮肤黏膜无黄染，无皮疹及出血点，浅表淋巴结未触及肿大。无口角溃疡，咽充血，双侧扁桃体无肿大，双肺呼吸音粗，未闻及啰音，心腹查体未见异常。舌苔薄黄，脉数。血常规：白细胞 11.99×10⁹/L，淋巴细胞 19.42%，单核细胞 13.3%。X 线示两肺纹理增强。考虑外感，方药：滑石 10g，萆薢 10g，黄芩 10g，柴胡 6g，牡丹皮 10g，生地黄 10g，青蒿 10g，知母 10g，郁金 10g，车前子 10g，生石膏 30g，牛膝 10g，防风 10g。6 剂，水冲服，日 1 剂。

五诊（2020 年 1 月 3 日）：患儿无发热，无口角溃疡，轻微盗汗，纳可，寐安，二便调。查体未见明显异常。舌淡红，苔薄白腻，脉数。方药：青蒿 10g，知母 10g，黄芩 10g，柴胡 6g，沙参 10g，麦冬 10g，玉竹 10g，连翘 10g，砂仁 6g，石斛 10g，白薇 10g，太子参 10g，浮小麦 10g，牛膝 10g，黄芪 10g。16 剂，水冲服，日 1 剂。

六诊～八诊（2020 年 1 月 19 日至 2020 年 2 月 22 日）：无明显临床症状，方药：青蒿 10g，知母 10g，黄芩 10g，沙参 10g，麦冬 10g，玉竹 10g，连翘 10g，砂仁 10g，石斛 10g，白薇 10g，太子参 10g，浮小麦 10g，黄芪 10g，桑白皮 10g，地骨皮 10g，女贞子 10g，补骨脂 10g。30 剂，水冲服，日 1 剂。

2020 年 4 月 3 日随访，停药 1 个月一直未发热，痊愈。

按： 发热为人体正气与邪气相抗争的反应，长期发热是机体阴阳失衡的表现。小儿肺常不足，卫外不固，易感外邪，而脏腑娇嫩，易于传变，因小儿为稚阴稚阳之体，"阳常有余，阴常不足"，感邪之后最易热化，夹湿则热久缠绵，久热则耗伤阴液，阴津受损，虚火内生，故患儿发热反复发作。早在《素问·通评虚实论》就有"乳子而病热"的记载。宋代钱乙在《小儿药证直诀》中论述了小儿发热的几种类型，言："潮热者，时间发热，过时即退，来日依时发热，此欲发惊也。壮热者，一向热而不已，甚则发惊痫也。风热者，身热而口中气热，有风证。温壮者，但温而不热也。"明代王肯堂在《证治准绳》中记载小儿发热的分类及病因，言："小儿之热，有肝心脾肺肾五脏之不同，气实温壮四者之一，及表里气阴阳浮陷，与夫风湿痰食，各当详之。"本例发热缠绵反复，病程长，看似疑难，但热时伴口腔及外阴溃疡，舌苔黄腻，脉滑数等现象，经李立新教授辨证，认为热因湿而起，热久伤阴，湿久耗气，湿热相合，久而气阴两伤，阴伤则阳愈盛，由此而知，非阳盛之热妄投抗阳盛之剂，则热难除，故在清利湿热同时，佐以益气养阴，收到满意效果。方中用青蒿、黄芩清热解毒燥湿，滑石、萆薢、车前子清热利湿，黄芪、柴胡补气升阳，生地黄、牡丹皮、郁金、知母清热凉血、滋阴生津，沙参、麦冬、女贞子滋阴清热生津。患儿服药8剂后热势好转，但出现咳嗽，有痰，考虑复感外邪，故去沙参、麦冬等滋腻之品，加鱼腥草清热解毒，百部、百合止咳化痰。三诊时体温正常，咳嗽好转，但鼻塞，考虑表邪未解，故给予防风、苍耳子、辛夷疏风解表，宣通鼻窍。四诊再次发热，考虑再次外感，加用生石膏清热。五诊后再无发热，余症相继痊愈。

李立新教授强调不要见发热即投寒凉，发热性疾病辨证尤为重要，辨明病因病机，找到病机关键，辨证用药，有的放矢则显奇效。中医临床辨证要从主症入手，结合兼症，辨明脏腑病位及病性的寒热虚实。因小儿脏腑娇嫩，形气未充，不耐药物克伐，故发热疾病慎用寒凉重剂，以免脾胃阳气受损，且小儿脏器清灵，易于康复，自身修复力强，病情恢复快，故可中病即止，以免过用药物，损伤身体。

（王春莲　整理）

（三）哮喘

案例1：肺气不降，痰热阻肺

赵某，男，10岁。主因咳嗽、喘促2天，于2019年9月12日就诊。患儿2天前因感冒后出现咳嗽、喘促，胸闷，自行给予布地耐得雾化吸入治疗后，仍喘促，遂来我院就诊。既往有哮喘病史4年，反复发作，间断激素吸入治疗。症见咳嗽，胸闷，喘促，咳黄色黏痰，伴鼻塞，无发热，食可，腹部略胀，大便秘结，臭秽，2日1行，小便黄。查体神志清楚，精神可，面色红，全身皮肤无黄染、皮疹及出血点，浅表淋巴结未触及。巩膜无黄染，结膜无充血，颈软，无抵抗，吸气三凹征略显，咽部充血，扁桃体无肿大，双肺呼吸音粗，呼气相延长，可闻及哮鸣音，心率106次/分，节律规则，心音有力，各瓣膜听诊区未闻及杂音，腹部略膨隆，叩诊呈鼓音，无压痛及反跳痛，肝脾肋下未触及。舌质红，苔厚腻，脉滑数。血常规：白细胞$9.30×10^9$/L，淋巴细胞29.10%，中性粒细胞百分率52.20%，单核细胞百分率8.10%，嗜酸性粒细胞百分率10.21%，红细胞$4.77×10^{12}$/L，血红蛋白135.0g/L，血小板$286.0×10^9$/L。超敏C反应蛋白0.70mg/L。X线可见肺纹理增粗。

西医诊断：支气管哮喘。

中医诊断：哮喘（肺气不降，痰热阻肺）。

治法：降肺止哮。

处方：紫苏子10g，地龙10g，前胡10g，白前10g，款冬花10g，紫菀10g，全蝎3g，清半夏6g，瓜蒌10g，射干6g，葶苈子10g，大黄3g，黄芩10g，桑白皮10g。4剂，日1剂，水冲服。

二诊（2019年9月16日）：患儿喘平，咳嗽减轻，但有痰，色黄，咳嗽，大便通畅，但仍臭秽，去大黄、全蝎、射干，加桃仁10g，山药10g，牛蒡子10g。继续服6剂。

三诊（2019年9月22日）：无咳嗽及喘促，大便略干，每日1次，小便正常。查体：咽部无充血，双肺呼吸音粗，无啰音，舌质红，苔白，脉数。

处方：太子参10g，生牡蛎10g，苦杏仁10，桃仁10g，冬瓜子10g，莱菔子10g，山药20g，牛蒡子10g，黄芩10g，柴胡10g，清半夏6g，鸡内金10g。随访3个月，未再发。

按：李立新教授认为喘息一证，不离于肺，但亦不止于肺，认为肺气不降是喘之根本。肺主气，为病脏，大肠与肺相表里，主降气；肾主纳气，以协助肺的肃降功能，尤其提出胃的行气通降功能，因小儿常饮食不节，食积胃肠，气不得降，逆而为喘，故而形成肺—胃—大肠—肾的调气理论以降气止喘。

该患儿初诊以喘促、咳嗽、胸闷等肺气不降的表现为主，兼有腹胀、大便干结等胃腑、肠腑不通症状，临床以降肺气为主，自拟紫苏子、地龙、白前、前胡、款冬花、紫菀为基础方，其中紫苏子具有降气、消痰、平喘、润肠之功，地龙清热平喘，解痉通络，白前泻肺降气，祛痰止咳，前胡降气化痰止咳，款冬花、紫菀均润肺下气消痰，上药均归肺经，共奏降气平喘之效，联合虫类药物全蝎以解痉平喘降肺逆之气。患儿存在大便干、舌质红、苔厚腻的热证表现，给予黄芩、桑白皮、射干清肺热，清半夏降胃气，瓜蒌、葶苈子、大黄通降肠腑之气，四药联合协同降肺气，并可清肺壅滞之痰，全药调畅肺—胃—肠腑气机而止喘化痰。

4 剂后患儿喘平，咳嗽减轻，但有痰，色黄，咳嗽，大便通畅，但仍臭秽，提示仍存在痰液壅滞于肺，肺气不降，治疗上仍以降肺气为主，继续以紫苏子、地龙、白前、前胡、款冬花、紫菀治疗，去峻烈之全蝎、大黄、射干，配合黄芩、桑白皮、葶苈子、清半夏、瓜蒌以清肺热，通腑泄热化痰，同时考虑喘证发作时肺气不降，影响血液运行而致瘀，日久入络，络脉瘀阻会导致喘证反复发作，于清肺降气化痰药中联合桃仁化瘀，使瘀去痰消，且桃仁具有润肠通便之力，鉴于张锡纯治疗久咳喘善用对药山药、牛蒡子，而该患儿哮喘反复发作，故应用此对药，山药以补肺脾肾三脏，牛蒡子性甘滑利，可降肺之气，并可避免山药壅滞之性，共同清痰涎，利肺气。

6 剂后患儿咳喘平，但鉴于哮喘的反复性在于肺脾肾三脏功能不足，痰饮留伏，隐伏于肺而至，因此要重视调节脏腑功能，消除伏痰。该患儿反复喘息发作 4 年，存在伏痰隐患，结合患儿大便略干，舌质红，苔白的热性表现，应注意清除肺热，恢复阴阳平衡。治疗上一要清除伏痰，根据肺喜润恶燥的特性，给予苦杏仁、桃仁、冬瓜子、太子参以益气生津润肺，苦杏仁、桃仁、冬瓜子来源于苇茎汤加减，不但可润肺，且可化痰祛痰，配合生牡蛎、山药补肺肾之气，杜绝生痰之源；还要恢复肺的宣发肃降功能，因有肺热，予黄芩清肺热；二要改善胃肠之气通降，患儿大便略干，给予莱菔子、牛蒡子以降腑气、肃肺气，患儿舌质红，苔白，乃肺胃郁热，给予清半夏降胃气，配合鸡内金以消食化痰；三要不忘宣肺，根据肝脾升，肺胃降的气机变化，给予柴胡疏肝，调畅肝气，利于肺气宣肃有度。以此基础调理3个月痊愈。

李立新教授在哮喘治疗中擅用动物类药物，他认为虫类药物为血肉有情之品，具有"飞者升，走者降，灵动迅速，追拨沉混气血之邪的特性"，善走窜，剔邪搜络，攻坚破积，具有祛风解痉，祛瘀通络的作用。对于喘促明显者，给予具有走窜入络，解痉平喘作用的虫类药物地龙、全蝎、蝉蜕、僵蚕以增强其疗效。根据现代药理研究，上述虫类药物可以通过舒张支气管平滑肌、缓解支气管痉挛、抗过敏等作用，解除气道挛急，使肺管通利，从而达到治疗目的。但李立新教授也指出，此类药物的应用尤其有小毒的全蝎要中病即止，且虫类药物含有较多的蛋白质，部分患儿可能会出现过敏反应，使用时注意规避此类情况，避免产生不必要的不良反应。

（王增玲　整理）

案例2：痰瘀伏肺

刘某，男，3岁。主因间断咳嗽、喘促3个月，于2019年11月13日就诊。患儿于3个月前因上呼吸道感染后出现咳嗽，有痰，喘促，曾于附近诊所静脉注射阿奇霉素5天，间断服用肺宁冲剂等中成药效均不显。为求中医药治疗，特来我院就诊。体重15kg，身高102cm。预防接种史：疫苗已按计划正常接种。

刻下症：频咳，有痰不易咳出，昼甚，喘促，活动后尤甚，面㿠白，手心热，唇红，食少，寐不安，大便干，1～2日1行。查体：神志清楚，精神可，面㿠白，全身皮肤黏膜无黄染、皮疹及出血点，浅表淋巴结未触及。巩膜无黄染，结膜无充血，颈软，无抵抗，咽部充血，扁桃体无肿大，双肺呼吸音粗，可闻及散在痰鸣音及喘鸣音，心率112次/分，律齐，心音有力，各瓣膜听诊区未闻及杂音，腹软，无压痛及反跳痛，肝脾肋下未及。舌质红，苔厚腻微黄，脉数。辅助检查：血常规正常。胸部 X 线：双肺纹理增粗、紊乱。

西医诊断：支气管哮喘。

中医诊断：哮喘（痰瘀伏肺）。

治法：清肺化痰，活血通络。

处方：苏子 15g，地龙 10g，前胡 15g，白前 15g，清半夏 10g，瓜蒌 20g，桑白皮 10g，地骨皮 10g，牡丹皮 10g，桃仁 10g，杏仁 10g。3 剂，水煎服，1 剂 /2 天。

二诊（2019 年 11 月 20 日）：患儿服药后，咳嗽减轻，痰黄稠，喘促减轻，面㿠白，手心热，唇红，纳尚可，寐欠佳，小便正常，大便干。查体：神志清楚，精神可，面㿠白，全身皮肤黏膜无黄染、皮疹及出血点，浅表淋巴结未触及。巩膜无黄染，结膜无充血，颈软，无抵抗，咽部轻度充血，扁桃体无肿大，双肺呼吸音粗，可闻及散在痰鸣音及少许喘鸣音，心率 110 次 /分，律齐，心音有力，各瓣膜听诊区未闻及杂音，腹软，无压痛及反跳痛，肝脾肋下未及。舌质红，苔腻微黄，脉数。治法同前，处方：苏子 15g，地龙 10g，前胡 15g，白前 15g，清半夏 10g，瓜蒌 20g，桑白皮 10g，地骨皮 10g，牡丹皮 10g，桃仁 10g，杏仁 10g，白屈菜 15g。3 剂，水煎服，1 剂 /2 天。

三诊（2019 年 11 月 26 日）：患儿服药后，咳嗽减轻，痰色白稀，量少，无喘促，面㿠白，手心热明显好转，唇淡红，纳尚可，寐欠佳，二便正常。查体：神志清楚，精神可，面㿠白，全身皮肤黏膜无黄染、皮疹及出血点，浅表淋巴结未触及。巩膜无黄染，结膜无充血，颈软，无抵抗，咽部轻度充血，扁桃体无肿大，双肺呼吸音粗，可闻及少许痰鸣音，未闻及喘鸣音，心率 106 次 /分，律齐，心音有力，各瓣膜听诊区未闻及杂音，腹软，无压痛及反跳痛，肝脾肋下未及。舌质淡红，苔白腻。脉数。提示现肺热渐消，痰湿为主，治以清肺化痰，活血通络，佐以养阴。处方：苏子 15g，前胡 15g，白前 15g，清半夏 10g，瓜蒌 20g，牡丹皮 10g，桃仁 10g，杏仁 10g，沙参 10g，麦冬 10g，石斛 12g，丹参 20g。5 剂，水煎服，1 剂 /2 天。

此后随访 1 个月，患儿无咳嗽症状，病情痊愈。

按： 李立新教授认为"久咳痰郁终成哮"，咳嗽日久，必然发展成哮喘，临床上也见到很多患儿的哮喘是由于长期咳嗽反复不愈而成。因此，哮喘就是咳嗽发展的后期结果。小儿咳喘，病位在肺，肺主气，主宣发肃降，无论外感、内伤，累及于肺则肺伤，肺伤则气机不利，肺气壅滞，水津不布，聚而为痰，故古有"无痰不咳，无咳不痰"之说。气为血之帅，肺气失调，血行不畅而瘀于肺，血瘀加重痰郁，肺壅愈甚，气、血、痰壅塞肺机，肺失宣降之能，咳嗽遂成。痰郁不化，加之小儿食积、脾虚，脾为生痰之源，食积不化必酿痰，痰气升动储于肺，更致喘咳，病后恢复较慢，易迁延。

方中苏子性温入肺，降气宣通，治气；地龙性寒归肝，开肺解痉、活血，使咳喘日久气运血瘀之病变得解。前胡性寒治实偏热，白前性温治虚偏寒，二药一温一寒，一虚一实，互制相协止咳而益效；紫菀温而不热、润而不燥，为止咳化痰要药，主治咳嗽，不论内伤、外感、寒热咳皆宜；款冬花温润不燥，为止咳化痰、润肺下气之良药，有邪可散，散而不泄，无邪可润，润而不寒，不论寒咳或热咳均可用之。半夏为化痰止咳要药，具有燥湿化痰、降逆止呕、消痞散结之功；瓜蒌甘、寒，清热化痰、宽中散结、润肠通便。诸药相合，则增化痰止咳之力，功效显著。

李立新教授认为"痰"与"瘀"同属哮喘反复发作的凤根，且贯穿于疾病的始终，治疗上应痰瘀同治，但也不能一味的见谈治痰、见瘀化瘀，而应纠其病因、根源及其侧重不同而分治之。

（庄玲伶　整理）

（四）顽固性便秘（气血亏虚证）

关某，男，4 岁。患儿因大便干 4 年，于 2019 年 4 月 13 日就诊。患儿于出生后给予奶粉喂养，大便不调，排便困难，3～4 日一行，伴食少、腹胀，夜间时有哭闹，先后给予益生菌口服 3 个月，大便无改善，又于中医院给予小儿推拿治疗 6 个月，食欲改善，腹胀减轻，仍大便干，3～4 日一行，质硬呈球形，此后鉴于患儿便干，又多次于西医院及中医院就诊，均无明显疗效，现患儿恐便，遂家长给予开塞露以促排便，患儿痛苦状，为求进一步治疗遂来我院就诊。既往史：早产儿，胎龄 36 周 +4 天。刻下症：便干，3～4 日一行，质硬，呈球形，易怒，食欲不振，腹胀，时有腹痛，夜寐不安，夜汗多，小便色黄。查体：体温 36.6℃，脉搏 102 次/分，呼吸 24 次/分，形瘦，精神尚可，面色㿠白无华，唇淡，全身皮肤黏膜无黄染、皮疹及出血点，浅表淋巴结未触及。巩膜无黄染，结膜无充血，颈软，无抵抗，咽部略充血，双侧扁桃体无肿大，双肺呼吸音清，未闻及干湿性啰音，心率 102 次/分，律齐，心音有力，各瓣膜听诊区未闻及病理性杂音，腹部略膨隆，叩诊鼓音，无压痛及反跳痛，肝脾肋下未及。舌质淡红，舌体胖大有齿痕，苔白厚，脉细数。腹部彩超（消化道及淋巴结）示肠腔积气。腹部平片示肠腔积气。

西医诊断：顽固性便秘。

中医诊断：便秘（气血亏虚）。

治法：益气生血，润肠通便。

处方：自拟芪归通便汤。

黄芪 15g，当归 10g，肉苁蓉 10g，莱菔子 15g，枳实 15g，火麻仁 15g，郁李仁 15g，白芍 8g，甘草 6g，使君子 8g，贯众 8g，大黄 5g（后下）。开水冲服，1 剂/2 天，日 2 次口服，4 剂。结合摩腹法（顺时针快速摩腹，100 次/分钟）（多于夜间睡前操作），口服松子仁 10g/d。

二诊（2019 年 4 月 21 日）：患儿大便改善，2～3 日一行，质硬改善，呈条状，排便顺畅，食欲略改善，腹胀略减轻，时有腹痛，睡眠改善，夜汗多，小便色黄。查体：体温 36.3℃，脉搏 100 次/分，呼吸 24 次/分，形瘦，精神尚可，面色㿠白无华，唇淡，全身皮肤黏膜无黄染、皮疹及出血点，浅表淋巴结未触及。巩膜无黄染，结膜无充血，颈软，无抵抗，咽部略充血，双侧扁桃体无肿大，双肺呼吸音清，未闻及干湿性啰音，心率 100 次/分，律齐，心音有力，各瓣膜听诊区未闻及病理性杂音，腹部略膨隆，叩诊鼓音，无压痛及反跳痛，肝脾肋下未及。舌质淡红，舌体胖大，苔白厚，脉滑数。处方同上，其中黄芪减为 10g，大黄减为 3g，其余药物及剂量不变，继续巩固4剂。继续结合摩腹法及给予口服松子仁适量。

三诊（2019年4月29日）：患儿大便明显改善，2～3日一行，质软，呈条状，排便顺畅，食欲改善，腹胀减轻，偶有腹痛，睡眠改善，夜汗减少，小便色淡。查体：体温36.3℃，脉搏98次/分，呼吸24次/分，形瘦，精神尚可，面色㿠白无华，唇淡，全身皮肤黏膜无黄染、皮疹及出血点，浅表淋巴结未触及。巩膜无黄染，结膜无充血，颈软，无抵抗，咽部无充血，双侧扁桃体无肿大，双肺呼吸音清，未闻及干湿性啰音，心率98次/分，律齐，心音有力，各瓣膜听诊区未闻及病理性杂音，腹部略膨隆，叩诊鼓音，无压痛及反跳痛，肝脾肋下未及。舌质淡红，舌体胖大，苔白厚，脉滑数。前方去大黄，加麦冬20g，北沙参15g，其余药物及剂量不变，继续巩固4剂。继续结合摩腹法及给予口服松仔仁适量。

四诊（2019年5月7日）：患儿大便正常，日1次，质软，排便通畅，面色红润，性情温和，食欲正常，无腹胀，无腹痛，睡眠及小便正常，偶有夜汗，上方去白芍、甘草、使君子、贯众，加芡实15g，益智仁10g，桑螵蛸10g。患儿病愈，回访6个月，再无大便干结及排便困难。

按：便秘是指大便秘结不通，排便时间延长而言。本病可单独存在也可继发他病，单独存在主要与体质秉性有关，例如气虚血燥导致的阳虚体质和阴虚体质，还有与饮食起居失调有关导致的肠燥津亏；继发者主要与外感和内伤有关。按照辨证要点主要分为实证与虚证，实证便秘与热结、伤食有关，多表现为大便干结，便时困难，小便黄赤，口味重，时有腹痛、腹胀，舌红苔黄，脉数；虚证便秘与气血虚弱有关，表现为大便头干，排便无力，小便清长，面色无华，手足不温，偶有腹痛绵绵，腹软喜按，舌淡苔白，脉沉细。本患儿为早产儿，先天不足，加之喂养不当，导致后天脾胃失和，气血不足，气虚则肠道运行不畅，血虚则肠道津亏，日久则成便秘，根据病因，故可采用"塞因塞用"之法，用补法治疗顽固性便秘，李立新教授自拟芪归通便汤，来源于当归补血汤，方中黄芪补中气、益元气，当归补血行血，润燥通便，二药参合，益气生血，相辅相成。肉苁蓉温而不燥，补而不峻，与当归伍用，增加养血润燥，滑肠通便之力。莱菔子、枳实以消食除胀，行气通便。火麻仁偏走大肠血分，郁李仁偏入大肠气分，二者伍用，气血双调，润肠通便。脾常不足，肝常有余，肝木乘脾土，则烦躁易怒，气滞则腹胀，血瘀则腹痛，故给予白芍、甘草，以酸甘化阴，疏肝健脾，缓急止痛。使君子、贯众以消食清热软便。大黄则荡涤通下，泻火凉血，攻积导滞。

二诊时患儿大便改善，排便通畅，因气有余便为火，热盛伤阴，加重便秘，故减黄芪量；同时大黄虽有通腑泄热之功，但现代研究显示大黄含有蒽醌衍生物及鞣质类物质，前者可增加肠蠕动，抑制肠内水分吸收，促进排便，后者具有收敛作用，故初用大黄可通便，久用则加重便干，遂减大黄用量。

三诊大便明显改善，上方减掉大黄，加麦冬、北沙参，固护津液，以免过燥伤阴，同时取"肺与大肠相表里"，宣降肺气，通利肠腑，用量宜大，兼顾"增水行舟"之意。

四诊患儿大便正常，无腹痛，情绪温和，无易怒，去白芍、甘草、使君子、贯众，鉴于患儿先天禀赋不足，病久难愈，故于疾病后期加芡实、益智仁、桑螵蛸，以健脾益肾。

李立新教授在临床治疗中善于采用辨病辨证相结合的思想，用药方面喜用对药，如本方中的黄芪、当归，莱菔子、枳实，火麻仁、郁李仁，白芍、甘草，北沙参、麦冬，相互配合增加疗效，同时善于用食疗及中医外治，本案中的提及的松子仁为药食同源之品，性甘，温，功效滋阴润肺、滑肠通便，主要用于肺燥咳嗽，慢性便秘，研究显示因其含有丰富的脂肪、棕榈碱、挥发油等，能润滑大肠而通便，缓泻且不伤正气。本案谈及的摩腹疗法，属于中医的外治疗法，因腹部是气血生化之所，摩腹既可健脾助运而直接防治脾胃诸疾，又可培植元气，使气血生化功能旺盛，而起到防治全身疾患的作用，本案中主要是用了疏通经络，健运脾胃，益气养血，畅通肠腑。临床实践中强调法随症变，针对患儿个性特点采取用药，例如本案，李立新教授摒弃了常见的燥热便秘、气滞便秘、食积便秘、血虚便秘、气虚便秘类型，结合患儿先天不足，既往喂养不当，以及后期治疗过程中过用寒凉燥热之品，率先提出重视气血调理，急则治其标，缓则治其本，临床效果显著。

（李健　整理）

（五）闭塞性细支气管炎（痰热闭肺，瘀血阻络）

张某，男，2岁。主因反复咳喘10个月，于2019年7月20日就诊。患儿于10个月前出现发热，咳嗽喘息，在当地医院以"支气管肺炎"治疗2周，住院期间给予哌拉西林、阿奇霉素、头孢唑肟治疗，同时配合布地奈德混悬液雾化吸入，后热退，咳嗽喘息减轻出院。出院后患儿咳嗽喘息反复发作，严重时伴有呼吸困难，平均每月住院1～2次。2019年2月行肺部CT符合马赛克灌注征。肺功能表现为阻塞性通气功能障碍，诊为"闭塞性细支气管炎"。先后予头孢呋辛、阿奇霉素、美罗培南、头孢吡肟、甲泼尼龙等药物治疗，间断配合布地奈德、硫酸沙丁胺醇等药物雾化吸入，效果欠佳。为求中医药治疗，特来我院就诊。体重13kg，身高90cm，预防接种史：疫苗已按计划正常接种。

刻下症：咳嗽喘息，呈阵发性，夜间及活动后加重，喉中痰鸣，痰黏不易咳出，纳少，寐欠佳，二便正常。查体：神志清楚，精神可，面色红，全身皮肤黏膜无黄染、皮疹及出血点，浅表淋巴结未触及。巩膜无黄染，结膜无充血，颈软，无抵抗，咽部充血，扁桃体无肿大，双肺呼吸音粗，可闻及中小水泡音、痰鸣音及喘鸣音，心率112次/分，律齐，心音有力，各瓣膜听诊区未闻及杂音，腹软，无压痛及反跳痛，肝脾肋下未及。舌红，苔黄腻，指纹紫滞，现于气关。

西医诊断：闭塞性细支气管炎。

中医诊断：肺炎喘嗽（痰热闭肺，瘀血阻络）。

治法：清热开肺，活血化痰通络。

处方：紫苏子10g，地龙10g，前胡10g，白前10g，清半夏6g，瓜蒌10g，苦杏仁10g，黄芩10g，柴胡6g，连翘10g，白花蛇舌草10g，款冬花10g，紫菀6g，白芥子10g，北沙参10g，黄芪10g，丹参10g。10剂，水煎服，1剂/2天。

二诊（2019年8月19日）：患儿服药后，咳嗽减轻，时有喘息，活动后加重，喉中有痰，纳尚可，寐欠佳，二便正常。查体：神志清楚，精神可，面色红，全身皮肤黏膜无黄染、皮疹及出血点，浅表淋巴结未触及。巩膜无黄染，结膜无充血，咽部轻度充血，扁桃体无肿大，双肺呼吸音粗，可闻及少许中小水泡音、痰鸣音及喘鸣音，心率110次/分，律齐，心音有力，各瓣膜听诊区未闻及杂音，腹软，无压痛及反跳痛，肝脾肋下未及。舌淡红，苔薄黄腻，指纹紫滞，现于气关，结合患儿现症，提示现肺热渐消，但肺气未降，喘促难平，故在上方基础上酌加解痉平喘止咳之药，处方：紫苏子10g，地龙10g，石韦10g，僵蚕10g，清半夏6g，瓜蒌10g，苦杏仁10g，黄芩10g，柴胡6g，连翘10g，白花蛇舌草10g，款冬花10g，紫菀6g，白芥子10g，北沙参10g，黄芪10g，丹参10g。10剂，水煎服，1剂/2天。

三诊（2019年9月19日）：服药后，患儿现无咳，活动后略有喘息，喉中有痰，神疲乏力，时有汗出，动则尤甚，纳尚可，寐可，二便正常。查体：神志清楚，精神可，面色白，全身皮肤黏膜无黄染、皮疹及出血点，浅表淋巴结未触及。巩膜无黄染，结膜无充血，咽部轻度充血，扁桃体无肿大，双肺呼吸音粗，可闻及散在痰鸣音及少许喘鸣音，心率110次/分，律齐，心音有力，各瓣膜听诊区未闻及杂音，腹软，无压痛及反跳痛，肝脾肋下未及，舌淡白苔薄腻，指纹紫滞。现于气关，结合患儿现症，提示现邪渐去，正气不足，治以益气健脾，滋阴清热，活血化痰通络为主。处方：黄芪10g，黄芩10g，女贞子10g，补骨脂10g，清半夏6g，瓜蒌10g，杏仁10g，桃仁10g，川贝母10g，白鲜皮10g，射干6g，桑白皮10g，地骨皮10g，丹参10g。10剂，水煎服，1剂/2天。

四诊（2019年10月21日）：服药后，无咳，无喘息，无痰，神疲乏力减轻，微汗出，纳尚可，寐可，小便正常，大便略干。查体：神志清楚，精神可，面色红，全身皮肤黏膜无黄染、皮疹及出血点，浅表淋巴结未触及。巩膜无黄染，结膜无充血，咽部轻度充血，扁桃体无肿大，双肺呼吸音粗，未闻及干湿啰音，心率110次/分，律齐，心音有力，各瓣膜听诊区未闻及杂音，腹软，无压痛及反跳痛，肝脾肋下未及。舌淡苔薄，指纹紫滞。现于气关，结合患儿现症，辨证为气阴两虚，痰瘀阻络。治以益气养阴，活血化痰通络。处方：当归 10g，黄精 10g，防风 10g，黄芪 10g，黄芩 10g，鱼腥草 10g，枳实 6g，莱菔子 10g，紫苏子 10g，白芥子 10g，五味子 6g，补骨脂 10g，女贞子 10g，白花蛇舌草 15g，玉竹 10g，丹参 10g。10 剂，水煎服，1 剂 /2 天。

此后随访 2 个月，患儿无咳嗽、喘息等症状，病情稳定。

按：闭塞性细支气管炎病理上表现为细支气管部分或完全闭塞，临床表现为重症肺炎或其他原因引起的气道损伤后持续咳嗽、喘息、呼吸困难，影响儿童的身体健康和生活质量。中医古代文献中无此病的病名记载。现代医家多根据本病症状，将其归于中医学的"咳嗽""喘证""肺炎喘嗽""肺胀""肺痹"等范畴。中医药治疗本病有一定的特色和优势。

李立新教授认为儿童闭塞性细支气管炎的病位在肺络，为本虚标实之证，肺虚为本，痰瘀为标，痰瘀闭阻肺络为本病的病机关键。故而在临床治疗本病的过程中，提出活血化痰通络法应贯穿闭塞性细支气管炎的各个时期。

此患儿发病初期以邪实为主，故在治疗上侧重疏风清肺解毒，黄芩、白花蛇舌草是治疗小儿闭塞性细支气管炎常用的清热解毒药。黄芩，被列为草根药的上品，最早收载于《神农本草经》，善清肺经之火，长于清肺化痰，现代药理研究表明本品主要成分为黄酮类化合物，具有抗真菌、抗炎、降血脂、降血压、神经保护等药理活性；白花蛇舌草，最早收载于《广西中药志》，具有清热解毒、消痈散结、利尿除湿等功效，现代药理研究表明其含有萜类、黄酮类、蒽醌类、甾醇类等多种化学成分，具有抗肿瘤、抗菌消炎、免疫调节等作用；止咳化痰平喘药物李立新教授多用款冬花、紫菀、前胡、白前、清半夏、瓜蒌、苦杏仁、桃仁、川贝母、白芥子等，且擅长运用对药，利用药物之间的相互配伍，以增强止咳化痰平喘之效，同时也体现"辛开苦降、寒温并用"的用药思想；配以石韦、僵蚕、地龙等药物清肺化痰，解痉平喘通络；丹参、当归、桃仁活血化痰通络，活血行血补血而不伤正。发病后期邪去正虚，则以益气养阴为要，补虚药多用女贞子、玉竹、黄精、北沙参、黄芪、补骨脂；五味子收敛肺气。纵观本病案治疗过程，体现了李立新教授在临床治疗过程中善于针对病机辨证施治，灵活用药，将活血化痰通络之法贯穿治疗始终。

李立新教授认为痰瘀互结闭阻于肺络为本病的病机关键。因此，在治疗上提出活血化痰通络法应贯穿于整个疾病治疗过程始终，临证中注重辨病与辨证相结合，善于针对寒热虚实等不同而精准辨证，灵活用药。且因小儿素体脾胃虚弱，故治疗中应注重顾护脾胃。

（梁雪 整理）

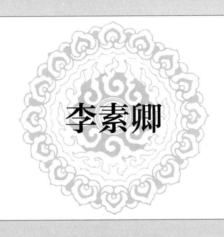

李素卿

一、医家简介

李素卿（1936—），女，山东人，汉族。教授、主任医师、硕士研究生导师，享受国务院政府特殊津贴专家。

1964 年毕业于山东医学院。第二批全国老中医药专家学术经验继承工作指导老师，全国第三批中医优才指导老师，第四届"首都国医名师"，台湾长庚大学中医系客座教授。1994 年获北京市"门急诊医务人员文明标兵"称号，1995 年获全国卫生系统先进工作者，1997 年在首都卫生系统开展文明优质服务竞赛活动中被评为北京市卫生系统先进个人。曾任儿科主任、教研室主任、北京中西医结合学会第四届儿科委员会委员、中央人民广播电台医学宣传顾问、中华老年人文化交流促进会传统医学文化委员会理事、中医药高等教育学会儿科分会副理事长、国家药品监督管理局药品审评专家库专家、北京中医药大学网络教育学院中医药网络教育课件评审专家、《北京中医药大学学报》中医临床版编委会委员、北京中医药大学第五届党委会委员、东直门医院党委会委员。在担任儿科主任期间，儿科连续 12 年被评为先进科室，为东直门医院中医儿科学科建设做出了突出贡献。在 1993 年第一次全国三级甲等医院评审时，李素卿教授时任儿科主任，进行抽查考核急症处理，表现优异，得到满分，在儿科病历抽查中甲级病历率高达 100%，纯中药使用率 78%，评审团报告居全国第一，东直门医院儿科成为全院唯一获奖单位，为我院评选为三级甲等医院做出了重要贡献。在临床工作中将中西医结合，采用中西医双重诊断，应对儿科急危重症应急能力强，处置及时有效。对常见儿科病证突出中医诊疗特色。对一些急重症和难治病建立了中医治疗方案，辨证分型，分期治疗，取得了较好的治疗效果。1993 年首倡在东直门医院儿科开设专家夜门诊，方便广大群众。努力探索中医儿科疾病临床规律，对儿科常见病和一些急重症，采用纯中药治疗，根据病证特点，采用适宜治疗方案，2000 年在儿科指导实施"三伏贴""三九贴"，为无数患儿带来福音。

参与科研工作，任"七五"攻关课题"小儿眼肌型重症肌无力的临床研究"课题组副组长。该课题获 1991 年国家中医药管理局中医药科学技术进步奖三等奖。课题成果"复力冲剂"制成院内制剂，应用于临床多年，使众多患儿摆脱了疾病的困扰，为医院增添了名誉。

二、学术观点

（一）师古法而不拘其方

李素卿教授治学严谨，勤学不息，对儿科诸多疾病都有深入研究，且有独到见解。如在治疗小儿发热性疾病中，他善用四逆散，《伤寒论》中载："少阴病，四逆，其人或咳，或悸，或小便不利，或腹中痛，或泄利下重者，四逆散主之。"其方中柴胡疏肝解郁，通达阳气，主升阳；枳实行气散结，宣通胃络，主降气；芍药、甘草，制肝益阴缓急，且芍药、柴胡合用，疏肝理脾。而《幼科发挥》中记载："盖肝乃少阳之气，儿之出生，如木方萌，乃少阳生长之气，以渐而壮，故有余也。肠胃脆薄，谷气未充，此脾所以不足也。"李素卿教授抓住小儿"肝常有余、脾常不足"的生理特点，临床上遇此类患儿，兼有外邪由表及里或脾胃为食物所伤，出现阴阳气不相顺接，表现有发热、手足不温者，即于治本病之余加四逆散，治疗效果较好。李素卿教授应用大承气汤治疗不同的疾病中出现痞满、燥实或湿热夹滞证，如痢疾属食积内停，生湿化热，湿热夹滞，互阻肠胃，通降失司者；咳嗽属食滞郁热，热结大肠，痰浊壅肺，肃降失司者；温热毒邪犯于肺卫，邪毒搏于咽喉所致乳蛾者。异病同治，正所谓师古法而不拘其方。

（二）辨证论治

李素卿教授在多年临床中，形成了自己鲜明的特点。她擅长中西医结合，从疾病过程中找寻其特点以明确诊断，在明确诊断后，更能把握疾病的发展变化过程，认真辨证。如此从证入手治疗疾病，丝丝入扣，而又对疾病后续之发展变化了然于胸。在对幼年类风湿病的治疗中，李素卿教授根据"风、寒、湿三气杂至合而为痹""急则治标""缓者治本""治病必求其本"等原则，采用中医学辨证论治和西医学辨病论治相结合的方法，将幼年类风湿病分为风热阻络，湿热阻络，寒湿阻络，湿毒水邪、留注关节，阴血不足、肝肾亏损五型，治法分别为疏风清热，通络除痹、清热祛湿，祛风通络、温阳化湿，活血通络、逐湿利水活络，滋补肝肾、养阴活血通络等。既抓到"痹证"之本质，又兼顾疾病各个阶段及在不同体质患儿发病的不同。

（三）善抓疾病主要矛盾

李素卿教授对症状多变的疾病的理解，善于从纷杂中总体把握，抓住疾病的主要矛盾作为主要治则，针对次要矛盾临床加减，从而达到事半功倍的效果。如过敏性紫癜病因多端，症状表现千差万别，且极易复发。李素卿教授认为其主要矛盾在于病邪侵扰机体，导致血液运行不畅，离经之血外溢。其次要矛盾就变成了对过敏性紫癜的辨证，重在分清病性的表里虚实缓急。对过敏性紫癜的治疗方法为去因和消斑两方面，其中去因为主，消斑为辅。以此为据，结合临床所见，李素卿教授将过敏性紫癜分为六型，分别辨证施治，有效率在用药 1 ～ 2 周内可达到 95.44%。

（四）联系整体

肺系疾病为儿科发病率最高的疾病。李素卿教授从医 50 多年，对肺系疾病辨证准确，施治灵活，做到"不离于肺，亦不止于肺"。对于外感发热甚高而伴有手足冰冷的患儿，李素卿教授认为此为风热郁于肺卫，失于宣散，不达于末，故出现手足冰凉，结合小儿体秉纯阳之特点，临床上为防止邪热冰伏，而治以疏风解表、透散郁热，用银翘散合四逆汤加减治疗。肺炎喘嗽为儿科重证，李素卿教授认为该病与咳嗽病因相类但程度较重，除有肺气郁阻之本脏病变外，又与小儿脾常不足，性好恣食肥甘而致痰湿壅盛有关，治疗以麻杏石甘汤为主方宣肺化痰，佐以三子养亲汤以降气化痰，平上逆之肺气；千金苇茎汤加强清肺热、化痰利湿之用。因肺与大肠相表里，李素卿教授在治疗肺炎患儿中擅用瓜蒌，既可清热化痰，又润肠通便，间接泻肺之实，从而照顾到患儿体质娇弱的特点。

（五）总体把握治疗疑难杂症

多发性抽动症在中医学文献中并未有系统论证，其临床所见症状变化多端，初起可有频繁的眨眼、挤眉、吸鼻、噘嘴、张口、伸舌、点头、揉颈等症状，随着病情进展，又可出现耸肩、扭颈、摇头、踢腿、甩手或四肢抽动、口出秽语等症状，细究其病机，可涉及五脏。李素卿教授从总体出发，以“阳主动，阴主静”为中心观点，抓住本病最本质的临床特点——动，认为其责之于机体阴阳二气平衡之失制。分析“诸风掉眩，皆属于肝”原理，结合小儿“肝常有余，阳常有余，阴常不足”等特点，指出其病机本源在肝，病理变化本于阴阳，以“阴静阳躁，阳动有余”为特点。据此分型论治，分为四型：肝阳上亢、土虚木贼、风痰上扰、阴虚动风，分别予以清肝降火、扶土抑木、祛风化痰、滋阴息风为法治疗，随症加减。

（六）治病与防病并重

上工治未病，中工治已病，下工治未病。李素卿教授治疗反复呼吸道感染推崇“治风者，不患无以驱之，而患无以御之；不畏风之不去，而畏风之复来”观点，侧重调理肺脾，使患儿肺气足，脾气健，肌表固，腠理密，以御外邪，减少复感次数。并抓住本病之特点，当“徐徐图之”，处方用药不可峻猛，治疗也宜以平为期。治疗小儿鼻炎时，李素卿教授亦以人为本，除了治疗发病时的实证外，充分考虑到患儿的具体体质问题，常于治疗中后期辨证加以玉屏风散、黄芪桂枝五物汤等方剂，治病与防病兼顾。

三、临床特色

（一）诊疗特色

在临床上，李素卿教授既撷取中医学之精华，又发扬西医学之所长，辨病与辨证相结合，深入探索儿科疾病的治疗规律。如重用解痉药物治疗肺病，运脾化湿愈厌食，宣肺清肠止腹泻，开肺利水治肾疾，清肠排毒抗毒痢，醒神开窍治遗尿，健脾补肾强肌力等。

（二）常用验方

1. 泻青丸

泻青丸出自《小儿药证直诀》，是宋代著名医家钱乙针对小儿肝经实热证所创的代表方剂，功能清肝泻火。"治肝热搐搦，脉洪实"。药物组成：龙胆草、大黄、防风、羌活、川芎、当归、山栀各一两。

2. 泻黄散

泻黄散出自《小儿药证直诀》，是宋代著名医家钱乙针对小儿脾胃伏热证所创的代表方剂。"治脾热弄舌"。药物组成：藿香叶（七钱）、山栀子仁（一钱）、石膏（五钱）、甘草（三两）、防风（四两去芦切焙）。

3. 三甲复脉汤

三甲复脉汤出自吴鞠通的《温病条辨》，主要治疗温热病后期邪气深入下焦，手指蠕动，惊厥，心中憺憺大动，甚至心胸疼痛，脉象细促或弱者。药物组成：牡蛎、鳖甲、龟板、炙甘草、生地黄、白芍、麦冬、麻子仁、阿胶。

4. 玉真散

玉真散来源于《外科正宗》，"治破伤风牙关紧急，角弓反张，甚则咬牙缩舌"。药物组成：生白附子、生天南星、天麻、白芷、防风、羌活各等分（各 6g）。

（三）常用药物

在治疗反复呼吸道感染疾病中，核心药物以寒性药物为主，苦寒和甘寒药物占绝大部分，包括赤芍、蜜桑白皮、蝉蜕、浙贝母、黄芩、蒲公英、地骨皮、南沙参等；温性药物中以甘温和辛温药物居多，也有少部分苦温药，包括防风、黄芪、炒白术、当归、蜜百部、辛夷、炒苍耳子、白芷等。说明在儿童反复呼吸道感染的治疗中，寒温并用，多以苦寒、甘寒清肺胃之热，以甘温和辛温之品补益肺脾之气。在治疗抽动障碍疾病中，常用辛夷、苍耳子宣窍通闭以治缩鼻；天麻、钩藤平肝息风以治摇头；木瓜、伸筋草舒筋活络以治肢体抽动。珍珠母、煅龙骨、煅牡蛎镇心安神，与炒酸枣仁养心安神相配以治神，木贼、密蒙花入肝经而润眼目，伸筋草、菊花、络石藤加强疏肝解郁理气之效，酌情加一味丹参，可入血分以安神定志。

四、验案精选

（一）过敏性紫癜（肺脾气虚）

杨某，女，7岁。主因反复双下肢皮疹2年余，尿检异常4个月，于2019年1月30日就诊。患儿2年多前感冒后出现双下肢出血点，就诊于当地医院，诊断为"感冒，过敏性紫癜"，予中药治疗（具体不详）后，皮疹消去，反复发作，时轻时重。4个月前发现尿检异常，尿蛋白和尿潜血波动（± ～ ++），为求进一步治疗遂来我院就诊。刻下症：患儿无新起皮疹，无发热，无流涕，纳食一般，自汗，大便正常。查体：神志清楚，精神可，面色红，口唇红，全身皮肤黏膜无黄染、皮疹及出血点，浅表淋巴结未触及。咽后壁淋巴滤泡增生，心肺（–），下鼻甲肥大苍白，舌红，苔薄白，脉沉。尿常规检查：尿潜血（++），尿蛋白（+）。

西医诊断：过敏性紫癜，紫癜性肾炎。

中医诊断：葡萄疫（肺脾气虚）。

治法：益气固表敛汗，凉血止血。

处方：玉屏风散、牡蛎散合五草汤加减。

黄芪30g，炒白术10g，防风6g，麻黄根10g，煅牡蛎30g，五味子5g，当归6g，炙甘草6g，浮小麦15g，红茜草12g，紫草10g，仙鹤草12g，石韦15g，白花蛇舌草15g，白茅根30g，败酱草25g，益母草10g，车前草15g，灯心草3g，半枝莲15g，炒芡实15g，甜叶菊4g。21剂，日1剂，水煎服。

二诊（2019年2月20日）：患儿无新起皮疹，无发热，无流涕，无自汗，纳食一般，大便正常。查体：面色红，口唇红，全身皮肤黏膜无黄染、皮疹及出血点。咽后壁淋巴滤泡增生，心肺（－），下鼻甲肥大苍白，舌红，苔薄黄，脉沉。尿常规检查：尿潜血（＋），尿蛋白（＋）。李素卿教授继用玉屏风散加减，以顾护肺脾，防止感冒。处方：黄芪30g，炒白术10g，防风6g，当归6g，炙甘草6g，紫草10g，石韦15g，白花蛇舌草15g，白茅根30g，败酱草25g，益母草10g，车前草15g，灯心草3g，半枝莲15g，甜叶菊4g。21剂，日1剂，水煎服。

三诊（2019年3月13日）：患儿无新发皮疹，尿常规未见异常，李素卿教授在前方基础上加红景天8g，灵芝8g，21剂，日1剂，水煎服以巩固治疗。药后1年随诊未复发。

按：过敏性紫癜为小儿常见病、多发病，是以毛细血管和小动静脉炎症为主的变态反应性疾病。临床主要表现为皮肤紫癜，胃肠道症状，关节肿痛和肾脏损害等。李素卿教授认为本病虽然病因多端，但都是病邪侵扰机体，导致血液运行不畅，离经之血外溢肌肤而成。这与西医学认为本病不论何因引起，常有毛细血管脆性增加，血液外渗的病理变化的认识颇相近似。辨证重在分清病性的表里虚实缓急，以及出血的部位与斑色。早期起病急骤，多属实证，以血热为主，辨证以实热为多，虚证较少。迁延不已，时发时止，多属虚证，以气不摄血为主，也有阴虚火旺者。本病易反复发作，对小儿身体健康影响很大，特别是对肾脏的损害危害极大，因此对本病的及时治疗极为重要。目前，西医无特效治疗方法。李素卿教授根据多年的临床经验，依据本病发展过程中的不同表现，抓住主要矛盾，灵活运用中医手段进行辨证论治，恰当用药，取得较好疗效。她认为小儿属稚阴稚阳之体，气血不足，易虚易实，且肺脾常不足，脾虚气乏则统摄无权，而脾不统血，肺气虚，致卫外不固，终而血不循常；加之小儿稚体不耐邪侵，卒受热邪，易由气入营，迫血妄行，渐入血分，遂形成紫癜。而紫癜性肾炎的出现，既与风、热等外邪侵袭有关，更与素体禀赋差异的存在相关，尤其是存在卫外御邪功能的相对不足。因此，对于病情易反复的患儿，尤其是易反复上感的病例，配合益气固表，增强卫外御邪的能力，往往有利于病情的控制。故治疗应以益气固表、扶正固本为原则。现存最早记载并以"玉屏风散"命名的书籍是元代朱丹溪所著的《丹溪心法》，由防风、黄芪、白术三味中药组成，主要有益气固表止汗之功。甘温之黄芪为君药，既能补肺脾之气，更善实卫气而固表，臣以白术，益气健脾，助黄芪固表之效。表虚卫气不固，易为风邪所侵，故佐以防风走表而驱风邪，"黄芪得防风而功越大"，且为风中之润剂。若湿热下注膀胱出现肉眼血尿或镜下血尿时，加鱼腥草、益母草、车前草、灯心草、白茅根，以清热利湿、凉血止血。

李素卿教授认为本病反复发作，是标证虽去而本虚之根尚未恢复之故。因此，紫癜消退及尿检正常后仍应继续调治，方能获得巩固而达到远期疗效。

李素卿教授治疗慢性病中，认为治标能改善症状，从而提高患儿及家长的信心和治疗依从性，治本则是从源头上杜绝病情的反复，在临床症状缓解后，耐心和家长及患儿强调调护事宜，临床也自拟口诀进行饮食指导，例如"一口肉，两口饭，三口水果四口菜"，孩子易于理解，家长读起来也朗朗上口。"上工不治已病治未病"，根据小儿疾病的易变性，李素卿教授常兼顾不同体质等多种因素进行个体化治疗。

（孙婷 整理）

（二）咳嗽变异性哮喘（肺脾气虚）

岳某，男，13岁。主因反复咳嗽半年余，于2021年3月24日就诊。患儿半年多前因受凉后咳嗽，经治疗咳嗽有所好转，但夜间及晨起仍有咳嗽，受凉后加剧。曾就诊于北京儿童医院，诊断为咳嗽变异性哮喘，口服孟鲁司特钠片3个月，间断雾化治疗，效果不佳。为求进一步中医药治疗，遂来我院就诊。刻下症：咳嗽，自觉咽部不适，少痰难咳出，凌晨一两点、晨起及运动后咳嗽较剧，其他时间基本不咳，无鼻塞流涕，无头痛，无恶心、呕吐，无腹胀、腹痛，纳可，小便正常，大便质稀，每天1～2次。查体：神志清楚，精神可，面色不华，口唇淡红，全身皮肤黏膜无黄染、皮疹及出血点，浅表淋巴结未触及。巩膜无黄染，结膜无充血，颈软，无抵抗，咽不红，双侧扁桃体无肿大，咽后壁淋巴滤泡增生，下鼻甲肥大苍白，双肺呼吸音清，未闻及干湿性啰音，心率 85 次 / 分，律齐，心音有力，各瓣膜听诊区未闻及病理性杂音，腹软，无压痛及反跳痛，肝脾肋下未及。舌淡红，苔薄白，脉细沉。家长诉患儿冬春季过敏性鼻炎常犯，过敏原检测显示对艾蒿、尘螨等过敏。

西医诊断：咳嗽变异性哮喘，咽炎，过敏性鼻炎。

中医诊断：咳嗽（肺脾气虚）。

治法：益气健脾，理肺止咳。

处方：玉屏风散合泻白散加减。

生黄芪 30g，麸炒白术 10g，防风 6g，赤芍 10g，当归 5g，南沙参 10g，蜜桑白皮 10g，地骨皮 10g，黄芩 10g，射干 6g，蜜百部 10g，浙贝母 10g，白前 10g，鱼腥草 25g，蝉蜕 5g，徐长卿 10g，路路通 10g，红景天 10g，党参 10g，诃子 10g，天竺黄 10g，炙甘草 6g，穿山龙 10g，炒僵蚕 10g。14 剂，水煎服，日 1 剂。

二诊（2021 年 4 月 7 日）：患儿服药后咳嗽频次有所减少，但入睡及晨起仍咳嗽，有痰难咳出，近两日晨起偶有鼻塞，流清涕，纳可，大便质稀，每天 1～2 次。查体：精神可，面色不华，口唇淡红，咽后壁淋巴滤泡增生，下鼻甲肥大苍白，舌淡红，苔薄白，脉沉。在原方基础上加辛夷、白芷、苍耳子，以宣通鼻窍，改善症状。予 10 剂，水煎服，日 1 剂。

三诊（2021 年 4 月 18 日）：患儿未至，家长代述，药后仍有晨起及夜间入睡前咳嗽，有痰，色白，无鼻塞，纳可，小便频数，无尿急尿痛，大便正常。在上方基础上去红景天、诃子，加蜜紫菀、覆盆子、炙款冬花、芡实等。14 剂，水煎服，日 1 剂。

四诊（2021 年 5 月 2 日）：患儿药后咳嗽明显减轻，夜间咳嗽较为明显，自觉咽部有痰难咳出，纳可，小便频较前好转，大便正常。查体：精神可，面色红润，口唇红，咽喉壁淋巴滤泡增生，下鼻甲肥大苍白，舌质红，苔薄黄，脉略滑数。李素卿教授诊断为咳嗽变异性哮喘（痰热恋肺），咽炎，过敏性鼻炎。予泻白散加减，以清热肃肺，化痰止咳。处方：南沙参 10g，蜜桑白皮 10g，地骨皮 10g，炒苦杏仁 10g，黄芩 10g，炒牛蒡子 10g，桔梗 6g，蝉蜕 5g，浙贝母 10g，前胡 10g，蜜百部 10g，射干 6g，鱼腥草 25g，防风 6g，生甘草 6g，蜜枇杷叶 10g，徐长卿 10g，路路通 10g，金樱子 10g，北柴胡 8g，乌梅 6g，五味子 5g。14 剂，水煎服，日 1 剂。

五诊（2021 年 5 月 16 日）：患儿药后咳嗽明显减轻，仍偶尔有痰咳不出，夜间基本不咳。晨起流清涕，无鼻塞。查体：精神可，面色红润，口唇红，舌质红，少苔，脉沉。改用沙参麦冬汤加减，以养阴生津，止咳化痰。处方如下：南沙参 10g，麦冬 10g，玉竹 10g，天花粉 10g，生甘草 6g，蜜百部 10g，蜜枇杷叶 10g，浙贝母 10g，乌梅 6g，知母 10g，柴胡 10g，防风 6g，太子参 10g，醋五味子 5g，辛夷 8g，白芷 8g，炒苍耳子 5g，徐长卿 10g，路路通 10g，金樱子 10g。14 剂，水煎服，日 1 剂。患儿服药后病愈。

按：小儿咳嗽变异性哮喘在中医学常归于"咳嗽""风咳""痉咳"等范畴。《素问·咳论》有云：五脏六腑皆令人咳，非独肺也。小儿脏腑娇嫩，极易感受外邪，而风为百病之长，风邪上受首先犯肺，邪气入侵肺系，肺失清肃，伤于肺络。小儿肺脾肾常不足，脾为生痰之源，肺为储痰之器，受到外邪反复侵袭后，痰涎留宿机体。小儿心肝常有余，或脾虚食积，内热炼液为痰。机体在受到外邪或其他因素刺激时，引动伏痰，痰气交阻于气道，肺失宣降，或肾不受纳，肺气上逆而咳，反复发作，病势缠绵。故咳嗽变异性哮喘患儿常表现为反复的咳嗽咳痰症状。小儿肺常不足，脾常不足，肾常虚，以虚为主，故治疗上当以扶正固本为主，佐以清肺化痰、理气止咳。李素卿教授认为该病病因病机与哮喘相似，故可参考哮喘进行治疗。玉屏风散为补益剂，方中黄芪补气升阳、益气固表，白术补气健脾，防风发表散风，三药合用可共奏益气固表之功；当归补血活血，与黄芪合用可补气生血，增强体质；赤芍清热凉血、散瘀结。泻白散出自《小儿药证直诀》，具有清泄肺热、止咳平喘之功效。南沙参、桑白皮、地骨皮、蜜百部清肺热、润肺燥、止咳喘，前三者更是肃肺止咳的常用角药；黄芩、射干清热利咽；浙贝母可清热化痰止咳；白前可降肺气、平咳喘；鱼腥草除有清热解毒、消痈排脓等功效外还有很好的抗炎、抗病毒作用；长期咳嗽的患儿体内还是会有一定的炎症，鱼腥草、蒲公英、金荞麦除了消痈排脓外，还具有抗炎作用；蝉蜕可疏散风热、祛风散结利咽；炒僵蚕息风止痉、祛风止痛、化痰散结；徐长卿、穿山龙祛风散寒、活血通络止痉，有很好的脱敏效果；路路通祛风通络、活血通脉，可以破血通络；天竺黄清热豁痰；诃子敛肺止咳、涩肠止泄；红景天、党参补气血，对于缓解期或者肺脾气虚的患儿，一定要注意提高机体免疫力，所以用红景天、党参、太子参这些补养气血来提高免疫力。二诊时患儿又出现鼻塞、流涕等症状，加辛夷、白芷、苍耳子宣通鼻窍。三诊时患儿症状明显好转，大便正常，小便频数，故去红景天、诃子等补益敛涩之品，加紫菀、炙款冬花以宣肺化痰止咳，加覆盆子、芡实以益肾固精缩尿。四诊时患儿咳嗽日久，痰热恋肺，故予泻白散加减，南沙参、桑白皮、地骨皮清热肃肺止咳，黄芩、桔梗、牛蒡子清热利咽散结；杏仁、桔梗一降一升，宣肺利咽，化痰止咳。防风、柴胡、乌梅、五味子、生甘草肃肺降逆，益气固表，散风除湿；金樱子固精缩尿。五诊时，患儿阴伤热象较明显，故改用沙参麦冬汤加减，以滋阴养肺止咳。

李素卿教授强调在治疗中应注意病因病机的变化，谨守病机、随症加减。注重舌脉的变化，辨证分型，对症治疗。在治疗小儿哮喘、咳嗽变异性哮喘、反复呼吸道感染等病程较长的疾病时，注重在缓解期提高机体免疫力的同时，也应灵活应用活血通络疗法。根据小儿疾病的易变性，兼顾不同体质等多种因素进行个体化治疗，才能取得良好的效果。

（张聪聪　整理）

（三）小儿腺样体肥大（肺脾气虚，鼻窍不利）

李某，男，4岁。主因鼻塞伴张口呼吸3月余于2020年12月23日就诊。近3个月来反复呼吸道感染，曾就诊于北京儿童医院，诊断为过敏性鼻炎，腺样体肥大，鼻镜检查示腺样体肥大，堵塞4/5，给予抗过敏、洗鼻等治疗（具体药物不详），为求进一步治疗，遂来我院就诊。刻下症：鼻塞，流涕，无咽痛、咳嗽，无发热，平素易汗出，夜间眠欠佳，张口呼吸，打鼾，纳食尚可，二便正常。查体：体温 36.4℃，神志清楚，精神可，面色不华，咽充血，双侧扁桃体无肿大，软腭低，双侧下鼻甲肥大苍白，心肺阴性，腹软无压痛，口唇淡，舌质淡，舌苔薄白，脉沉。

西医诊断：腺样体肥大，过敏性鼻炎。

中医诊断：腺样体肥大，鼻鼽（肺脾气虚，鼻窍不利）。

治法：益气健脾，敛汗固表，通窍散结。

处方：麸炒白术 8g，防风 6g，生黄芪 15g，浮小麦 12g，醋五味子 3g，蝉蜕 3g，麻黄根 8g，煅牡蛎 30g（先煎），炒苍耳子 4g，白芷 7g，徐长卿 8g，辛夷 7g（包煎），玄参 8g，浙贝母 8g，生牡蛎 30g（先煎），夏枯草 8g，猫爪草 10g，金荞麦 20g，北柴胡 6g，乌梅 6g，甜叶菊 4g。14 剂，日 1 剂，水煎服，分 2 次服用。

二诊（2021 年 1 月 13 日）：药后患儿无流涕，鼻塞、汗出症状较前缓解，仍有夜间张口呼吸，无咳嗽，纳可，二便正常。面色不华，口唇红，咽充血，咽后壁淋巴滤泡增生，下鼻甲肥大苍白，舌质红，苔黄腻，脉滑。考虑患儿鼻塞症状较前减轻，上方减柴胡、乌梅，但小儿肺脾常不足，虚证难以短期缓解，继续服用 14 剂治疗。

三诊（2021 年 2 月 3 日）：药后患儿无流涕，鼻腔通畅，无咳嗽，纳可，大便偏干，成球状，每日一行。查体：神清，精神可，面色不华，口唇淡，咽不充血，心肺阴性，腹软无明显压痛。舌质淡，苔薄白，脉沉。患儿现症状较前稍缓解，大便偏干，将金荞麦增加至 25g，加强清热之功，继续服用 14 剂。

四诊（2021 年 2 月 24 日）：患儿药后鼻腔通畅，打鼾减轻，偶有晨起干咳，汗出多，纳可，大便正常，近一周夜间尿床 1 次。查体：面色不华，口唇淡红，咽充血，咽后壁淋巴滤泡增生，腹软无明显压痛。舌质淡红，苔薄白，脉沉。在上方基础上加芡实 10g，补脾益肾固小便，将麻黄根增至 10g，加强敛汗之功效。继续服用 14 剂。

2 周后电话随访，药后夜间打鼾逐渐减轻，呼噜声渐消，渐趋康复。

按：本例患儿为腺样体肥大，中医无此病名，西医学认为腺样体是鼻咽部淋巴组织，位于鼻咽部的后部及顶部。2～6 岁是腺样体增殖旺盛期，10 岁后逐渐开始萎缩，至成年则大部分消失。腺样体肥大主要是由于炎症反复刺激而发生的病理性增生。中医学根据鼻塞、张口呼吸、夜间明显、睡眠打鼾、睡眠不安甚则呼吸暂停等临床表现及病理特征，将其归为"鼻窒"或"痰核"进行辨证治疗。本例患儿素体虚弱，肺脾气虚，肺虚卫外不固，屡受外邪，邪气稽留在鼻咽交界之处；脾虚运化失司，水湿不化，凝聚成痰，痰气结聚，导致腺样体增生，咽喉不利，堵塞鼻窍而为病。故治疗上用玉屏风散益气健脾固表，苍耳子散祛风通窍，缓解鼻塞症状，消瘰丸化痰散结。本方中防风走表以散风邪，得黄芪以补气固表，则外有所卫，得白术以健脾益气固里，则内有所据，遂使外邪去而不复来；苍耳子和辛夷辛温，宣通鼻窍，白芷疏散风邪，玄参滋阴降火，苦咸消结；贝母化痰消肿，解郁散结；生牡蛎咸寒，育阴潜阳，软坚消瘰。由于表虚不固，汗出较多，故加浮小麦、醋五味子、麻黄根、煅牡蛎益气固表敛汗；由于痰阻气道，咽部不利，加蝉蜕清热利咽；金荞麦有清热解毒之功效，虽本患儿无明显热证，但考虑痰气互结，日久有化热之倾向。另外，腺样体肥大是慢性进展性疾病，当属顽疾，宜采用多种疗法综合治疗。

李素卿教授认为小儿腺样体肥大多数是由于反复呼吸道感染引起，本病例患儿有过敏性鼻炎病史，但由于持续时间长，现表现为本虚标实之证，肺脾气虚为本，痰气互结为标，治疗过程中应注重本虚的治疗，但考虑小儿易感、易热的病理特点，治疗过程中需要注重舌质、舌苔的变化，辨虚实的偏重，随证加减用药及药物剂量，方能取效。另外，在治疗过程中，对于标实证治疗效果明显，但虚证的治疗需要较长时间药物的累积效果，方能见效，可同时采用多种治疗手段，如推拿、耳穴、揿针等外治之法。另外还需要与患儿家长多沟通，注意饮食调护、环境问题及保证服药依从性。

（刘玲佳 整理）

（四）川崎病（风热袭表，痰热互阻）

彭某，男，4岁。主因颈部肿痛8天，于2019年12月25日就诊。患儿8天前无明显诱因出现颈部肿痛，不能转头，7天前出现全身皮疹，目红。6天前就诊于儿童医院，查血常规示白细胞$10.42×10^9$/L，中性粒细胞77.6%，淋巴细胞11.9%，C反应蛋白22mg/L，血沉58mm/h，颈部软组织超声示双侧颈部淋巴结炎，左侧明显，未见脓肿或液化，心脏彩超示心内结构未见明显异常，诊断为颈部淋巴结肿大，皮疹，咽扁桃体炎，予阿奇霉素口服治疗。为求进一步治疗，遂来我院就诊。刻下症：颈部肿痛，左侧明显，无咳嗽咳痰，无鼻塞流涕，纳眠可，二便调。查体：体温37.2℃，神清，精神可，全身散在红色皮疹，结膜红，左侧淋巴结肿大，触痛，咽充血，双扁桃体Ⅱ度肿大，心肺听诊未见异常，腹软无压痛，肝脾未触及。口唇色红皲裂，杨梅舌，脉滑。

西医诊断：不典型川崎病。

中医诊断：温病（风热袭表，痰热互阻）。

治法：辛凉透表，清热化痰。

处方：银翘散合四逆散加减。

金银花10g，连翘10g，荆芥5g，薄荷6g（后下），黄芩10g，炒牛蒡子10g，桔梗6g，蝉蜕5g，生石膏30g（先煎），赤芍10g，板蓝根10g，淡竹叶3g，淡豆豉10g，生甘草6g，柴胡8g，炒枳实8g，白芍8g，玄参10g，浙贝母10g，夏枯草10g，生牡蛎30g（先煎），金荞麦25g，败酱草25g，甜叶菊2g。7剂，水煎服，日1剂。

二诊（2020年1月2日）：患儿服药后无颈痛，无咳嗽咳痰，无鼻塞流涕，纳眠可，小便可，大便稀，一日5～6次。查体：体温正常，神清，精神可，结膜轻度充血，左侧颈部可触及黄豆大小淋巴结，活动度可，无触痛，咽充血，双扁桃体Ⅱ度肿大，心肺听诊未见异常，腹软无压痛，肝脾未触及。手指末端膜样脱皮。口唇红，舌红苔黄腻，脉滑。李素卿教授改用清瘟败毒散加减，清热凉血，解毒化瘀。处方：生石膏25g（先煎），黄芩10g，黄连 5g，栀子 10g，桔梗 6g，淡竹叶 3g，玄参 10g，赤芍 10g，连翘 10g，生甘草 6g，丹参 10g，川芎 10g，藿香 10g（后下），厚朴 8g，炒扁豆 10g，密蒙花 9g，菊花 9g，石决明 25g，炒蒺藜 9g，浙贝母 10g，牡蛎 25g（先煎），夏枯草 10g，诃子 15g，芡实 15g，猪苓 10g，泽泻 10g，甜叶菊 4g。7 剂，水煎服，日 1 剂。

三诊（2020 年 1 月 8 日）：患儿服药 2 天后偶有咳嗽，清嗓子，流清涕，纳眠可，小便可，大便 2 日一行，偶有右髋关节痛，步行不影响，上楼梯时明显。查体：体温正常，神清，精神可，手心热。咽充血，咽后壁淋巴滤泡增生，下鼻甲肥大苍白。心肺腹未见异常。口唇红，舌红苔白腻，脉滑。李素卿教授改用泻黄散合泻白散加减，清泄脾肺胃热。处方：防风 6g，炒栀子 10g，生石膏 25g（先煎），生甘草 6g，藿香 15g（后下），狗脊 8g，川牛膝 8g，桑白皮 8g，地骨皮 8g，黄芩 10g，牛蒡子 8g，桔梗 6g，蝉蜕 5g，徐长卿 10g，辛夷 8g（包煎），白芷 8g，炒苍耳子 5g，路路通 10g，地龙 8g，穿山龙 8g，玄参 10g，板蓝根 10g，升麻 6g，丹参 8g，赤芍 8g，川芎 8g，密蒙花 8g，甜叶菊 4g。7 剂，水煎服，日 1 剂。

四诊（2020 年 1 月 15 日）：药后患儿无流涕咳嗽，未诉关节疼痛，纳眠可，大便偏稀，1～2 次/日。查体：体温正常，神清，精神可，手心热。咽充血，心肺腹未见异常。口唇红，舌红苔白腻，脉滑。李素卿教授改用泻黄散加减，清泄脾胃伏热。处方：防风 10g，炒栀子 10g，生石膏 25g（先煎），生甘草 6g，藿香 10g（后下），川牛膝 8g，徐长卿 10g，丹参 8g，赤芍 8g，川芎 8g，炒扁豆 10g，厚朴 10g，甜叶菊 3g。7 剂，水煎服，日 1 剂。患儿药后痊愈。

按：川崎病的全称是皮肤黏膜淋巴结综合征，是一种以全身血管炎为主要病变的急性发热出疹性小儿疾病。临床以发热、球结膜充血、颈部淋巴结肿大、口唇皲裂及草莓舌、皮疹、手足硬肿等为特征。根据其起病急、传变快及发热、皮肤病变、淋巴结肿大等临床症状，应属于中医学"温病"范畴。李素卿教授认为该病发病乃因外感温热邪毒，侵犯肺卫，迅速化火，内迫营血，热毒走窜流注，耗伤津液，并可内陷于心，热凝血瘀，留滞经脉。

初诊方以银翘散加减，方中金银花、连翘芳香清解，辛凉透邪清热，薄荷、牛蒡子辛凉疏散风热，荆芥、淡豆豉辛温祛邪，桔梗清热利咽，合用四逆散透散郁热，浙贝母、生牡蛎、玄参、夏枯草等软坚散结，佐以金荞麦、败酱草清热解毒，散结祛瘀。二诊时患儿大便次数增多，虽病程已入营分，方用清瘟败毒饮加减以清热泻火、凉血解毒，但去原方中知母、水牛角等苦寒之品避伤脾胃，佐以炒扁豆、诃子、芡实等收敛固肠之品。三、四诊根据患儿症状、体征、体质等多种因素随症加减，调理善后。

不典型川崎病是与典型川崎病相对而言，指不足川崎病6项主要临床表现中的5项，而只有其中3～4项的病例，也就是尚未达到川崎病的诊断标准，临床表现不全但已除外其他疾病的病例。本患儿是极少数不发热的病例。其他临床表现如双结膜充血、口唇干红、皲裂、颈淋巴结肿大、手足硬肿、指（趾）端脱皮及多形性皮疹有时呈一过性，存在时间短，这些表现在病程中并非同时出现，来诊时可能只见2～3项，在治疗观察中又出现其他症状和体征，在临床中容易误诊漏诊，需要多加注意。李素卿教授认为，根据川崎病的传变过程及临床特点，应属中医学"温病"范畴，初期风热在卫，邪入气分，患者多表现为发热恶寒，周身出现不规则的红斑丘疹伴随瘙痒、手掌皮肤充血等，治疗多采用辛凉透表，透邪解毒；极期热入气营，气营两燔，患者多表现为壮热不退、烦躁出疹、眼结膜充血、口唇红干、脉动有力等，治疗多采用清气凉营，解毒养阴；后期邪毒入里，气阴两伤，患者多表现为低热多汗、食欲不振、舌苔发红少津液、脉象细数等，治疗多采用益气养阴，活血化瘀。病后应根据小儿体质等多种因素进行个体化治疗。

（李欣怡　整理）

（五）多发性抽动（脾虚肝旺）

赵某，男，8岁。主因间断不自主眨眼、清嗓子3年余于2021年1月17日就诊。患儿3年多前外感后出现不自主眨眼、清嗓子，就诊于北京儿童医院，查血常规、生化、微量元素、脑电图等未见明显异常，诊为抽动障碍，暂未予西药治疗。为求中医治疗就诊于我科，予中药汤剂口服后症状好转。

后因紧张劳累症状加重，就诊于北京儿童医院，加用硫必利 50mg 每日 3 次口服，药后症状有改善，坚持服用 1 年左右，后遵医嘱逐渐减停，减停后出现症状反复，就诊于我科。刻下症：眨眼，喉中吭吭发声，偶有四肢抽动，紧张劳累时加重，纳一般，二便调。查体：面色不华，口唇红，咽充血，咽后壁淋巴滤泡增生，咽部有黏涕，心肺听诊未见明显异常，腹软无压痛。舌质红，苔薄白，脉沉。

西医诊断：抽动障碍。

中医诊断：多发性抽动（脾虚肝旺）。

治法：扶土抑木，健脾平肝。

处方：钩藤异功散加减。

党参 10g，麸炒白术 8g，炙甘草 6g，陈皮 6g，钩藤 30g，木瓜 10g，伸筋草 15g，蝉蜕 5g，炒僵蚕 8g，白芍 30g，石菖蒲 10g，珍珠母 30g，生龙齿 30g，密蒙花 10g，南沙参 10g，茯苓 30g，蜜桑白皮 10g，徐长卿 10g，牛膝 10g，桑枝 15g，蜜款冬花 8g，射干 6g，蚕沙 7g。颗粒剂 14 剂，日 1 剂，水冲服。

二诊（2020 年 1 月 31 日）：药后喉中发声好转，偶有耸肩、眨眼、耸鼻子，纳差，大便正常。查体：面色不华，口唇淡红，咽充血，咽后壁淋巴滤泡增生，心肺听诊未见明显异常，下鼻甲肥大苍白。舌质淡，苔薄白，脉沉。西医诊断：抽动障碍、咽炎。中医诊断：多发性抽动（脾虚肝旺）。上方去款冬花、射干、蚕沙，加葛根 10g，络石藤 10g，辛夷 10g，炒苍耳子 5g，白芷 8g，路路通 10g，炒山楂 10g，醋鸡内金 10g。颗粒剂 10 剂，日 1 剂，水冲服。

三诊（2020 年 2 月 14 日）：药后偶有摇头、耸鼻子、耸肩、四肢抽动，纳食较前改善，大便正常。查体：面色不华，口唇淡，心肺听诊未见明显异常，腹软无明显压痛。舌质淡红，苔薄白，脉沉。上方去络石藤、辛夷、白芷、苍耳子，加天麻 10g，蜈蚣 3g。颗粒剂 14 剂，日 1 剂，水冲服。

患儿坚持服药至 2021 年 4 月，抽动症状基本缓解，后因感冒、劳累紧张症状反复，服用中药后逐渐缓解。

按：李素卿教授认为抽动障碍主要病位在肝，其表现可归诸于"肝风"，临床中以一方六型进行辨证论治，以自拟平肝息风散合方化裁。李素卿教授常用自拟平肝息风散合钩藤异功散化裁治疗抽动障碍脾虚肝旺证，她认为小儿肝常有余，脾常不足，此证临床中十分常见。患儿常表现为抽动症状伴有面色不华，口唇淡，舌质淡，苔薄白，脉沉，目下、口周发青。平肝息风散组成：天麻、钩藤、全蝎、白附子、酸枣仁、石菖蒲、生龙齿、防风、胆南星、白芍、木瓜。天麻息风止痉，平肝潜阳，古称之为"定风神药"；钩藤清热平肝，息风定惊；天麻与钩藤合用，共奏息风止痉、平肝定惊之功，全蝎助天麻、钩藤息风止痉，平肝定惊；防风通治一切风邪；胆南星燥湿化痰、祛风解痉；白附子善祛头面之风，定搐解痉；酸枣仁可宁心安神；生龙齿重镇安神；石菖蒲开窍宁神，化湿和胃；白芍养血柔肝平肝，镇静解痉；木瓜平肝舒筋；钩藤异功散中党参、茯苓、白术、陈皮可健脾益气助运；两方合用，共奏健脾平肝、息风止痉、舒筋活络之效。

本患儿主要表现为眨眼，躯体抽动，喉中发声，初诊时咽部可见黏涕，加款冬花、射干利咽。二诊时耸鼻子、下鼻甲肥大苍白，加辛夷、白芷、苍耳子、路路通以通利鼻窍；纳差，加炒山楂、鸡内金消食助运。三诊时鼻咽症状好转，时有摇头、四肢抽动，加天麻、蜈蚣息风止痉。李素卿教授临床常用加减用药：眨眼多由结膜炎引起，可加密蒙花散、菊花、黄连、蚕沙；上肢抽动加桑枝，下肢抽动加川牛膝，头颈动、摇头可加葛根、络石藤；喉中发声可加玄参、板蓝根、徐长卿；耸鼻子有时因过敏性鼻炎引起，可加宣肺通鼻窍的药物如辛夷、白芷、苍耳子、徐长卿等，徐长卿具有祛风化湿、止痛止痒之功，具有较好的疗效；纳食差的患儿可加炒山楂、醋鸡内金、焦神曲、焦麦芽等消食助运。李素卿教授强调本病是一种神经精神疾病，要注重情志调护，嘱家长不要过分苛责孩子，对抽动症状不要过分关注，不可总制止孩子，会加重孩子的心理负担。

李素卿教授在治疗本病时，强调要以肝为中心，辨证准确，分型论治，根据不同临床表现针对性用药，注重兼证，善于化裁。本病常可由外感、情志因素诱发抽动症状，此例患儿在外感后发病，病程中因外感、劳累紧张后出现症状反复，因此日常调护也很重要。李素卿教授常嘱咐患儿及家长避风寒、节饮食、畅情志，除此之外嘱家长切勿焦虑，不要对患儿过于严苛，诊治过程中也会与患儿交流，减轻其心理负担，放松心情。在跟诊过程中也发现，家长的心态和医嘱的遵从程度都是取得疗效的重要因素。

（闫雨柔　整理）

（六）反复呼吸道感染（肺脾气虚）

姜某，女，3岁。主因反复感冒1年于2019年10月18日就诊。患儿近一年来反复感冒，超过10次，上幼儿园后（2019年9月8日至今）生病更为频繁（发热5次）。刻下症：轻咳，喉中异物感，无咳痰，无发热、咽痛、鼻塞流涕等症状，时有左上腹疼痛，易乏力，平素易急躁，夜间睡眠欠佳，纳食差，大便头偏干，日一行，小便可。查体：体重13kg，神志清楚，精神可，面色不华，咽充血，双侧扁桃体无肿大，心肺（－），腹胀，左上腹轻压痛，无反跳痛，余处（－），口唇淡，舌质淡，舌苔薄白，脉沉。

西医诊断：反复呼吸道感染，消化不良。

中医诊断：虚人感冒，厌食（肺脾气虚）。

治法：补肺健脾。

处方：黄芪25g，炒白术8g，防风6g，赤芍8g，当归5g，陈皮6g，连翘8g，法半夏6g，茯苓8g，鸡内金9g，莱菔子10g，炒山楂9g，紫苏梗9g，炒枳实9g，延胡索9g，白芍9g，徐长卿9g，桑白皮8g，炙枇杷叶8g，蜜紫菀8g，浙贝母8g，鱼腥草25g，白茅根30g，钩藤20g，合欢皮10g，青蒿8g。颗粒剂7剂，日1剂，水冲分2次服用。

二诊（2019年10月25日）：药后患儿咳嗽、咽部异物感等症状消失，仍有纳食欠佳，时有腹痛，可耐受，大便干。面色不华，口唇红，咽不红，心肺阴性，腹软无压痛，舌质红，苔少，脉滑。辨为胃阴不足，予滋阴和胃为法，佐以通腑止痛，处方：玉竹8g，南沙参8g，麦冬8g，石斛8g，白芍8g，生甘草6g，鸡内金10g，炒山楂10g，炒麦芽10g，炒神曲10g，炒莱菔子10g，炒谷芽10g，延胡索8g，川楝子6g，炒枳实10g，瓜蒌20g，紫苏梗 8g，砂仁 5g。颗粒剂，7 剂，日 1 剂，水冲分 2 次服用。

三诊（2019 年 11 月 1 日）：此次患儿因气候骤变出现发热 2 天，已至外院查血常规，提示细菌感染，予头孢克肟颗粒、小儿柴桂退热颗粒口服后热退，现鼻塞流清涕，鼻痒，喷嚏频作，无咳嗽，无咽痛，纳食差，大便干，日一行，小便可。查体：神清，精神可，面色不华，双侧下鼻甲肥大苍白，咽红，心肺阴性，腹软无明显压痛。舌红，苔薄黄，脉滑。辨证为余热未尽，治疗以清解余热、通窍和胃为法。处方：徐长卿 10g，茜草 10g，蝉蜕 6g，乌梅 6g，生甘草 6g，防风 6g，北柴胡 8g，五味子 5g，辛夷 8g，白芷 8g，苍耳子 5g，石菖蒲 6g，鱼腥草 25g，鸡内金 10g，炒山楂 10g，炒莱菔子 10g，炒谷芽 8g，炒麦芽 8g，炒枳实 8g，瓜蒌 30g，钩藤 20g，合欢皮 10g，丹参 10g。颗粒剂 7 剂，日 1 剂，水冲分 2 次服用。

四诊（2019 年 11 月 8 日）：药后患儿症状减轻，2 天前再次因穿衣不慎出现鼻塞流涕，咳嗽有痰，无咽痛，体温最高 37.4℃，纳食差，二便调。查体：神清，精神可，面色不华，双侧下鼻甲肥大苍白，咽充血，扁桃体Ⅱ度肿大，无渗出，咽后淋巴滤泡增生，双肺呼吸音粗，可闻及痰鸣音，舌红，苔黄腻，脉滑。诊为痰热闭肺，治疗以清热宣肺、止咳化痰为主，兼通窍和胃。处方：炙麻黄 3g，炒苦杏仁 8g，生石膏 25g，生甘草 6g，黄芩 10g，炒牛蒡子 8g，桔梗 6g，蝉蜕 5g，地龙 8g，桑叶 8g，炙枇杷叶 8g，炙紫菀 8g，浙贝母 8g，前胡 8g，鱼腥草 25g，金银花 8g，辛夷 8g，白芷 8g，炒苍耳子 5g，石菖蒲 8g，徐长卿 8g，鸡内金 10g，炒山楂 10g，炒莱菔子 10g，白茅根 30g，炒枳实 8g，瓜蒌 30g。颗粒剂 7 剂，日 1 剂，水冲分 2 次服用。

后患儿又多次就诊，每次发作情况不一，李素卿教授分标本虚实，分别应用培土生金、益气养阴、疏风清热等方法治疗数月，并嘱以饮食、运动、心理调节等方法，患儿身体状态好转，随访 1 年半，乏力症状消失，感冒次数大为减少。

按：本例患儿为反复呼吸道感染，西医学以不同年龄儿童每年呼吸道感染的次数超过正常范围作为判断标准，中医则无此病名。古代医籍中的虚人感冒、自汗易感等与之接近，中医主要根据患儿体质辨证施治，在单次发病中也注意患儿平素体质，如此方能无后患之忧。本例患儿素体虚弱，脾胃不健，正气失充，卫外不固，加之年幼寒热不知自调，故遇感乃发。每次发作表现不一，临证需具体分析，辨证施治，但在辨证的基础上，需要重视患儿本身的体质，故而在选方时，除了按照不同疾病、不同阶段施以补肺、清热、宣肺等治法外，也强调健脾和胃的重要性，充分体现了"天、地、人"三因制宜的中医学思想。

李素卿教授认为小儿"脏腑娇嫩，形气未充"而不耐攻伐，且小儿除了正常生理活动外，还要不断生长发育，故对气血的需要旺盛，而患病后正气抗邪越盛，气血耗损越多，小儿为稚阴稚阳之体，在疾病后期更有气血不足，胃气失和之征。这在易感儿中尤为突出，故李素卿教授在治疗时特别强调分期，急性期主以攻邪，以求邪尽存正，急性期后则特别重视顾护后天之本，常采用益气固表、补气养血、消食和胃之法以善后。另外，反复呼吸道感染短时间难以观察效果，故她在日常调护上亦相当重视，反复向家长强调不同时期患儿的饮食、运动、作息等各方面的调护要点。

（何冰　整理）

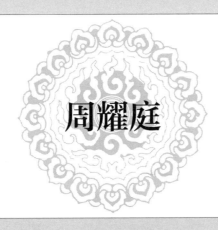

周耀庭

一、医家简介

周耀庭（1930—），男，浙江岱山人。首都医科大学中医药学院教授、主任医师。北京中医药大学博士生导师。国家级名老中医，第二、三、四批全国老中医药专家学术经验继承工作指导老师。第二届"首都国医名师"。北京同仁堂中医大师。曾任北京联合大学中医药学院科研处处长，首都医科大学双师型师承教育名医导师，北京市中西医结合感染性疾病研究所专家。世界中医药学会联合会温病专业委员会顾问。

周耀庭教授1946年在舟山群岛唯一一所公立医院沈家门存济医院跟随当时院长兼外科主任张开甫学习西医，1954年在齐鲁大学（现山东医学院）儿科系系统学习西医，1959年以西医儿科医生的身份参加北京市第一批西医离职学习中医班，系统学习中医3年，并于毕业时获得了卫生部特别颁发的二等奖。1962年在市政府统一部署下调到北京中医医院儿科工作。周耀庭教授在对临床大量患者的诊疗中，积累了许多宝贵经验，医术日臻高明，并逐渐形成了以中医为主、中西医结合的医疗风格。1971年周教授调入北京卫生职工学院，工作重点由临床转入中医教学方面，主要担负中医儿科学和温病学两门课程的讲授工作。儿科向来是以感染性疾病占多数，在这种工作背景下，决定了周耀庭教授学术研究以中医与中西医结合防治感染性疾病为主攻方向。

周耀庭教授坚持在临床一线工作60余年，以内科、儿科最为擅长。50年的温病学教学经历，有丰富的临床经验和较高的中西医理论功底，尤其是在温病学理论方面造诣颇深，能很好地将温病学理论与临床密切结合，从而在对各科热性病的治疗方面达到了较高水平。临床擅长呼吸系统、免疫系统、消化系统、泌尿系统疾病的治疗，尤专于长期发热、咳喘、腹泻、小儿多动症、过敏性紫癜、紫癜性肾炎、血小板减少性紫癜、多发性肌炎、皮肌炎、慢性胃炎等疾病的诊治。周耀庭教授运用温病学理论，并上溯《内经》《伤寒论》，对急慢性咳喘辨证精细化，总结出20余种临床证型，并设计出对应的治法，多能迅速获效。对免疫性疾病的治疗采用清补结合的新治法，折射出"外感与杂病虽分犹合"的观点，显著提高了疗效。对多发性肌炎和皮肌炎发病提出"痹痿双重性质论"，订立了"振痿通痹"的独特治法，收到了意想不到的效果。在温病学有关少阳、膜原理论指导下，治愈了许多发热长达数月乃至数年的病例。对于顽固性发热创造性地运用自拟解毒透邪法治疗，获得卓著的效果。

曾获北京市中医管理局科技成果奖一等奖 2 项，二等奖 1 项；获得北京市科学技术进步奖三等奖 1 项。主编出版《周耀庭临证解惑实录》《周耀庭讲小儿温病学》《世界传统医学儿科学》，主审《学好中医有方法》《跟师录》等著作，发表论文 40 余篇。

二、学术观点

（一）重视温病理论，指导儿科临床

周耀庭教授常说，做儿科医师，不读经典是不行的。尤其应该熟读温病学相关著作，对于《外感温热篇》《温病条辨》则更应做到精读。儿科向来以感染性疾病占多数，中医尤其是温病学相关理论，对感染性疾病的治疗蕴藏着巨大潜力。周耀庭教授将中医温病学的理论与方法，很好地与临床感染性疾病相结合，运用温病理论治疗呼吸系统感染、长期发热等疾病，积累了丰富的经验。

以温病"温邪上受，首先犯肺"学说为依据，治疗一系列呼吸道感染性疾病，如过敏性鼻炎、急慢性咽炎、化脓性扁桃体炎、急性支气管炎、肺炎等，绝大多数采用单纯中医药治疗，收到满意效果。在病因病机及病位方面提出病因复杂，寒温并存，病位多犯肺胃，病机多样，变化多端，小儿兼证不可忽视等观点，在辨证要点及技巧方面提出重点辨表证有无、辨里热层次、辨正气盛衰、辨疾病顺逆、辨兼夹之有无，在治疗大法方面提出透邪、祛邪、保津、止嗽定喘。

周耀庭教授通过反复温习多部有关膜原理论的著作，经过多年从理论到临床的深入研究，发挥吴又可"湿阻膜原"学说及叶天士"邪留少阳"学说，对膜原形成了自己独特的理论，形成了一套完整的辨证论治思路与方法。周耀庭教授指出：膜原有广义与狭义之分。膜原代表一个特殊的层次，即半表半里。这一层次，地处脏腑之外、肌肤之内，即外不在表、内不在里。少阳、三焦与之密切联系。膜原中多空隙，痰湿容易留聚，膜原证与痰湿密切相关。病因或为痰湿，或为湿热，但必兼湿邪，没有湿邪的存在，不能发展为膜原证。治以清热化湿、开达膜原法。并创制验方新订化湿达原汤，在临床运用中取得了非常好的效果，治好了一大批久治不愈的"长期发热"病例。

（二）衷中参西，他山之石，可以攻玉

周耀庭教授治学还有一个特长，即利用他丰富的西医知识，坚持中医辨证论治的同时，临证将西医有机、恰当地与中医相结合。

1. 借鉴西医诊断，进行中医治疗

根据西医诊断可以掌握临床特征，没有看到患者，也可大致了解到中医的病证。例如西医诊断是小儿喘息性支气管炎，就可了解到患儿喘重，而热象不著，多半是风寒闭肺，需要用散寒开闭的方法治疗；如果诊断是小儿支气管肺炎，则临床多有发热烦燥而喘憋，里热显著，常表现为外寒里热，治疗就需要宣肺散寒与清泄肺胃里热同时并举。这样相互借鉴，非常方便。

2. 针对不同病证，优选治疗方法

周耀庭教授学贯中西，临证之时，能针对每一个病例的病证特点，在中西医用药之间进行合理的取舍，以达到最佳治疗效果。有一些疾病，西医有特效，比如结核病，虽然中医也有一些治法，但是不如西医抗痨疗法可靠，就干脆以西医治疗为主；又比如心肌梗死等急症，西医急救有优势，当然首先选择西医救治。但是对于许多功能性疾病，如神经官能症、胃肠功能紊乱等，则中医调治有优势。还有一些疾病，如红斑狼疮、皮肌炎、多发性肌炎及长期发热等疾病，西医治疗主要依靠激素。但是激素治疗有两个问题，一

是有众多的副作用，二是有些患者对激素依赖，激素减不下来。遇到这种情况，应当选择中医治疗或中西医结合治疗。

3. 西医辅助检查，补充望闻问切

周耀庭教授常说，作为一名医务工作者，无论中医或西医，都需要中西医兼顾，一定要从患者的最大利益出发，这是当今时代对医生的要求。温病学派有强烈的崇实精神，通常被称为"时医"，验齿察舌、辨斑疹等阳性体征检查被普遍采用，提高了中医诊断水平。周耀庭教授继承了察舌、辨斑疹等传统的望诊方法，又加入看咽喉、听啰音、触淋巴等手段，丰富了中医诊断方法。临证之时他充分利用检查仪器、化验手段，如咳喘患者就诊，必用听诊器检查，细小水泡音多考虑为饮邪，中水泡音多考虑为痰邪。将听诊器作为中医闻诊的补充。又如 B 超、核磁、化验检查等就相当于医者的眼睛，是望诊的延伸。

（三）经方时方，古为今用，灵活化裁

处方是中医理法方药中重要的一环，拟定处方不外两种方法：一是采取以古方或成方为基础，进行加减变化；二是根据病情，自行设计和制定一个治疗处方。周耀庭教授认为古方名方，多有严密结构，药物配伍也是从长期实践中不断锤炼而来，采用古方名方加减治疗，不仅疗效好，而且也是明智之举，故临床上尤其注重采取经方名方。但成方有限，而临床证候变化无限，周耀庭教授临证绝不机械地效仿，而是根据患者具体情况，进行灵活加减化裁，主要有以下几种方法。

1. 在原方的基础上药物加减，或者在结构上调整

周耀庭教授认为《伤寒论》中的麻杏石甘汤原方治疗小儿肺炎，效果并不理想。对比《伤寒论》原来麻杏石甘汤证与小儿肺炎临床特点即可发现，二者都有发热气喘，但有的证候有较明显区别：首先，前者是伤寒汗下以后，余热迫肺所致，见身无大热，汗出而喘；而小儿肺炎属于温病范畴，温热之邪多热盛且多夹毒，故在方中必须加强清热与解毒之力。其次，小儿肺炎常喘憋较重，表现为肺气上逆明显，所以又需要加入降气平逆之品。周耀

庭教授应用麻杏石甘汤治疗小儿肺炎的时候，常在原方生石膏外，再加入黄芩、知母以加强清气之力，加入金银花、连翘以解毒，再加苏子、葶苈子以降气平逆，这样加减则疗效明显提高。

2. 从古方中提取经典配伍

在古方名方中，有许多精妙的配伍在长期应用中，被人们看作是经典的配伍。我们将这些经典配伍从古方中提取出来，应用到各种场合的处方重组中去，以制定相应的新方。举例来说，麻黄、杏仁是一组很好的宣肺止嗽的配伍，来源于《伤寒论》的麻杏石甘汤。这一组合再经过不同的配伍，可以广泛地应用于各种咳喘证。《伤寒论》中有五个泻心汤，用以治疗痞证。这五个泻心汤中，除大黄黄连泻心汤外，其余四个泻心汤都有黄芩、黄连、半夏，这是一种精妙的辛开苦降的配伍。周耀庭教授常将这一配伍，广泛地应用于脾胃病中有痞满症状者，收到良好效果。

3. 在成方的启发下制定新方

周耀庭教授还在成方的启发下，根据实际情况，制定出许多新方，这些验方既有古方成方的影子，也有当今各临床医家的经验特点。比如治疗小儿虫积腹痛的经验方（藿香、枳壳、木香、白芍、黄芩、川黄连、延胡索、乌梅、川椒、小茴香、槟榔），既有《伤寒论》乌梅丸的影子，也有周耀庭教授日常用药配伍的经验，形成一个新的处方。又如治疗急性化脓性扁桃体炎的验方——消蛾清解汤（蝉蜕6g，牛蒡子6g，桔梗6g，柴胡10g，生石膏20g，生甘草6g，黄芩6g，知母6g，板蓝根20g，草河车20g，天花粉6g，连翘10g，玄参15g，赤芍10g，僵蚕6g），其中有银翘散和白虎汤的影子，但已经是一个基于临床实际的新处方。

三、临床特色

（一）小儿肺炎，应归为外感咳喘

小儿肺炎相当于中医的什么病、什么证，以往曾经有过不少争论，观点并没有得到统一。周耀庭教授认为小儿肺炎属于外感咳喘范畴。由于肺炎种类不同，可以表现为喘，如支气管肺炎、喘型肺炎；也可表现为不喘，如大叶肺炎、大病灶肺炎等，但都具有外感病特点，所以应归为外感咳喘。小儿肺炎的主要病机特点是肺闭（或肺气郁闭）和肺失清肃，周耀庭教授根据本病临床病情轻重及合并症之有无，一般将本病分为常证与逆证两类进行治疗。常证主要包括风寒闭肺、风热犯肺、外寒里热、痰热闭肺、阴虚肺热、脾肺气虚六型，逆证包括心阳虚衰、内陷厥阴两型。

（二）注重祛邪，邪去则正安

《温疫论》提出"祛邪为第一要义""客邪贵乎早逐"，周耀庭教授继承了这一学术思想，在治疗小儿外感热病时，提出祛邪是治疗儿科呼吸道感染的要点。周耀庭教授的观点是邪去则正安，有效去除病邪即是最好的保护正气的方法。《温疫论》在具体治法上还体现了"有邪必逐，除寇务尽"的观点。周耀庭教授受此启发，提倡祛邪要彻底。

周耀庭教授临证治疗低热不退、血小板减少性紫癜等，都加入了清热解毒、透解余邪的思路。对于小儿哮喘的治疗，更注重祛邪。周耀庭教授认为，导致哮喘反复发作的夙根是伏痰，伏痰潜伏则哮喘病情处于缓解期，当外感风寒，肺气郁闭，引动伏痰，肺气上逆时则哮喘处于发作期。无论发作期还是缓解期，伏痰始终存在。伏痰夙根，决定了本病的复杂性、长期性。夙根不除，则哮喘不愈。故周耀庭教授主张在本病治疗的整个过程中，不论是发作期还是缓解期，化痰逐饮、消除伏痰的治疗思路及治疗方法、选药组方均要贯穿该病治疗的始终，尤其强调不可因病情处于缓解期而减少化痰逐饮的力量。

（三）病因病机，临证注重湿毒郁邪

温病学理论十分强调湿邪对病证的影响，所有温病可分为有湿和无湿两类。病机中有无湿邪，疾病的临床特点、治疗原则、发展变化截然不同。没有湿邪，病情相对简单；兼有湿邪，病情复杂而缠绵。因此周耀庭教授对湿邪尤其重视，非常重视湿邪在各种病证病机中的意义，并将这种辨证思路运用于多种病证。湿邪四处游走，在肺则咳喘，在心则动悸，在肠则泄泻，在膀胱则淋浊，在皮肤则生痤疮或斑疹，在膜原则发热日久不退。

（四）谆谆医嘱，治疗护理配合宣教

周耀庭教授认为影响疗效的因素很多，不单纯与医者辨证立法、选药组方是否准确有关，还与药材的质量、煎药方法、服药方法、饮食禁忌、生活习惯、居住环境、人际关系、工作压力、疾病护理等多方面有千丝万缕的关联，故提出治疗与护理并重的原则。

如对于湿阻膜原型发热患者，因为体内有湿邪的存在，故要求适量饮水，提倡戒酒限茶，禁食生冷油腻以防止加重体内湿邪停聚，因补药妨碍湿邪的去除，故最忌早用补品。

对于外感风热，卫气同病，体温过高者，无论患者上午还是下午就诊，均嘱患者当天将一剂药服完。因为温热病邪传变迅速，药力要及时、有力、持续发挥作用才能收到良好的效果。周耀庭教授临证治疗外感发热，退热效果非常显著，与服药方法有直接关系。

喉炎患者一般需要留院观察，防止喉头水肿出现意外。周耀庭教授临证治疗喉炎效果显著，赢得了许多患者的信任。常有患者主动离开医院，找周耀庭教授就诊。对于这种患者，周耀庭教授都要特别叮嘱，一要注意呼吸，如果发憋、呼吸困难，及时送医院处理。二是喉炎容易复发，故患者犬吠样咳嗽消失后，也不可立即停药，应继续服药一段时间以巩固疗效，防止复发。

四、验案精选

（一）长期发热（湿热内蕴，阻遏膜原）

古某，女，12岁。主因长期发热2个月，于2010年12月17日就诊。

患儿于 2 个月前因外感风寒，出现鼻塞流涕，身重，以上症状减轻后出现发热，后经治疗（具体治疗方案及用药不详），鼻塞流涕、身重症状消失，但体温始终维持在 38～39℃，发热规律，每天晨起体温最高 39.3℃，中途服用退热药后体温可以下降，但是最低体温 37.3℃，每天发热前寒战，无汗，热退后乏力，关节疼痛。曾到北京儿童医院住院治疗，检查血、尿、便常规和风湿因子等未见异常，服药后症状未见好转，以发热待查出院。近一周发热后口服退热药体温仍在 37.3℃ 以上，关节疼痛加重，为求进一步治疗，遂来周耀庭教授门诊就诊。刻下症：每天规律发热，全身关节酸痛，腰膝关节疼痛明显，纳食不佳，大便黏腻不爽，伴有乏力。查体：体温 38℃，神志清楚，精神弱，面颊潮红，巩膜无黄染，结膜无充血，颈软，无抵抗，颈下淋巴结轻度肿大，咽部微红，双肺呼吸音清，未闻及干湿性啰音，心率 90 次/分，律齐，心音有力，各瓣膜听诊区未闻及病理性杂音，腹软，无压痛及反跳痛，肝脾肋下未及。舌质淡红，根部淡，黄腻苔，脉弦细滑数。辅助检查：血沉（-），抗核抗体（-），结核抗体（-）。既往史：否认。过敏史：否认有药物、食物过敏史。

西医诊断：发热原因待查。

中医诊断：发热（湿热内蕴，阻遏膜原）。

治法：清化湿热，开达膜原。

处方：柴胡达原饮加减。

北柴胡 10g，黄芩 15g，防风 6g，秦艽 10g，法半夏 9g，厚朴 10g，茯苓 15g，草果 10g，茵陈 15g，连翘 15g，藿香 10g，石菖蒲 10g，青黛 10g，滑石 10g。7 剂，水煎服，日 1 剂。

二诊（2010 年 12 月 24 日）：患儿服药 3 天后体温下降，基本恢复正常，最高体温 37.0℃，第 4 天因外出受凉出现咳嗽，鼻塞，流清涕，体温升高至 38.9℃，未服用退热药，加服汤剂 1 次，体温恢复正常，至今体温基本恒定；全身关节疼痛减轻，但腰部仍有酸痛；发热前寒战，无汗，咽部微红，颈部淋巴结肿大，舌边尖红，淡黄苔，脉弦滑略数。中医诊断：发热。辨证：湿热内蕴，阻遏膜原，兼感外邪。治法：清化湿热，开达膜原，宣肺透邪。予上方加荆芥穗 10g，辛夷 10g，金银花 15g。7 剂，水煎服，日 1 剂。

患儿服药后症状明显减轻，体温恢复正常。复诊 4 次，诸症未复发；随诊 1 年，症状未再发作，病愈。

按： 发热是指病理性体温升高，是人体对于致病因子的一种全身性反应。当晨起休息时体温超过正常范围或一日之间体温相差在 1℃ 以上时称为发热。正常人体温范围：口腔温度（舌下测量）36.3～37.2℃，直肠温度（肛门测量）36.5～37.7℃，腋下温度（腋窝测量）36.0～37.0℃。发热待查的定义：发热待查又称未明热或不明原因发热，发热持续 2～3 周以上；体温数次超过 38.3℃；经完整的病史询问、体检和常规实验室检查不能确诊（1周内）。不明原因发热是一组重要疾病，由于其病因复杂、常缺乏特征性的临床表现及实验室发现，已成为医学实践中极富挑战性的问题。体温（口温）37.5～38.4℃ 持续 4 周以上者称长期低热，临床上也有其特殊性。对这一类疾病的诊治中西医都感到很棘手。中医理论注重整体观念，对这类疾病从辨证论治，而不只是辨病论治，往往取得一定疗效。本病起病多较缓，病程长，临床多表现为低热、有时为高热的特点。符合中医诊断内伤发热特点。内伤发热主要由劳倦、饮食、情志等因素而引起，少数始为外感，久则导致脏腑亏虚而引起。其共同病机为脏腑功能失调，气血阴阳亏虚。过度劳累、饮食失调致脾胃气虚，气虚而虚阳外越，或气虚阴火上冲而发热；久病心肝血虚，或脾虚不生血，或因失血过多致营血亏虚，血属阴，阴血不足以敛阳而发热；素体阴虚，热病日久伤阴，或误用、过用燥药致阴精亏虚，阳亢乘阴而发热；寒证日久或脾肾阳虚，火不归元，虚阳外越而发热；外感热病，正虚邪恋，邪留半表半里，正邪相争而发热；脾虚不运，水湿内停，久则郁而化热；情志郁结，恼怒过度致气郁化火，肝火炽盛而发热；情志、劳倦、外伤、出血致瘀血产生，阻滞经络而发热，亦有疮毒内炽，郁而发热，或湿热蕴而生毒，聚而不散，发为瘰疬、癥瘕等。以上病因病机中，气、血、阴、阳诸虚所致均属虚证，而邪留半表半里、气郁、血瘀、湿滞、疮毒等属实证。部分患者可由两种病机同时引发，或互相转化，治疗中应鉴别内伤、外感发热，以明确诊断。

此例是一例湿阻膜原型长期发热。在症状中有不典型的表现，一般湿阻膜原型发热病例，长期发热虽高而常呈黄白的面色，但此例却呈潮红面色，但在全面分析以后仍确定为膜原证，经治疗而获愈。

患儿初起外感，经治疗后出现高热不退，并且热象高，热有规律，晨起最高，发热时寒战、无汗，服药后汗出热退；伴有关节疼痛等症。周耀庭教授在深入了解病情后，辨证为湿热内蕴，阻遏膜原。本人对患者双颊潮红向老师提出疑问，认为该患者热重于湿，应属于肺胃壅热，余邪未尽，周耀庭教授提出辨证阻遏膜原病因分析，老师给予认真回答：首先，患者初起外感，治疗后出现高热，但热有规律，晨起高热伴有恶寒，且汗出热退，虽然高热2个月，但是舌苔淡黄腻，脉象弦滑，是往来寒热，邪在少阳的表现；同时患者全身关节自感肿胀疼痛，也表明患者有湿热并重，湿性重浊黏腻，易流注于关节，造成关节疼痛，困重不舒，热伏于里表现为双颊潮红，而不是热象的面红耳赤，所以辨证时应该四诊合参，不能偏重于单一症状。同时温病在治疗时要分清湿热与温热，结合患者疾病的演变，治疗上两者有根本不同。本例患者症状不显，但是病位仍在膜原；膜原始见于《素问·疟论》，其曰："其间日发者，由邪气内薄于五脏，横连膜原也。"周耀庭教授提到：湿热证，寒热如疟，湿热阻遏膜原。与本病如出一辙，同时吴又可的《温疫论》对膜原的具体位置进行了描述，谓"邪自口鼻而入，则其所客，内不在脏腑，外不在经络，舍于伏脊之内，去表不远，附近于胃，乃表里之分界，是为半表半里"。更为明确病位、治疗指明方向。周耀庭教授用柴胡达原饮加减治疗此病，方中柴胡、黄芩和解表里，透达少阳；枳壳、槟榔、厚朴理气宽中，同时苦温燥湿；藿香、石菖蒲、茵陈芳香化浊；连翘、滑石、青黛清利湿热；加入法半夏增强苦温燥湿之力；茯苓健脾淡渗利湿；草果燥脾祛湿。几种药物配伍使用，加重祛湿之力，达到良好疗效。患者服药后热退，后复感风寒，巩固治疗4周后，热退未再反复。在跟师期间，针对此类疾病有了新的认识，在辨证中抓主症，特别是症状不典型的病例，更应详细询问病史和具体情况，在细节中总结规律。

（赵海燕　整理）

（二）虫积腹痛（肺胃积热，宿有虫积，脾胃失调）

王某，女，6岁。主因腹部间歇性疼痛1年，加重1个月，于2011年2月26日就诊。患儿于1年前因活动后突然出现腹痛，腹部疼痛以脐周为主，偶有恶心，未呕吐，伴食欲减退，喝温水后症状有所缓解，未继续治疗。之后患儿断断续续出现腹部疼痛，食欲不佳，消瘦，到北京儿童医院就诊，检查血、尿便常规和腹部B超未见异常，曾口服小儿健胃消食片等，症状一直反复发作，频率增加。近1个月腹部疼痛加重，伴有大便不畅，偶有呕吐，为求进一步治疗，遂来周耀庭教授门诊就诊。刻下症：腹痛，脐周疼痛明显，大便不畅，量少，成球状，伴有鼻塞，咽干。查体：体温36℃，神志清楚，精神可，面色欠红润，全身皮肤黏膜无黄染、皮疹及出血点，浅表淋巴结未触及。巩膜无黄染，结膜无充血，颈软，无抵抗，咽红，双肺呼吸音清，未闻及干湿性啰音，心率90次/分，律齐，心音有力，各瓣膜听诊区未闻及病理性杂音，腹软，无压痛及反跳痛，肝脾肋下未及。舌质淡红，根部淡黄，腻苔，脉弦细滑数。辅助检查：无。

西医诊断：腹痛原因待查。

中医诊断：腹痛（肺胃积热，宿有虫积，脾胃失调）。

治法：消食驱虫，安蛔止痛，宣肺清热。

处方：蝉蜕6g，桑叶6g，黄芩6g，知母6g，牛蒡子6g，板蓝根15g，草河车15g，连翘10g，浙贝母6g，炒枳壳6g，焦山楂10g，焦神曲10g，焦麦芽10g，焦槟榔10g，延胡索6g，乌梅6g，川椒3g，小茴香6g，熟大黄3g，郁李仁10g。7剂，水煎服，日1剂。

二诊（2011年3月5日）：患儿服药1剂后腹痛减轻，服药2剂后便通、无腹痛，咽部自感好转；服药5剂后，大便基本保证每日1次，纳食增加；目前身体状况基本正常，偶有鼻塞。查体：神志清楚，精神可，面色不华，全身皮肤黏膜无黄染、皮疹及出血点，浅表淋巴结未触及。巩膜无黄染，结膜无充血，颈软，无抵抗，咽红，心肺查体无明显异常。舌淡红，苔薄黄，脉弦滑。证治同前，原方加减，顾护肺脾，防止感冒。上方去小茴香、熟大黄，加荷叶 6g，砂仁 6g。7 剂，水煎服，日 1 剂。

患儿服药后纳食可，复诊 3 次后，腹痛未复发；随诊 1 年，症状未再发作，病愈。

按： 腹痛为儿科常见病，一般多因外感寒邪、虫积、消化不良而发，部分腹痛因继发原因导致，这与小儿脾虚、饮食调养不当、护理不当有关。该患儿腹痛 1 年，脐周疼痛明显，虽经西医诊断治疗，症状一直未得以控制，并且出现进行性加重，检查也未出现明显阳性体征；针对儿童此类不明原因腹痛，中医通过辨证施治每获良效。

就此例，患儿间歇腹痛已经长达 1 年，西医检查未见异常，但是症状一直反复，并进行性加重，来诊时，患儿脐周痛明显，纳食减少，偶有呕吐，大便秘结干燥、量少，消瘦，面部无华兼有虫斑，平时伴有鼻塞咽干，舌质红，根部黄腻苔，脉弦细滑。综合评估患者情况，脐周腹痛，遇寒或活动后加重，正是由于患儿平时内有虫积，所以遇有剧烈活动或天气变化、环境改变时容易诱发腹痛，同时由于长期腹痛，饮食减少，脾胃失和，导致体质虚弱，营养吸收不佳，运化失常，代谢紊乱，导致内有积食，积热明显，易感外邪，经常出现大便秘结，咽干鼻塞，更易感冒。所以治疗本证要标本兼治，首先消食驱虫，安蛔止痛，同时宣肺清热，润肠通便。方中延胡索、乌梅、小茴香、川椒安蛔止痛；蝉蜕、桑叶散寒解表；黄芩、知母清泄肺热；牛蒡子、板蓝根、草河车清热解毒；连翘、浙贝母宣肺止咳；枳壳、焦四仙行气消食导滞；熟大黄、郁李仁清热润肠通便。诸药配合，调理重在驱虫、止痛、宣肺、润肠、清内热、化虫积。

周耀庭教授强调在治疗中应抓住腹痛特点，明确辨证要点，谨守病机、知常达变，注重诊断与鉴别诊断，特别要注意患儿疼痛部位、强度、伴随症状；《症因脉治》曰："症见腹中有块，痛而能食，时吐清水，或下长虫，面见白点，唇无血色，或爱食一物，肚大青筋。"虽然随着生活条件的好转，症状明显的虫积腹痛在临床上少见，容易与其他腹痛混淆，但是只要抓住病机主症仍能明确诊断，避免误诊；同时不能忽视西医检查的辅助作用和体格检查的重要性。中医虫积与西医寄生虫治疗有区别，故临床上不可一概而论，中医驱虫多用使君子散、乌梅丸、雄黄槟榔丸、化虫丸等方；日常调理宜用健脾消积之药，但在临证治疗时儿童用药要注意剂量与用法，中病即止，缩短用药时间，因为儿童为稚阴稚阳之体，脾胃虚弱，用药有量小、味少、重脾胃、强气机的特点，结合不同体质等多种因素进行个体化治疗，才能取得良好的效果。经治疗症状缓解或痊愈后更要注意儿童全方位调理：①饮食调理：注意饮食卫生，忌过食生冷瓜果、饮料、不洁食品，防止暴饮暴食，减少剧烈活动；忌食辛甘厚味，虚寒腹痛宜食甘温之品；可暂时回避鱼虾、鸡蛋、牛奶等易引起肠道刺激的食物。②情志调理：不能忽视儿童情绪对疾病的影响，减少情志刺激，避免精神紧张，保持心情愉悦。治疗与调护相结合才能保证孩子的健康成长。

（赵海燕　整理）

（三）哮病（痰热壅肺，兼感外邪，宿食停滞）

董某，男，8岁。主因发热、咳嗽伴喘憋1周，于2018年4月18日就诊。患儿1周前受寒后出现咳嗽，痰黄质黏，伴喘憋，就诊于朝阳医院呼吸科，行血常规、胸部X线、肺功能等检查，诊断为支气管哮喘，予顺尔宁、头孢克洛、沐舒坦等药物治疗，发热减轻，仍咳嗽伴喘憋，为求进一步治疗就诊于周耀庭教授门诊，刻下症：发热，咳嗽，喉间痰鸣，伴喘憋，痰黄质黏，鼻塞，流浊涕，咽痛，无汗，纳食差，手心热，眠差，大便2～3日1次，质干。

既往史：体健。过敏史：对尘螨及海鲜过敏。体格检查：体温37.5℃，咽红，扁桃体Ⅱ度肿大，双肺可闻及哮鸣音。舌红，苔淡黄，脉滑略数。辅助检查：白细胞 $5.81×10^{12}$/L，中性粒细胞70.9%，C反应蛋白32mg/L。肺功能检查：轻度通气功能障碍。

西医诊断：支气管哮喘。

中医诊断：哮病（痰热壅肺，兼感外邪，宿食停滞）。

治法：解表散寒，清化痰热，消食化滞。

处方：麻杏石甘汤合三子四仙汤加减。

麻黄 3g，杏仁 6g，辛夷 6g（包煎），菊花 6g，苏子 6g，莱菔子 10g，葶苈子 6g，焦四仙各 24g，黄芩 6g，金银花 10g，连翘 10g，熟大黄 3g，生石膏 20g（先煎），羚羊角粉 0.3g（冲服）。7 剂，水煎，日 1 剂，早晚分服。

二诊（2018 年 4 月 25 日）：患者体温 36.3℃，咳嗽减轻，痰白略黏，量少，喘憋减轻，无鼻塞、流涕，咽痛减轻，纳可，手心略热，眠可，大便每日 1 次，略干，舌淡红，苔略白，脉细滑。上方去生石膏、羚羊角，继服 14 剂。

三诊（2018 年 5 月 9 日）：患者偶咳嗽，痰少，无喘憋、咽痛，纳可，手心不热，眠可，二便调，舌淡红，苔薄白，脉细滑。上方去熟大黄，加五味子 6g，继服 2 周以资巩固。

随访：2018 年 7 月 23 日电话回访，患者诉停药后无咳嗽、咳痰、喘憋。之后连续随访 3 年未见复发。

按： 本患者平素饮食不节，导致宿食停滞，脾胃失健，痰浊内生，久则积痰生热，痰热壅肺，导致发热、咳嗽、痰黄质黏、鼻塞、流浊涕、咽痛等。加之外感寒邪，寒邪束表，肺气上逆，痰随气动，气因痰阻，互相搏结，阻塞于气道，肺管挛急狭窄，而致痰鸣气喘。舌红苔淡黄，脉滑略数为内有痰热之征。

本病病位在肺，关系到脾肾，"急则治其标"，因此，治以解表散寒，清化痰热，消食化滞，以麻杏石甘汤合三子四仙汤加减治疗。其中，麻黄、杏仁宣肺散寒止哮喘，三子（苏子、莱菔子、葶苈子）降气化痰平逆，四仙（焦山楂、焦神曲、焦麦芽、焦槟榔）消食导滞，黄芩、金银花、连翘、生石膏、羚羊角粉清肺热，辛夷、菊花宣肺利鼻窍，熟大黄泄热通便。二诊时，患者体温正常，喘憋、咽痛减轻，痰少色白略黏，结合舌脉，考虑肺热减轻，且生石膏、羚羊角性寒，久服恐伤脾胃，宜中病即止，因此去生石膏、羚羊角，继以三拗汤合三子四仙汤宣肺健脾。三诊时，患者已无喘憋，偶咳嗽，痰少，二便调，肺脾得健，上方去熟大黄，缓则治其本，加五味子补肾敛肺固表，继服 14 剂，以资巩固。

哮喘作为独立病名，最早见于《丹溪心法》，属于中医学"哮病"范畴，以喉中哮鸣有声，呼吸气促困难，甚至喘息不能平卧为临床特征。《景岳全书》曰："喘有夙根，遇寒即发，或遇劳即发者，亦名哮喘。"《灵枢·邪气脏腑病形》中记载"形寒寒饮则伤肺"。继先贤理论并结合自己多年临床经验，周耀庭教授认为外寒内痰是本病的基本病机，肺气郁闭与痰阻气逆是主要的病理过程。

待周耀庭教授诊完病，患者的妈妈焦急地询问："周教授，听说哮喘是慢性病，治不好，要跟孩子一辈子是吗？我们应该怎么预防反复发作呢？"周耀庭教授斩钉截铁地说道："您不要着急，我们想办法帮助孩子尽快恢复健康。哮喘虽然难治，但是可以治愈，也可控可防。我来给大家讲一下具体方案。"

辨证治疗：本病属于本虚标实，《证治汇补》记载："哮即痰喘之久而常发者，因内有壅塞之气，外有非时之感，膈有胶固之痰，三者相合，闭拒气道，搏击有声，发为哮病。"《症因脉治》中指出"痰饮留伏，结成窠臼，潜伏于内，偶有七情之犯，饮食之伤，或外有时令之风寒，束其肌表，则哮病之症作矣"。基于历代医家治疗经验，结合多年的临床实践，周耀庭教授发现哮喘的内因是伏痰，外感风寒是哮喘发作的诱因。寒主收引，风寒袭肺，毛窍闭塞，肺气郁闭，引动伏痰，肺气上逆，发为喘憋。因此，宣肺散寒，祛除闭肺之诱因，消除伏痰应贯穿该病治疗的始终。临证中他喜用麻黄、杏仁配伍，一散一降，解表散寒，宣发肺气，则肺闭得宣，气逆得降。另喜苏子、葶苈子、莱菔子配伍，取苏葶丸、三子养亲汤之意，化痰饮，降逆气，则喘逆平。儿童不同于成人，脾胃功能尚不健全，或饥饱不节，或过食生冷，导致脾胃虚弱，不能运化水谷，日久成积成痰，因此对于儿童哮喘应坚持消食与化痰结合，临床常以三子四仙配合使用。哮喘日久临床表现气虚者，敛肺之药与化痰逐饮之品配伍，攻补兼施，则化痰逐饮不伤正，收敛肺气不留邪，相得益彰，临证常用五味子酸敛肺气。

调护：哮喘是一种多病因性疾病，与遗传、气候、环境等因素有关。因此，治疗哮喘时，要适寒温，注意保暖，及时增减衣物，避免感冒；调饮食，禁食生冷、辛辣之品，宜进食易消化食物；家中尽量避免饲养宠物，适度锻炼等。

本病内有伏邪，外有诱因，病程较长，虽为难愈之证，若辨证确切，治疗恰当，控制复发，亦能痊愈。

（岳春梅 整理）

（四）鼻鼽（肺热外感）

郭某，男，10岁。主因喷嚏、流涕、鼻塞、鼻痒反复发作2年，加重1周，于2018年1月17日就诊。2年前，患者受寒后出现喷嚏、流涕、鼻塞、鼻痒，就诊于北京同仁医院，行血常规、胸部X线、过敏原等检查，诊断为过敏性鼻炎，予布地奈德鼻喷雾剂、通窍鼻炎颗粒等药物治疗，病情减轻，但此后每因气候变化反复发作。1周前，患者饮食不节，复加感受风寒，再次出现喷嚏、流涕、鼻塞、鼻痒，为求进一步中医治疗，就诊于我院。刻下症：喷嚏，鼻塞，流浊涕，受风受凉或遇刺激性气味时加重，鼻痒，咳嗽，痰少，咽干痛，嗅觉减退，胃胀，纳差，小便略黄，大便2～3日1次，质干，眠差。既往史：体健。按时免疫接种。过敏史：对尘螨过敏。体格检查：鼻内黏膜肿胀湿润，其色淡白，咽微红。舌尖红，苔淡黄，脉细滑。辅助检查：血常规及胸部X线未见明显异常。过敏原检测：对尘螨过敏。

西医诊断：过敏性鼻炎。

中医诊断：鼻鼽（肺热外感）。

治法：宣肺祛邪。

处方：射干麻黄汤加减。

麻黄3g，射干6g，细辛2g，辛夷6g（包煎），苍耳子6g，黄芩6g，牛蒡子6g，焦三仙18g，枳壳6g，玄参10g。7剂，水煎，日1剂，早晚分服。停服通窍鼻炎颗粒。

二诊（2018年1月24日）：患者喷嚏、鼻塞、鼻痒减轻，无流涕、咽痛、咳嗽，眠可，二便可，舌淡红，苔薄白，脉细滑。上方去玄参、牛蒡子，继服 14 剂，布地奈德鼻喷雾剂减为每日 1 次。

三诊（2018 年 2 月 7 日）：患者受凉时偶有喷嚏，无鼻塞、鼻痒，眠可，二便可，舌淡红，苔薄白，脉细滑。上方去苍耳子、细辛，加五味子 6g，继服 14 剂，布地奈德鼻喷雾剂隔日 1 次。

四诊（2018 年 2 月 21 日）：患者无喷嚏、流涕、鼻塞、鼻痒，眠可，二便可，舌淡红，苔薄白，脉细滑。停布地奈德鼻喷雾剂，上方继服 28 剂，以资巩固。

随访：连续随访半年，患者上述症状未再发。

按：鼻鼽是以突然和反复发作的鼻痒、喷嚏、流清涕、鼻塞等为特征的常见多发性鼻病，相当于西医学的过敏性鼻炎，常伴发中耳炎、鼻出血、哮喘、过敏性结膜炎、鼻窦炎及睡眠呼吸障碍等。本病多发于儿童及青少年，患病率在 10%～30%，目前采用抗组胺药、白三烯受体拮抗剂、糖皮质激素等药物治疗，停药后易反复发作，严重影响儿童的日常生活、学习、睡眠及生长发育。

正所谓"邪之所凑，其气必虚"，《杂病源流犀烛》中也指出："有鼻鼽者，鼻流清涕不止，出肺经受寒而成也。"因此，一般认为本病多由肺气虚弱，卫表不固，风寒乘虚而入，犯及鼻窍，邪正相搏，肺气不得通调，津液停聚，鼻窍壅塞所致。然而，王节斋在《明医杂著》中曾指出："俗皆以为肺寒而用解表、通利辛温之药，不效。殊不知此是肺经素有火邪，火郁甚……治当清肺降火，佐以通利。"可知并非所有鼻鼽病性都为寒为虚，亦有感受燥热之邪，阻塞鼻窍所致。

继历代先贤理论并结合多年临床实践，周耀庭教授发现鼻鼽的治疗，还应结合儿童脾常不足、稚阴稚阳的特点。脾胃运化的水谷精微，其中慓悍滑利的部分化生为卫气。卫气运行于脉外，达皮肤肌腠，以防御外邪。本患者饮食不节，脾胃运化失司，中焦气机升降失常，脾气不能输布于肺，卫气不固；加之外感风寒，寒邪客肺，肺气失宣，卫气不能运行于表，卫外失调，则津液不能正常输布到鼻窍，可见喷嚏、鼻塞、鼻痒等症状。饮食不化，导致胃肠积热,表现为胃胀、大便干,"肺与大肠相表里",热上犯于肺,可见咳嗽、痰少、咽干痛、流浊涕,舌尖红、苔淡黄、脉细滑亦为内有积热之征。

本患者为内有积热,外感风寒,导致鼻窍不利,治疗以解表散寒、消积清热为法,以射干麻黄汤化裁治疗。方中麻黄宣肺散寒,开达气机;射干清热解毒,消痰利咽;细辛温肺散寒,温宣肺气;辛夷、苍耳子散风寒通鼻窍;牛蒡子宣肺祛痰利咽,升散之中具有清降之性;枳壳行气开胸,宽中除胀;玄参滋阴清热利咽;黄芩清肺热;焦三仙(焦山楂、焦神曲、焦麦芽)消食导滞。诸药配伍,以奏宣肺散寒、消积清热之效。二诊时,患者喷嚏、鼻塞、鼻痒减轻,已无流涕、咽痛、咳嗽,大便调,结合舌脉,考虑肺热外寒得控,卫气渐复,上方去玄参、牛蒡子,继服14剂,继续清除外寒及余热。三诊时,患者受凉时偶有喷嚏,无鼻塞、鼻痒,结合舌脉,患者正气渐固,中病即止,上方去苍耳子、细辛,加五味子敛肺益气。四诊时,患者已无不适,建议停用布地奈德鼻喷雾剂,三诊方继服28剂,以资巩固。

待周耀庭教授诊完病,患者家长担忧地询问:"周教授,孩子鼻炎都2年了,一直用药控制,经过您的悉心调养,已经好多了,停药后会不会反复?我们要注意点什么呢?"周耀庭教授解释道:"鼻炎虽然难治,也容易反复发作,但是可控可防,可治愈。我来给大家具体讲一下。"

根据中医理论,鼻鼽分为肺气虚寒证、肺经伏热证、脾气虚弱证、肾阳不足证4型。

本病属于本虚标实,治疗应从肺、肾及脾入手,根据不同证型,辨证治疗,对于虚实、寒热夹杂的患者,治疗中应注意平衡阴阳、标本兼治。该患者辨证属于内热外寒兼夹的证型。日常调护,要注意他的生活起居,衣着适宜,避免感冒;调饮食,进食易消化食物,避免过食或少食甜食、生冷、油腻、辛辣的食物;同时避免接触易引起过敏的物品。再者,小儿脾常不足,脾胃失运,易生内热,不要盲目进补,否则容易复发。一般调护得当,再发率会明显减少。

(岳春梅 整理)

（五）多寐（肝郁气滞，湿热内蕴）

陈某，女，10岁。主因嗜睡两年余于2021年3月8日（惊蛰节气）就诊。患儿两年多前出现嗜睡现象，每天睡眠5～7次，每次持续30～40分钟，睡时不安，叫之不醒，醒时哭泣，醒后易饿，曾就诊于北京儿童医院，诊断为发作性睡病，给予专注达治疗，效果不佳。患儿平素脾气急躁，焦虑，善太息，疲懒少动，大笑时周身无力，甚至无法站立，情绪激动时肢体抽搐，颜面部及四肢部位可见湿疹样皮损。刻下症：神志模糊，目半闭，言语声低不清，烦热，有汗，二便调。体格检查：神志清楚，精神可，面色红润，全身皮肤黏膜无黄染、皮疹及出血点，浅表淋巴结未触及。巩膜无黄染，结膜无充血，颈软，无抵抗，咽红，双肺呼吸音清，心率90次/分，律齐，腹软，无压痛及反跳痛。舌边尖红，苔白，脉弦细略数。

西医诊断：发作性睡病。

中医诊断：多寐（肝郁气滞，湿热内蕴）。

治法：疏肝解郁，清利湿热。

处方：旋覆代赭汤合菖蒲郁金汤化裁。

醋柴胡6g，川楝子6g，广郁金10g，酒黄芩6g，炒栀子6g，苏梗10g，瓜蒌20g，旋覆花10g，代赭石20g，枳壳6g，石菖蒲6g，远志6g，藿香10g。7剂，水煎，日1剂，早晚各一服。医嘱：避免独自外出活动，避免精神刺激。

二诊（2021年3月15日）：患儿服药7剂后，睡眠频次显著减少，每天能控制在5次以下，睡眠时间缩短，每次20分钟左右，醒后精神状态良好，很少发生哭泣，性情较前开朗，偶有激动生气，大笑时仍有身体发软，面部及肢体湿疹无明显变化。进入诊室时神态平和，能进行有效对答，舌边尖红，脉弦滑略数。因患者每次入睡时均为突发，醒后接近常态，周耀庭教授考虑患儿此种现象类似中医痫证症状，故在上方基础上少量加入止痉安神之品，患儿面部及肢体湿疹无明显变化，故而加入少量苦寒燥湿之品。上方改代赭石为30g，加僵蚕6g，钩藤10g，全蝎6g，连翘10g，苦参6g。7剂，水煎，日1剂，早晚各一服。医嘱：如患儿服用此方后症状好转，可连续服用1个月。1个月后如患儿可以正常生活学习，可停药。

按：纵观情志病的发展，不难发现情志病的产生常与情志不遂、气机不畅有关。《素问·举痛论》中就有"百病生于气也"的论述，这里的气即指人体气机的紊乱。在中医理论中，肝为将军之官，主疏泄，调畅情志，具有通调全身气机的功能。若肝主疏泄的功能失常，则气机不畅，肝气郁结，情志活动随之异常，日久或情志刺激严重时便会产生情志病，故肝主疏泄与情志病的关系尤为密切。情志病主要由情志失常引起，情志失调则肝气郁结不舒，升降失常，气机郁滞，日久可使气血失调，神无所附而致病。《医经溯洄集》中记载："凡病之起也，多由乎郁，郁者，滞而不通之意。"中医学历来重视情志对于疾病的影响，《医碥》言："百病皆生于郁，郁而不舒，则皆肝木之病矣。"《丹溪心法》谓："气血冲和，百病不生；有一拂郁，诸病生焉。故人身诸病，多生于郁。"张子和在《儒门事亲》中对于情志病的治疗，注重调理脏腑的气血阴阳，因"百病生于气也"，他认为情志病的产生是机体气机失常的结果，而情志病又会加重气机失调，因而影响脏腑的正常功能，产生其他疾病。

患儿是一名10岁女性，平素性情急躁易怒，父母偶有对其进行责打，导致患儿肝郁气滞，肝郁日久则易发精神紧张，焦虑，善太息。患儿苔白，面部及四肢皮肤有湿疹，此为湿邪内蕴，湿为阴邪，易阻碍气机，气机不畅则神志易出现异常，进而导致睡眠障碍。肝郁日久则化火，火为阳邪，阳气亢盛则易引发烦躁，肝火犯胃，故患儿醒后有饥饿感。方用旋覆代赭汤合菖蒲郁金汤化裁。重在清热利湿，疏肝解郁，开郁理气。二诊时患儿症状较前明显缓解，可见诊疗思路正确。结合患儿每次入睡时均为突发这一细节，类似中医痫证表现，故加入了少量镇静止痉之品，旨在避免患儿突发睡意而发生意外，且镇静止痉之品能缓解患儿焦虑急躁之情绪，对其基础疾病有所助益。

周耀庭教授强调在治疗中应抓住疾病的根本病因，精准辨证，知常达变，尤其在小儿方面，因其疾病发展和传变迅速，要能根据现有症状推测出下一步的发展趋势，并加以预防性的治疗。周耀庭教授非常重视舌诊，包括舌质、舌苔的变化，辨明病邪性质、病位等情况，随证施治。周耀庭教授善用温病理论治疗小儿疾病，小儿阳常有余，故处方遣药常选辛凉轻透之品，但此案例略有区别。该患儿情志与神智同时受病，多病因夹杂，所以治疗主要以疏肝为主，调整气机，清热利湿。患者二诊时本人跟诊周耀庭教授，询问处方中加入僵蚕、全蝎等镇静止痉之品的用意，周耀庭教授回答："我考虑该患儿是否存在中医所说的痫证。"由此可以看出，周耀庭教授诊疗时，思维不仅着手眼下患者的症状，更对疾病的细节特点和日后演变做出了一定的预判。此种思维在他诊疗中经常闪现，对于学生而言对他深感敬佩。

（李静　整理）

（六）过敏性紫癜（风湿毒热，邪迫血溢）

陈某，男，10 岁。主因双下肢出现淡红色皮疹 5 天，于 2005 年 11 月 16 日就诊。患儿两周前曾患感冒，5 天前发现双下肢出现皮疹，颜色淡红，稍痒。查体：咽红，舌尖红，舌苔根部淡黄腻，脉细滑。辅助检查：尿常规检查示尿蛋白（＋）。既往史：否认。过敏史：否认有药物、食物过敏史。

西医诊断：过敏性紫癜。

中医诊断：紫癜风。

辨证：风湿毒热，邪迫血溢。

治法：散风利湿，凉血解毒，活血化瘀。

处方：防风 6g，浮萍 6g，秦艽 10g，生地黄 20g，赤芍 10g，牡丹皮 10g，大青叶 20g，紫草 10g，连翘 15g，泽兰 10g，车前子 10g（包煎），泽泻 10g，玄参 10g，茜草根 10g，水牛角 10g，炒栀子 6g，三七粉 3g（冲）。7 剂，水煎，日 1 剂，早晚各一服。

二诊（2005 年 11 月 23 日）：药后皮疹偶发，无腹痛及咽痛，咽红，舌尖红，舌苔淡黄腻，脉细滑。尿常规检查：尿潜血（±）。上方去炒栀子、玄参、三七粉，加生侧柏叶 10g，小蓟 10g，黄芩 6g，白茅根 15g。14 剂，水煎服。

三诊（2005年12月7日）：近两日咽痛干咳，皮疹未发，咽微红，舌苔薄黄，脉浮滑略数。处方：蝉蜕6g，桑叶10g，牛蒡子6g，浮萍6g，黄芩10g，知母10g，板蓝根15g，草河车15g，炒栀子6g，玄参15g，麦冬15g，生地黄15g，赤芍10g，牡丹皮10g，大青叶10g，紫草10g，茜草根10g，炒蒲黄10g，枇杷叶15g，瓜蒌15g。14剂，水煎，日1剂，早晚各一服。

四诊（2005年12月21日）：近日微咳，皮疹未发，呃逆，纳增，咽喉不利，咽微红，舌苔薄黄，脉滑略数，尿常规检查：尿潜血（±）。处方：蝉蜕6g，桑叶10g，防风6g，浮萍6g，黄芩10g，知母10g，板蓝根15g，草河车15g，玄参15g，生地黄15g，泽兰6g，牡丹皮10g，紫草10g，大青叶10g，白茅根10g，炒蒲黄10g，生侧柏叶10g。10剂，水煎，日1剂，早晚各一服。

五诊（2006年1月4日）：近两日发热，紫癜未发，咽喉不利，微咳无痰，无鼻塞，咽红，舌苔淡黄，脉细滑略数。周耀庭教授重新辨证为湿热毒未尽，兼感外邪。治法：清热利湿，凉血解毒，散风透表。处方：荆芥穗6g，牛蒡子6g，防风6g，柴胡10g，黄芩10g，知母10g，板蓝根30g，连翘15g，金银花10g，玄参15g，生地黄15g，生石膏10g（先煎），泽兰10g，泽泻10g，竹叶10g，白茅根10g，炒蒲黄10g，生侧柏叶10g。7剂，水煎，日1剂，早晚各一服。牛黄清热散1盒，每次3g，一天2次，冲服。

六诊（2006年1月11日）：药后热退，足部可见少许紫癜，续服四诊方14剂后紫癜未再发作。

按：过敏性紫癜属中医学"紫癜风""葡萄疫""斑疹"等范畴，好发于学龄前及学龄儿童，亦可见于成年人。表现为皮肤出现紫斑或瘀点，多呈对称性发于双下肢，常合并腹痛、便血、关节肿痛。周耀庭教授经多年临床观察总结出过敏性紫癜的特点为风湿毒热兼瘀，邪迫血溢。其分析如下。

风：①风性善行而数变，而本证皮疹发作快。②皮疹瘙痒。③局部水肿，具有风水的特征。

湿：①患者多舌苔腻。②伴有水肿。③发斑多见于腰以下，"伤于湿者，下先受之"，湿为阴邪，易犯人体下部。

热毒：①皮疹出现于不同系统或部位的疾病反复感染后，周耀庭教授认为是因余毒未净，深入营血。②斑色紫红。

瘀血：①斑色紫暗。②皮疹常伴有腹痛，运用理气药治疗不效，周耀庭教授认为是瘀血阻滞所致，即西医学的肠系膜发炎或出血。③皮疹常伴有关节痛，为瘀血阻络所致。

本案患者的过敏性紫癜是由于上呼吸道感染所致，在治疗过程中，又多次反复呼吸道感染，毒热不解，深入营血，迫血妄行。周耀庭教授在治疗紫癜的过程中，不忘治疗呼吸道感染，以去除致病因素，截断病根，提高患儿的免疫力，使其病情能够较快得到控制。

一诊方中防风、浮萍、秦艽疏风化湿；生地黄、牡丹皮、水牛角、炒栀子、玄参、大青叶、紫草清热解毒，凉血止血；赤芍、茜草根活血化瘀；连翘、泽泻、车前子、泽兰清热利湿。二诊尿常规检查示尿潜血（±），加生侧柏、小蓟、白茅根以清热凉血止血。三诊新感咽痛，加蝉蜕、桑叶疏风解表，牛蒡子、板蓝根、草河车解毒利咽，麦冬、生地黄滋阴清热利咽。四诊尿检仍潜血（±），加炒蒲黄、生侧柏叶以加强凉血止血之力。五诊患儿新感发热，咽喉不利，荆芥穗、牛蒡子、防风、柴胡散风透表，黄芩、知母、生石膏清泄阳明之热；板蓝根、牛蒡子解毒利咽；玄参、生地黄滋阴润喉；牛黄清热散加强清热解毒退热之力。

在治疗过程中，患儿家长问："周教授，我们知道我家孩子得的是个慢性、难治性、容易复发的病，您给我们讲讲，我们在平常应该注意些什么来配合您的治疗？"周耀庭教授回答："要尽量减少运动，尤其是剧烈的运动要绝对禁止；饮食宜清淡，忌食辛辣、油腻、海鲜、羊肉、辣椒等食物。家长要减少带患儿去人员密集的地方，预防小儿呼吸道感染，如果孩子出现咽炎、扁桃体炎、鼻炎、龋齿、腹泻等疾病，要积极治疗，这些病容易诱发和加重紫癜的发生和发展。同时，还要注意孩子如果出现腹痛、关节痛、尿血等情况，就意味着出现了其他的并发症，要赶快带孩子就诊，以免出现严重的后果。"

（韩谨　整理）

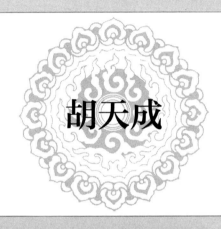

胡天成

一、医家简介

胡天成（1942— ），男，四川人，中共党员，成都中医药大学附属医院主任中医师、教授、博士研究生导师，享受国务院政府特殊津贴专家，第五批全国老中医药专家学术经验继承工作指导老师，全国名老中医药专家传承工作室指导老师，全国中医临床、基础优秀人才研修项目指导老师，中华中医药学会儿科流派传承创新共同体顾问，四川省中医药学会学术流派传承专业委员会顾问。1998年评为首届"四川省名中医"，2013年被四川省人民政府授予第二届"四川省十大名中医"称号，2018年聘任第二届"四川省卫生计生首席专家"，四川省中医药学会儿科专业委员会名誉主任委员。曾任成都中医学院（现成都中医药大学）附属医院儿科副主任、分管业务副院长，国家药品监督管理局药品审评专家，中华中医药学会科学技术奖评审专家，中华中医药学会儿科分会常务委员，四川省卫生厅离退休高级专家顾问团中医组组长，四川省中医药学会常务理事及儿科专业委员会主任委员，成都市中医药学会副理事长，成都中医药大学学术委员会委员、学位评定委员会委员、校科协副主席等职。

学本家传，道由心悟。胡天成教授扎根临床，精勤不倦，秉承祖训，弘扬家学。从医50多年，对钱仲阳、万密斋、张景岳、吴鞠通等诸家学术观点进行了深入研究和阐发，逐步形成"活幼当先识幼，论治必先识证；脏腑辨证为纲，着眼气机升降；辨证执简驭繁，类证类方治裁；当真医攻疑难，辨治衷中参西"等学术观点。胡天成教授德艺双馨，学验俱丰，善治儿科多种病证，如用益气化瘀、泻肺逐水法治疗肺炎合并心衰；用涌吐导痰法治疗哮喘持续状态；用通里攻下、行气化瘀法治疗中毒性肠麻痹；用温补脾肾法治疗肠菌群失调腹泻；用补中益气、健脾升清法治疗重症肌无力（睑废）等疑难危急重症，救婴童于危急，起沉疴于俄顷。

教书育人，桃李芬芳。胡天成教授培养的各级各类人才遍及海内外，参编或审定了多种《中医儿科学》教材、参考书和自学考试大纲，在国内外学术期刊公开发表具有较高水平的学术论文 30 多篇。出版的专著《胡天成儿科临证心悟》《川派中医名家系列丛书·胡伯安》受到广大读者好评。主持研究国家"七五"攻关项目"小儿高热及其伴发的惊风厥脱之系列研究"中的"中药清肺口服液、清热化湿口服液辨证治疗小儿外感肺系高热的临床研究"和"中药解热毒注射液治疗小儿急重外感热病的临床研究"课题，其成果先后获省部级科学技术进步奖三等奖 2 项、厅局级科学技术进步奖二等奖 2 项，参与开发Ⅲ类新药 2 种，其中清热化湿口服液被国家中医药管理局列为 1999 年度中医药科技成果推广项目之一。

二、学术观点

胡天成教授学本家传，道由心悟，在 50 多年的医疗、教学、科研实践中继承并弘扬其父"外感宗仲景，杂病师景岳，儿科法钱乙，热病效吴塘""祛邪扶正，以和为贵；清补兼施，以平为期"等学术思想，孜孜不倦，勤求古训，融会新知，厚积薄发，逐步形成了以下一些学术观点。

（一）活幼当先识幼，论治必先识证

小儿生机蓬勃，发育迅速，犹如旭日之初升，草木之方萌，蒸蒸日上，欣欣向荣。但其脏腑娇嫩，形气未充。正如《小儿药证直诀》所云："五脏六腑，成而未全……全而未壮。""脏腑柔弱，易虚易实，易寒易热。"小儿在生理、病理、病因、病证、诊法、辨证、治法、方药、调护等方面都具有不同于成人的特点，因此，小儿不是成人的缩影。胡天成教授强调活幼当先识幼，识幼必须在通晓内科、妇科基础上掌握小儿诸特点，并能因人、因时、因地、因病制宜，舍此，不可为小儿医。诚如吴鞠通所说："不精于方脉妇科，透彻生化之源者，断不能作儿科也。"纵观历代儿科名医，莫不是内、妇、儿兼修，只是侧重儿科而已。即使以内科闻名的张景岳，以温病闻名的叶天士、吴鞠通，也还在他们的名著《景岳全书》《临证指南医案》《温病条辨》中写下了"小儿则""幼科要略""解儿难"等光辉篇章。古有"宁治十

男子，不治一妇人；宁治十妇人，不治一小儿"之说，谓诊治小儿病尤难。胡天成教授认为在精于内科、妇科的基础上，又掌握了小儿的种种特点，胸有成竹，诊治小儿病又何难之有！

小儿乃稚阴稚阳之体，阴阳均娇嫩不足。阴为物质基础，阳为功能活动，相对而言，阳常有余，阴常不足。阳常有余表现为小儿生机旺盛，多热证，发病急，易转化，如治疗得当，易趋康复。阴常不足表现为脏腑柔弱，成而未全，全而未壮，肌肤疏薄，易于感触；脾胃脆弱，易伤乳食；受病之后，阳热易亢，阴液易伤。基于小儿的这些生理病理特点，胡天成教授强调治疗务必及时正确，用药务求审慎对证。而要正确施治，必先识证。识证即是辨证，辨证是论治的前提和依据。诚如华岫云所说："医道在乎识证、立法、用方，此为三大关键，一有草率，不堪为司命……然三者之中，识证尤为紧要。"识证就是要把证候搞清楚，证候包括病因、病机、病位、病性、病势等，掌握了证候，就抓住了疾病的本质。医不识证，则药不对证。所以《温病条辨·解儿难》云："小儿用药稍呆则滞，稍重则伤，稍不对证，则莫知其乡，捕风捉影，转救转剧，转去转远。"因辛热伤阴，苦寒伤阳，攻伐伤正，故治疗小儿疾病大辛大热、大苦大寒、有毒攻伐之品应慎用，即使有是证而用是药，也应中病即止或衰其大半而止，以免损伤小儿生生之气。胡天成教授熟谙阴阳之理，遵《素问·至真要大论》"谨察阴阳所在而调之，以平为期"之旨，无论寒者热之、热者寒之、虚者补之、实者泻之、热因寒用、寒因热用、塞因塞用、通因通用、标而本之、本而标之，处处顾及阴阳之平衡，"疏其血气，令其条达，而致和平"。胡天成教授擅长清补，但清非一派寒凉，补非一派温热。谨守病机，或清中寓补，或补中寓清，清不伤正，补不碍邪，清补有度，以和为贵，以平为期。

（二）脏腑辨证为纲，着眼气机升降

胡天成教授师法钱仲阳、张元素、李东垣，临床上重视脏腑辨证，认为辨证方法虽然多种多样，但是无论八纲辨证、脏腑辨证、六经辨证、卫气营血辨证、三焦辨证、病因辨证、气血津液辨证、经络辨证，最终病位都要落实到脏腑。某种意义上讲，脏腑辨证是纲，其他辨证为目，抓着了脏腑辨证，则可纲举目张。

脏腑疾病有标本缓急之分，寒热虚实之别，升降浮沉之异。故胡天成教授论治多从脏腑入手，审其寒热虚实，施以温凉补泻。钱乙创立的五脏补泻方剂，如心热，用导赤散；心实，用泻心汤。肝热，用泻青丸；肝虚，用地黄丸。脾热，用泻黄散；脾虚，用异功散、白术散；肺热，用泻白散；肺虚，用阿胶散。肾虚，用地黄丸。胡天成教授赞赏这些方剂"简捷实用，力专效宏"。他尊崇钱乙，学习钱乙，或循其理，或师其法，或用其方。如用泻心汤合导赤散治疗小儿心火亢盛之心烦多动，夜卧惊啼，口舌生疮，小便频数，淋漓涩痛，尿血；用泻青丸加减治疗肝经郁火，目赤肿痛，烦躁易怒，小儿急惊，热盛抽搐；用导赤散合凉惊丸加减以预防惊风复发；用导赤散合龙胆泻肝汤治疗心肝火旺之多动症；用泻黄散加减治疗脾胃积热，口臭口疮，龋齿流涎，抽动症，手足口病，过敏性紫癜；用异功散加藿香、砂仁治疗脾虚气滞，不饥不纳，口淡无味，食少腹胀之厌食；用白术散治疗脾胃气虚，吐泻频作，精液枯竭，烦渴，但欲饮水，囟门、眼眶凹陷，睡卧露睛者；用加味泻白散治疗肺含铁血黄素沉着症之肺热咳嗽，喘促，咳血者；用阿胶散合生脉散治疗小儿肺虚，气粗喘促，汗多喜饮者；用地黄丸加减治疗肝肾不足之五迟五软、痿证、惊风后遗症、脑瘫、抽动症、多动症等。古为今用，疗效甚佳。

小儿五脏之病，肺脾最多。肺主气，司呼吸，外合皮毛，开窍于鼻。肺体属金，畏火畏寒，喜润恶燥。肺气喜开宣肃降，恶闭郁上逆。无论邪从皮毛而入，还是口鼻而受，均先犯肺。由于邪客肌表，卫阳受遏，肺气郁闭，宣降失常，因此易患感冒、咳嗽、肺炎喘嗽、哮喘等肺系病证。小儿乃"纯阳之体"，阳常有余，阴常不足。感受外邪易于化热化火，纵感风寒，大多为时短暂，迅即化热入里，所以小儿肺系病证中热证最多。又因小儿肺脏尤娇，脾常不足，感邪之后，肺失宣肃，气不化津，津凝为痰；或脾失健运，水湿内停，湿聚为痰；或内热炽盛，邪热灼津，炼液为痰，上贮于肺。所以感冒、咳嗽、肺炎喘嗽、哮喘等肺系病证多夹痰，痰阻气道，肺失宣降，咳喘难平。因此，胡天成教授临证常酌情配伍法半夏、陈皮、苍术、厚朴、茯苓等燥湿化痰；黄芩、瓜蒌皮、前胡、川贝母、胆南星、海浮石、竹沥等清热化痰，痰去气道通畅，肺气宣降复常，咳喘自平。

肺与大肠相表里，大肠者，传导之官，赖肺气之下降而排泄通达，反之大肠积滞不通，亦能影响肺气之肃降。肺失宣降，传导失司而见排便不畅或便秘时，气滞者治当行气导滞，胡天成教授常用四磨饮加减；气虚者治当益气通便，常用补中益气汤加减；肺热郁结，遗热大肠，腑气不通者，当宣肺清热以通便，常用麻杏石甘汤加减，肺热清则大便通；若因大肠实热，大便秘结不通而致肺气不降者，又当泻下通腑，常用大承气汤治之，大便通则肺气降。

脾与胃同居中焦，以膜相连，胃主受纳，脾主运化；脾喜刚燥，胃喜柔润；脾气宜升，胃气宜降。由于小儿"脾常不足"，运化力弱，乳食不知自节，若喂养不当或饮食不节，必定损伤脾胃，导致纳运失调，升降失常，引发厌食、食积、呕吐、腹胀、腹痛、泄泻甚至疳积、虚羸等病，凡此种种，俱当调理脾胃。故胡天成教授强调治脾宜温、宜燥、宜补、宜升；治胃宜清、宜润、宜通、宜降。补脾在于温补脾气，升发脾阳；益胃在于柔润养阴，通降和胃。调理脾胃当从纳运、升降、燥湿三方面入手，凡能使脾胃纳运相得，升降相因，燥湿相济的方法都属于调理范畴。

钱乙所制调理脾胃，温中行气的益黄散，清热泻脾的泻黄散，消积导滞的消积丸，健脾行气的异功散，健脾升清的白术散，和胃降逆的藿香散等方中，陈皮、藿香、砂仁、木香等品都是芳香化湿、行气助运之品，有利于气机升降。《临证指南医案·脾胃》云："脾胃之病，虚实寒热，宜燥宜润，固当详辨，其于'升降'二字尤为紧要。盖脾气下陷固病，即使不陷，而但不健运，已病矣；胃气上逆固病，即不上逆，但不通降，亦病矣。"胡天成教授十分赞赏，并以此理论指导临床实践。当年他在宁南工作时，曾会诊一位胃阴亏虚，肝气犯胃，胃脘剧痛的彝族患者，舌深红无苔，舌面无津，治以养阴益胃，柔肝缓急之法，方用益胃汤合芍药甘草汤加减，仅服 2 剂，其痛即止。此即华岫云所说："所谓胃宜降则和者，非用辛开苦降，亦非苦寒下夺以损胃气，不过甘平或甘凉濡润以养胃阴，则津液来复，使之通降而已矣。"

在治疗脾胃病方面，胡天成教授根据"脾宜升则健，胃宜降则和""太阴湿土，得阳始运；阳明燥土，得阴自安，以脾喜刚燥，胃喜柔润"之理论，结合其父经验，研制了健脾开胃的院内制剂。一个是治疗脾气虚弱，脾阳不运之健脾增食片；一个是治疗胃阴不足，阴虚胃热之益胃冲剂，两药一阴一阳，一柔一刚，相辅相成，相得益彰，简便验廉。用于治疗小儿厌食，老人消化不良等脾胃虚弱之症疗效确切，深受病儿家长及老年患者的好评。

（三）辨证执简驭繁，类证类方治裁

中医治病有"同病异治，异病同治"之特点，肺、脾、心、肝、肾各系疾病在纵向上虽有差异，但在横向上却有相同或相似之处。胡天成教授临证主张执简驭繁，根据病机类证类方治裁。

诊治小儿常见的感冒、咳嗽、肺炎喘嗽、哮喘等病，胡天成教授在"小儿常见肺系疾病外感类证辨治刍议"一文中总结了小儿肺系疾病多热证，多实证，多气逆，多夹痰等特点，并根据其病因多系外感六淫所致；病机多与肺失宣降，肺气上逆有关；证型多有相类似之处，对于相类似证型，多可采用相同治法，将上述病证中因外感所致的类似证型归纳为风热类证、湿热类证、痰热类证和燥热类证等四个外感类证。风热类证中以高热为主者，常用银翘散加减；以咳嗽发热为主者，轻证常用桑菊饮加减，重证常用麻杏石甘汤加减。湿热类证中，上焦湿热者，常用千金苇茎汤合上焦宣痹汤加减；中焦湿热者，常用三仁汤加减；下焦湿热者，常用黄芩滑石汤加减。痰热类证中，痰胜于热者，常用新制六安煎加减；热胜于痰者，常用清金化痰汤加减。燥热类证中，轻证常用桑菊饮加减；重证常用润肺饮加减。这些方剂在临床运用多年，疗效确切。其中由胡天成教授主方治疗风热咳喘之加减麻杏石甘汤和治疗湿热咳喘之苇茎宣痹汤，在药剂科配合下，进行了剂型改良，研制成"清肺口服液"（现名银葶清肺口服液）和"清热化湿口服液"（现名蒿芩化湿口服液），两个药在获得良好疗效的基础上，于1987年被列入国家"七五"科技攻关"小儿高热及其伴发的惊风厥脱之系列研究"课题，名为"中药清肺口服液、清热化湿口服液辨证治疗小儿肺系高热的临床研究"。1989 年 12 月通过省级鉴定，其成果先后获四川省中医管理局科学技术进步奖二等奖和国家中医药管理局科学技术进步奖三等奖。1998 ～ 1999 年两药先后开发为Ⅲ类新药。

（四）当真医攻疑难，辨治衷中参西

明代著名医家张景岳说："时医治病，但知察标，不知察本。"又云："医不贵于能愈病，而贵于能愈难病；病不贵于能延医，而贵于能延真医……天下病，我能愈之，人亦能愈之，非难病也……病之难也，斯非常医所能疗……必有非常之医，而后可疗非常之病。"何谓真医？必以"小大方圆全其才，仁圣工巧全其用，能会精神于相与之际，烛幽隐于玄冥之间者，斯足谓之真医"。胡天成教授父亲在世时，经常教导他要传承胡氏儿科"厚德精术，弘道求真"的祖训，要当真医，不当时医。胡天成教授牢记父亲教导，在临床上敢于攻坚克难，向一些疑难疾病发起挑战。比如特发性肺含铁血黄素沉着症（简称"肺含铁"），该病是一种少见的，病因不明，好发于儿童，以弥散性肺泡毛细血管反复出血，肺间质含铁血黄素沉着为显著特点的疾病。临床上主要表现为反复发作的咳嗽、咳血、气促和贫血、乏力。本病病程迁延，反复发作，可因肺部大出血或呼吸衰竭造成死亡。由于本病的病因及发病机制未明，因此缺乏特异性的治疗方法，目前西医主要采用糖皮质激素和免疫抑制剂治疗。虽然多数能缓解症状，但是一旦减停激素，病情又易出现反复；长期的免疫抑制剂治疗又会降低机体的免疫力，增加感染的机会，因此，长期服用激素或免疫抑制剂治疗终非良策。但是，时至今日中医药系统论治肺含铁仍鲜有报道。

2009 年胡天成教授曾治愈四川仪陇县一许姓患儿的肺含铁病，其后患儿家长将他们四处求医问药、前后诊治过程和感想写成了一篇文章，名为"四年之痛"，发到肺含铁家长 QQ 群，一些肺含铁家长看到后纷纷前来成都请胡天成教授治疗，这也促使他下决心挑战这一世界医学难题。他根据本病临床表现，认为属于中医"咳嗽""喘证""咳血"和"虚劳"范畴。参考西医病

理和分期，辨病辨证相结合，以中药为主治疗，取得了较好的疗效。通过临床观察，胡天成教授率先提出该病以"肺脾肾虚为本，湿热痰瘀为标；病性本虚标实，虚实夹杂"的观点，归纳了急性期与缓解期虚实 6 个证型，制定了相应的治疗方案。2010 年以来，已接诊来自国内 24 个省市自治区的 200 多名患儿，目前正就本病治疗方证效应，减停激素时机，控制复发，预防肺纤维化等问题进行深入的临床研究。

胡天成教授认为凡是西医缺乏特异性治疗手段的疾病，一般而言，多是疑难病，这正是中医药介入的机会。临床上除重点研究"肺含铁"外，他对小儿多发性抽动症、注意力缺陷—多动障碍、过敏性紫癜等病均采取衷中参西，辨病辨证治疗，取得了良好疗效。

三、临床特色

（一）临证诊法特色

1. 望形审窍，重舌轻脉

众所周知，望、闻、问、切谓之四诊。鉴于小儿口不能言，言不足信；就诊之时，啼哭动扰，脉息难凭，闻亦不准。部分小儿指纹不显，察纹无据，所以儿科四诊不全。胡天成教授认为小儿病于内，必形于外，五脏虽不可望，但可望五脏之苗窍，望形审窍，可知其病。

胡天成教授望诊，总体望神、色、形、态，局部则侧重望眼睛、望舌象、望咽喉。目为肝之窍，《灵枢·大惑论》云："五脏六腑之精气，皆上注于目。"《证治准绳·幼科》曰："首中有面，面中有睛，睛中有神，神者目中光彩是也。"望眼即望神，大凡黑睛等圆，目珠灵活，开阖自如，目光炯炯，即为有神，此乃无病之象，病亦较轻，反之则病重。

由于生理上五脏六腑直接或间接通过经脉、络脉、经筋与舌相连，故在病理上脏腑的病变多可显现于舌。胡天成教授认为"苔是病之征，病是苔之根"，望舌质、舌苔是他临床辨证论治的重要依据。相对切脉"在心易了，指下难明"，小儿就诊啼哭动扰，脉息难凭，他更重视望舌象。血病观质，气病查苔。望舌质主要看舌质是淡红还是鲜红，或紫红（绛）或淡白；望舌苔重点是看苔之有无、厚薄、润燥、腐腻、颜色及是否染苔等。根据舌质正常与否，结合舌苔辨病位、病性。如舌尖红，苔黄薄腻，伴烦躁口臭，多系心脾积热；舌质微红，舌苔白黄厚腻，伴头汗出，胃纳差，多系中焦湿热；舌质红，少苔或无苔，伴食少喜饮，多系胃阴不足等。胡天成教授常常提醒我们，由于多数小儿喜食糖和水果，一些有色糖如奥利奥、阿尔卑斯，水果如枇杷、柑橘、桑椹等吃后舌苔会呈现红、黄、蓝、紫等色，此乃染苔，临床应注意鉴别。

咽喉是司饮食、行呼吸、发声音的器官，喉通天气，呼吸之道，为肺系所属；咽通地气，饮食之道，为胃腑所系。咽喉为经脉循行之要冲，与肝肾也有密切的生理联系。小儿肺系疾病居多，除发热、咳嗽之外，常见乳蛾、喉痹、声嘶等咽喉病，部分患儿喉核肿大甚致化脓，往往不能自述其苦，因此易被医者忽视。胡天成教授诊病除了望舌，就是察看咽喉。他根据喉核是否红肿化脓，或咽喉是否长疱疹等结合症状、舌象综合分析，进行辨证，尤其是发热、咽喉痛、猩红热、手足口病、发声抽动等患儿必查，压舌板与手电筒是他必备的望诊工具。

2.巧施问诊，善抓主症

望诊之后继而问诊。对不能述说病情的患儿主要问家长或保姆，这是诊断辨证的重要依据。胡天成教授说问诊虽有"十问歌"，但临证之际不可千篇一律，无论何病，从一问到十，应因病而异，有所侧重。如发热患儿主要问是否恶寒，有汗否，有无鼻塞、喷嚏、流涕、咳嗽，头身或咽喉是否疼痛等。为了鉴别是外感发热还是内伤发热，他还要问近日有无伤食、吐泻，发热是手心热些还是手背热些（就外感和伤食而言，手背热多为外感、手心热多系伤食），以及是否喜饮水和大小便情况，然后望舌察咽喉，四诊合参作出诊断辨证，继而立法遣方。

如系咳嗽患儿则问咳嗽多久，单声咳还是连声咳，一天大约咳多少次，连声咳嗽时是否有干呕或呕吐，咳嗽是否有痰，痰多痰少，痰清痰稠，咳之易出还是难出，以及气紧否，流涕否，清涕稠涕，量多量少等。胡天成教授以此来判断咳嗽之轻重，结合舌象、口渴与否及二便情况辨证属风热还是湿热或风热夹湿，属轻证还是重证等。

若系泄泻患儿则要问泄泻时间，每日泻几次，量多少，大便外观如何，有无不消化物或风泡或黏液，便时是喷射而出还是发挣努责，肛门红否，小便多少及颜色等，以此判断是伤食泻还是湿热泻或脾虚泻等。

胡天成教授问诊耐心细致，语言通俗，富有技巧，善抓主诉、主症、主病，因此能在有限的时间内收集四诊资料，通过综合分析，作出诊断辨证。

3. 与时俱进，远程诊治

鉴于胡天成教授诊治小儿抽动症、多动症、过敏性紫癜较多，大多是外地患儿，这些病治疗时间都比较长，为了尽量不影响患儿上学，方便外地患儿复诊，同时减轻家长经济负担，他嘱家长将患儿舌苔和紫癜用手机拍照，将抽动症状拍个视频，由家长带来代述病情，然后参照舌苔照片或视频、检验检查报告调整方药。胡天成教授与时俱进，从2010年起还专为外地"肺含铁"患儿开辟了网上的"绿色通道"，他把邮箱告诉患儿家长，让家长把患儿病情和有关检验检查报告，连同患儿正面和舌苔一并拍照发邮件过来，网上进行诊治，至今已收发邮件几千封，充分利用互联网提供的便捷，远程为广大病儿服务，受到广大家长好评。

（二）遣方用药特色

1. 法随证立，方从法出

方剂是中医学理、法、方、药的重要组成部分，理、法、方、药贯穿于辨证论治的始终。治法是组方的依据，方剂是治法的体现。胡天成教授在长期的医疗、教学中，十分强调理、法、方、药的一致性。他常说：理、法、方、药的最高境界是丝丝入扣，虽说是炉火纯青时才能达到，但这是我们应努力追求的目标。一般而言，应该做到理、法、方、药环环紧扣，最低也要一线贯通。否则法不对证，方不对法。他常引用华岫云"医道在乎识证、立法、用方，此为三大关键。一有草率，不堪司命……然三者之中，识证尤为紧要"告诫后学，学医要活到老，学到老。平时要多读书，尤其是经典名著，多临床，多看、多问、多记、多悟。临证之际务求明理识证，在此基础上做到对证立法，依法遣方，方药对证。

2. 经方时方，兼采并用

在中医学发展的历史长河中，有"经方""时方"之说，继而出现了"经方派"和"时方派"，有人专用经方，有人专用时方。胡天成教授认为经方、时方各有所长，执经方不用时方，或执时方不用经方，皆失之偏颇，两者应有机结合，优势互补。他临证无派别之偏，亦无门户之见，经方时方，兼采并用，总以辨证为前提，适宜经方则用经方，如治太阳中风，经输不利之偏颈，用桂枝加葛根汤；治肺热遗尿用麻杏石甘汤等。适宜时方就用时方，如治风热咳嗽用止嗽散；伤食呕吐用保和丸等。或经方时方兼而用之，如治表虚营卫不和之汗证用玉屏风散合桂枝汤；治无水舟停，燥热便秘用增液汤合大承气汤等。一言以蔽之，经方时方皆好方，方证对应效皆彰。

3. 活用古方，创制新方

胡天成教授临证无论是同病异治，还是异病同治，有主证必有主方。他喜用成方，亦善用成方。如治外感肺系疾病感冒风热轻证用桑菊饮，重证用银翘散；风热咳嗽轻证用桑菊饮，重证用麻杏石甘汤。治疗脾胃疾病，湿滞脾胃，腹胀不食用平胃散；乳食不节，伤食呕吐用保和丸；脾胃虚弱用异功散；脾胃虚寒用理中汤。治疗心肝疾病，心经积热用导赤散；肝经风热用泻青丸；肝胆湿热用龙胆泻肝汤；肝郁脾虚用逍遥散。治疗肾系疾病风水相搏，水泛肌肤用麻黄连翘赤小豆；膀胱湿热遗尿用黄芩滑石汤；下焦热结尿血用小蓟饮子；肾阴亏损，虚火上炎用六味地黄丸等。随症加减，切中病机。

胡天成教授从小儿特点出发，化裁古方，创制新方。如化裁荆防败毒散创制荆防解表汤，治疗婴儿风寒感冒；化裁胃苓汤创制消导止泻汤，治疗婴儿伤乳泄泻。再就是根据病机特点，组合复方，优势互补，增强疗效。如将千金苇茎汤合上焦宣痹汤创制苇茎宣痹汤，治疗湿热咳嗽重证；将导赤散合泻黄散创制导赤泻黄散，治疗心脾积热多动症；将四物汤合止痉散创制养血息风汤，治疗血虚生风抽动症；将玉屏风散合异功散创制玉屏异功散，治疗肺脾两虚等。临床应用多年，疗效显著。

4. 专病专方，多种制剂

胡天成教授在长期的临床实践中积累了丰富的经验，治疗小儿风热咳嗽、肺炎、哮喘用麻杏石甘汤加减；治疗湿热咳嗽、肺炎、哮喘用苇茎宣痹汤加减，疗效显著。1985年在药剂科大力支持配合下，进行剂型改良，分别将两方研制成"清肺口服液"（现名"银苇清肺口服液"）和"清热化湿口服液"（现名"蒿芩化湿口服液"）。临床使用至今，疗效显著。

胡天成教授治疗小儿脾气虚弱厌食用香砂健脾汤加减；胃阴不足厌食用连梅益胃汤加减，在取得良好疗效的基础上，进行剂型改良，将香砂健脾汤加减方研制成"健脾增食片"，将连梅益胃汤加减方研制成"益胃冲剂"，治疗小儿厌食和老人消化不良，疗效显著，颇受患者欢迎。银苇清肺口服液、蒿芩化湿口服液和健脾增食片3个院内制剂已纳入《四川省医疗机构中药制剂调剂品种目录》，可在全省医疗机构调剂使用。

5. 对药组药，相须相使

徐灵胎云："药有个性之专长，方有合群之妙用。"胡天成教授处方用药常常根据病情选用一些对药或组药，以收相须相使之效。

常用对药如清热解毒利咽，用金银花配连翘；疏风清热明目，用桑叶配菊花；辛寒清透退热，用青蒿配黄芩；辛温发表散风，用荆芥配防风。

祛风散寒，除湿止痛，羌活配独活；升降气机，理气宽胸，桔梗配枳壳；解毒利咽，祛痰止咳，射干配枇杷叶；清肺润燥，化痰止咳，知母配川贝母；润肺下气，化痰止咳，紫菀配款冬花。

止咳下气平喘，苦杏仁配厚朴；化痰泻肺平喘，海浮石配葶苈子；清热泻肺平喘，桑白皮配地骨皮。

清热泻火，石膏配知母；攻下积热，大黄配芒硝（多用玄明粉）。

宣肺清胃止呕，紫苏叶配黄连；化湿和中止呕，藿香配砂仁；重镇降逆止呕，旋覆花配代赭石；健脾利水止泻，怀山药配车前子；温中涩肠止泻，炮姜配赤石脂。

宣肺息风止痉，蝉蜕配僵蚕；平肝息风止痉，天麻配钩藤；息风止痉，通络止痛，全蝎配蜈蚣；活血行气，消肿止痛，乳香配没药；疏通络，葛根配伸筋草；活血通络止痛，姜黄配海桐皮。

养心安神，炒酸枣仁配炙远志；开窍解郁，石菖蒲配郁金；清热凉血，泻火除烦，牡丹皮配栀子；镇惊安神，平肝潜阳，龙骨配牡蛎。

燥湿清热，苍术配黄柏；化湿清热，藿香配胆南星；治寒热错杂，炮姜配黄连；治里急后重，云木香配黄连。

破血行气，消积止痛，三棱配莪术；活血化瘀，消肿止痛，桃仁配红花；清肠凉血止血，槐花炭配地榆炭；收敛化瘀止血，仙鹤草配蒲黄炭；凉血止血化瘀，小蓟炭配大蓟炭。

清热利水，黄芩配滑石；清热生津，天花粉配知母；养阴润肺，清热生津，天冬配麦冬；养阴清热，益胃生津，麦冬配石斛。

酸甘化阴，白芍配甘草；辛甘化阳，桂枝配甘草；滋阴降火，盐知母配盐黄柏；助阳补火，炙附子配肉桂。

消食化积和中，生山楂配建曲；启脾健胃和中，生麦芽配生稻芽。

常用组药如清肺化痰止咳，用黄芩、瓜蒌皮、前胡；润肺化痰止咳，用紫菀、百部、白前；祛痰止咳平喘，用射干、紫菀、麻黄；清热解毒散结，用板蓝根、僵蚕、夏枯草；运脾除湿，用苍术、陈皮、厚朴；养阴增液，用玄参、生地黄、麦冬；清热燥湿解毒，用苦参、黄柏、土茯苓；升阳泻火解毒，用葛根、黄芩、黄连；凉血清热化斑，用紫草、连翘、大青叶。

6. 药少量轻，力专效宏

胡天成教授经常教导我们"用药如用兵，兵不在多而在精"，将治病用药比喻成作战，一个班能完成的，不派一个排；一个排能完成的，不派一个连，不搞人海战术，要出奇兵，以少胜多。强调方不在小，对证则灵；药不在多，中病则验。儿童用药应力求"药味少、剂量轻、疗效高"，轻灵活泼，简便廉验。张景岳云："其脏腑清灵，随拨随应，但能确得其本而撮取之，则一药可愈，非若男妇损伤，积痼痴顽者之比。"所以儿童用药无论温清补泻，药味不宜太多，剂量不宜太重，只有药味恰当，剂量适中，才能达到力专效宏之目的。临证之际，大辛大热，大苦大寒，有毒攻伐之品应审慎使用，中病即止，不痛击，不呆补，泻不伤正，补不碍邪。正如万全所说："调理但取其平，补泻无过其剂。"

7. 煎服忌口，面面俱到

作为医者，要想取得预期疗效，除了正确诊断、辨证、立法、遣方、用药外，药物的煎服法与忌口亦很重要，否则会影响疗效，导致疾病反复难愈，甚至愈而复发。

胡天成教授临证除了详细搜集四诊资料，周密诊察，识证、立法、处方外，对每位患儿家长，特别是初诊患儿家长，都要详细交待药物煎法、药量、服法及忌口。其后学生们见他个个交代太辛苦，于是将煎服法与忌口等内容打印出来让家长拍照。尽管如此，一些家长仍然要问，胡教授又反复交待。针对家长的疑惑、问题，在新版"煎服法与忌口"中，详细列举了禁忌食物及可吃食物，一些特殊药物如全蝎、蜈蚣的加工方法与服法，对抽动症、多动症患儿增加了"特别注意事项"，除忌口外，强调了预防感冒，避免精神刺激，避免过度运动，不看打斗恐怖影片等内容。加强医患沟通，可谓面面俱到，仁心仁术，于此可见一斑。

四、验案精选

（一）急乳蛾案（风热邪毒，搏结咽喉，肉腐成脓）

宋某，男，3岁6个月。主因发热伴咽喉痛2天，于2008年10月23日就诊。患儿平素喜食肥甘辛燥之品，两天前在幼儿园感冒发热，体温38℃，自诉"喉咙痛"，曾服"双黄连"和"蒲地蓝"口服液等药未能控制，昨晚体温上升至39.5℃，今日咽喉疼痛更甚，双侧扁桃体均已化脓，遂来我院就诊。刻下症：全身肌肤灼热无汗，咽喉疼痛，不思食，饮水亦少，大便干结，已三日未解，小便黄少，舌质红，苔薄黄，脉滑数。查体：体温39.2℃，面赤，神志清楚，精神尚可，全身皮肤黏膜无黄染、皮疹及出血点，浅表淋巴结未扪及。巩膜无黄染，结膜无充血，颈软，无抵抗，咽充血，双侧扁桃体Ⅲ度肿大，表面有黄白色脓性分泌物。双肺呼吸音稍粗，未闻及干湿性啰音；心率120次/分，律齐，心音有力，各瓣膜听诊区未闻及病理性杂音；腹软，无压痛及反跳痛，肝脾肋下未及。血常规检查：白细胞$16.8×10^9$/L，中性粒细胞比例80%，淋巴细胞20%。C反应蛋白32mg/L。

西医诊断：急性化脓性扁桃体炎。

中医诊断：急乳蛾（风热邪毒，搏结咽喉，肉腐成脓）。

治法：疏风清热，解毒利咽，排脓消肿。

处方：仙方活命饮加减。

金银花10g，连翘10g，赤芍6g，黄芩10g，黄连3g，蒲公英10g，天花粉10g，皂角刺6g，桔梗10g，生大黄10g（包煎），玄明粉6g（冲服），生甘草6g。3剂，水煎服，日1剂。

二诊（2008年10月27日）：患儿服药1剂后大便即通，热势顿减，服完3剂后体温正常，咽喉不痛，双侧扁桃体脓性分泌物消失，扁桃体尚红肿，胃纳尚可，余无不适，舌质微红，舌苔薄黄，脉滑微数。遂以银翘马勃散加减，清热利咽，解毒消肿。处方：金银花10g，连翘10g，马勃6g，牛蒡子10g，桔梗10g，玄参10g，板蓝根10g，僵蚕10g，夏枯草10g，赤芍6g，浙贝母10g，生甘草6g。3剂，水煎服，日1剂。患儿服药后扁桃体已不红肿，其病告愈。

按：扁桃体中医称为喉核，喉核红肿疼痛化脓，西医诊为"急性化脓性扁桃体炎"，中医称为"急乳蛾"，病属痈疽。《灵枢·痈疽》云："夫子言痈疽，何以别之？岐伯曰：营气稽留于经脉之中，则血泣而不行，不行则卫气从之而不通，壅遏而不得行，故热。大热不止，热胜则肉腐，肉腐则为脓……故命曰痈。"该患儿病因素有积热，兼外感风热邪毒，搏结于咽喉，热毒炽盛故喉核肿痛，热甚肉腐则成脓，治当疏风清热，解毒利咽，排脓消肿。胡教授选用有"外科第一方"之称的仙方活命饮，乃因本方治一切疮毒，未成可消，已成易溃，是消毒排脓止痛之圣药。该患儿喉核肿痛化脓，热毒炽盛是因，肉腐成脓是果。因此治疗重在清热解毒治其本，排脓消肿治其标。故以金银花、连翘清热解毒利咽为君；黄芩、黄连、蒲公英助银翘清热解毒为臣；佐以天花粉、桔梗、皂角刺排脓消肿，赤芍活血化瘀，芒硝、大黄通腑泄热；生甘草为使，既有清热解毒之功，又有调和诸药之效。诸药配伍，力专效宏。仅服 3 剂，即脓消热退痛减。复诊时针对喉核尚肿，故改用银翘马勃散加减，清热解毒，利咽消肿，再进 3 剂，方药对证，其病即愈。

胡教授临证一大特点是治法方药主张执简驭繁，类证治裁。概言之凡病因病机相同或相似者，多可采用相同治法和类似方药。他认为化脓性扁桃体炎（急乳蛾）、肺脓肿（肺痈）、化脓性阑尾炎（肠痈）等均属体内痈疮，与颈部急性淋巴结炎（颈痈）、乳腺炎（乳痈）、臀部蜂窝组织炎（臀痈）等体表痈疮病因病机相同或相似，故多可采用相同治法和类似处方，只是药物需随症、随部位加减。除清热解毒治其本外，尚需排脓消肿治其标。胡教授治疗阳证痈疮的基础方是仙方活命饮，欲增强清热解毒之功常配伍黄连解毒汤或五味消毒饮；凉血清热、活血化瘀常用赤芍或牡丹皮、焦栀子；皂角刺直达病所，排脓消肿，必不可少。《外科正宗·咽喉治法》云："初起肿痛发热，脉有力而便秘者，邪在内也，宜下之。"所以胡教授治高热而大便秘结者，则加芒硝（玄明粉）、大黄通腑泄热。此亦"扬汤止沸，不如釜底抽薪"之意。

（周江　整理）

（二）肺炎喘嗽（痰热闭肺，阳明腑实）

赵某，男，3 岁。主因肺炎 3 天治疗无效，于 1991 年 4 月 15 日入院。次日上午胡教授查房见患儿壮热无汗，咳嗽剧烈，痰鸣喘促，气急鼻扇，烦躁口渴，腹胀如鼓，腹痛欲呕，大便秘结，不转矢气，小便黄少，舌质红，苔黄燥，脉滑数。当即指出患儿热、咳、痰、喘、扇俱全，是典型的肺炎喘嗽，痰热闭肺证；痞、满、燥、实兼备，是典型的阳明腑实证。

西医诊断：肺炎合并中毒性肠麻痹。

中医诊断：肺炎喘嗽（痰热闭肺，阳明腑实）。

治法：通里攻下，宣肺清热，化痰平喘。

处方：牛黄夺命散合麻杏石甘汤加减。

牵牛子10g，生大黄10g（另包煎），玄明粉5g（冲服），槟榔10g，麻黄6g，苦杏仁10g，生石膏15g，黄芩10g，瓜蒌皮15g，前胡10g，海浮石15g，葶苈子10g。急煎1剂，取汁200mL，少量频服。4月17日复诊：昨天服药后，下午19时左右，患儿频转矢气，泻下稀糊状大便，至今晨已大便3次，腹胀痛明显好转，鼻已不扇，诸症悉减，即嘱守方加减，原方去大黄、玄明粉、牵牛子，加胆南星6g，射干6g，枇杷叶15g，继服2剂。4月19日三诊：除时有咳嗽，痰少不利，口干喜饮外，余症悉除，舌质微红，舌苔薄黄，脉滑微数。遂改用清金化痰汤清解余邪，稍事调理后痊愈出院。

按： 此案西医诊断为肺炎合并中毒性肠麻痹，临床表现热、咳、痰、喘、扇俱全，痞、满、燥、实兼具，从中医角度看这是典型的肺炎喘嗽痰热闭肺，阳明腑实证。肺与大肠相表里，肺气肃降，气机调畅，有助于大肠传导；大肠传导功能正常，糟粕下行，则有助于肺气肃降。现肺热壅盛，失于肃降，气不下行，故咳喘鼻扇；大肠积热，传导失职，腑气不通，故腹胀腹痛，上下皆闭，病情危重。六腑以通为用，以降为顺，遂处牛黄夺命散通里攻下，合麻杏石甘汤宣肺清热，化痰平喘。服药后腑气一通，肺气肃降，腹胀腹痛明显好转，咳喘鼻扇，诸症悉减，此即脏腑同治之法。

《素问·至真要大论》曰："诸气膹郁，皆属于肺。"肺主气，司呼吸，外合皮毛，开窍于鼻，其气主宣发肃降，肺失宣降，肺气上逆，则发咳喘。肺与大肠相表里，肺气降，腑气通，大便畅。本案患儿肺气不降，腑气不通，互相影响，但以腑气不通，不大便为重，故其治疗通里攻下是关键，只有大便通，腑气才通，肺气才降，咳喘鼻扇才可平，腹胀腹痛才可除，否则后果不堪设想。

鉴于大黄有生熟之分，临证胡教授对邪正俱实，须急下者，多用生大黄；对婴幼儿、邪实正气相对虚、无须急下者，多用熟大黄（酒大黄）。无论生熟大黄都是另包煎，少量分次兑入药汁中服。芒硝通常用其精制品玄明粉，同样少量分次兑入药汁中服。兑服大黄水、玄明粉后患儿泻下稀便即停用。中病即止，免伤正气。对包括大黄、芒硝在内的特殊药物的煎服法与注意事项，胡教授都会不厌其烦给病儿家长详细交待，真乃仁心仁术也。

（周江　整理）

（三）长期高热（湿热浊邪，困阻中焦）

苏某，女，9岁。主因反复高热2个月余，于2010年1月21日初诊。患儿于2009年11月16日无明显诱因出现发热，体温39.9℃，偶咳嗽，余无不适，先后到核工业416医院和市儿童医院就诊，曾服用退热药、抗生素类药物治疗（具体不详）20余日，热退后仍反复发热，体温39.9～40℃。其间曾4次去四川大学华西第二医院诊治，血常规检查正常；胸部X线提示肺纹理增多模糊，心影大小未见异常，心影内可见瓣膜影（患儿2岁时因"动脉导管未闭"曾在该院做"封堵术"）；查肺炎支原体抗体（凝集法）阴性；抗环瓜氨酸肽抗体0.78RU/mL；流式细胞检验报告：CD358.3%，CD431.6%，CD821.6%，CD4/CD8=1.5；ENA抗体谱均阴性；免疫球蛋白定量各值均在正常范围，α-酸性糖蛋白0.64g/L，抗"O"53IU/mL，类风湿因子13IU/mL，EBV-IgM25.8U/mL。先后多项检查均无异常，体温波动在40～41.8℃。于12月8日以"发热待诊、急性支气管炎"收入成都军区总医院儿科住院。当晚体温41.9℃，次日上午、中午体温均高于42℃，12月10日出现上腹痛，胃镜检查报告：Hp（-），胃窦溃疡（A2期）。住院期间查二便常规、肝肾功、电解质、胸部X线、肺炎支原体抗体IgM、肺炎支原体IgM、肺炎衣原体IgG均阴性，心脏彩超、流式细胞、骨髓象、血培养均正常。患儿门诊和住院期间，经抗感染、解热镇痛和对症治疗均无效。

在多方诊治，诊断不明，治疗无效的情况下，患儿家长向四川电视台"新闻现场"栏目组求助。2010年1月21日下午在该台两名记者陪同下，到胡教授诊室就诊。刻下症：高热（体温高于42℃），肌肤无灼热感，不恶寒，无汗，口不渴，精神好，高热时仅感头昏，汗出热解，继而复热，胃纳尚可，大便正常，小便黄，偶尿床，舌质红，苔白黄腻，脉滑数。

西医诊断：发热待诊。

中医诊断：发热（湿热浊邪，困阻中焦）。

治法：清热利湿，行气化浊。

处方：黄芩滑石汤加减。

黄芩 12g，滑石 15g，猪苓 15g，土茯苓 20g，大腹皮 15g，白豆蔻 10g（打碎），通草 6g，石菖蒲 6g，郁金 15g，青蒿 15g（另包）。4 剂，水煎服，日 1 剂。

1 月 28 日复诊：患儿服上方后 7 天未发热，一般情况良好，大便溏，小便黄，咽微红，苔薄黄，脉平。遂守方加减，上方去青蒿，加盐黄柏 12g，继服 6 剂。3 月 4 日其母专程来诊室告诉胡教授，患儿服完上次 6 剂药后即未再服药，初诊至今已 40 余天未发热。此后随访半年体温一直正常。

按：本案患儿反复发热 2 个月余，虽然体温一度超过 42℃，但是一般情况尚好，多项检查未见异常。患儿高热时头昏，乃湿热交蒸，上扰清空之故；肌肤无灼热感，乃身热不扬之表现；小便黄、偶尿床乃湿热下注膀胱之征；口不渴，舌苔白黄腻为湿热内蕴之象。由于湿为阴邪，重浊腻滞，与热相合，蕴蒸不化，胶着难解，故虽汗出热退，但继而又发热，持续两月余不愈。正与《温病条辨》黄芩滑石汤证"汗出热解，继而复热"吻合，此时发表攻里，两不可施，徒清热则湿不退，徒祛湿则热愈炽，唯有清热利湿，双管齐下，故用黄芩滑石汤治之。本方黄芩苦寒，清热燥湿；滑石甘淡，性寒而滑，利湿清热；白豆蔻芳香化浊；茯苓、猪苓、通草淡渗利湿；大腹皮行气导滞，宣肺利水，共奏清热利湿，行气化浊之功效。以土茯苓易茯苓者，不仅利湿，且有解毒之功；加入石菖蒲、郁金，意在化湿和胃，清心开窍。诸药合用，湿热分消，其病遂愈。

该患儿在胡教授处就诊次日，四川电视台"新闻现场"栏目曾以"把体温表'烤爆'了的高热"为题报道了此事。通过这个案例让我们对湿热为患，缠绵难愈的特点有了进一步的认识。小儿乃纯阳之体，阳常有余，阴常不足，所患热病最多。临证观察胡教授深谙温病学理论，特别是对《温病条辨》中治疗上焦、中焦、下焦，风热、湿热、燥热的方药运用自如，得心应手。黄芩滑石汤胡教授除用治湿热发热外，亦用治病机相同的淋证、遗尿（尿床）、尿白、尿血、泄泻、紫癜性肾炎等，拓展了本方的运用，充分体现了异病同治之法。

（周江　整理）

（四）哮喘持续状态（顽痰胶着，闭拒气道，哮喘不已，心阳虚衰）

黄某，女，2岁2个月，主因"反复齁喘1年，复发1个月"于1992年3月12日入院。病儿罹患哮喘1年多来，辗转多家医院，经西药抗感染，静脉注射氢化可的松抗炎，配合 α-糜蛋白酶，竹沥水超声雾化吸入化痰等及中医辨证治疗，病情时轻时重，哮喘反复发作。因连续住院，静脉补液给药，头皮、手脚血管损伤，输液困难，故入院后暂给予常规中西药口服治疗。3月14日，患儿齁喘加剧，喉间痰鸣，声如拽锯，张口抬肩，咳逆上气，神萎烦躁，面色苍白，唇周青紫，舌质淡紫，苔黄厚腻，指纹紫滞，显现气关。查体：脉搏150次/分，呼吸41次/分，双肺满布粗中湿鸣、哮鸣音，心音低钝，肝脏剑下2.5cm，肋下5cm，质中。血常规检查：白细胞27.1×10⁹/L，中性粒细胞43%，淋巴细胞57%；胸部X线：双肺透光度增高，肋间隙增宽变平，肺纹理模糊。

西医诊断：支气管哮喘持续状态。

中医诊断：哮喘发作期（顽痰胶着，闭拒气道，哮喘不已，心阳虚衰）。

治法：涌吐豁痰，开闭平喘。

处方：救急稀涎散。

猪牙皂15g，白矾6g。急煎1剂。先用冷水浸泡猪牙皂角半小时，以武火煎沸后改文火煎煮15分钟，取汁100mL，将白矾化入，温服30mL。服后45分钟，患儿呕吐痰涎夹乳食2次，约300mL，喉间痰鸣顿减，夜间入睡较前安静。次晨再服30mL，再次涌吐痰涎约200mL。3月15日复诊：患儿喉间痰鸣消失，呼吸趋于平稳，唇周青紫明显缓解，精神转佳，知饥索食，舌质淡，苔白黄腻，指纹淡紫，显现风关。查体：呼吸26次/分，双肺哮鸣消失，仅闻干鸣及少许湿鸣；脉搏110次/分，心音转清晰有力；肝脏回缩，剑突下1cm，肋下2cm，质软；复查血常规：白细胞6.5×10⁹/L，中性粒细胞 55%，淋巴细胞 40%。遂停服稀涎散，予红参 6g 煎汤，少量频服，以扶正气，另予加味六君子汤以益气健脾，温化痰饮。处方：南沙参 15g，炒白术 6g，茯苓 6g，陈皮 6g，半夏 6g，桂枝 5g，神曲 5g，炙甘草 3g。连服 6剂后不鼽不喘，呼吸、脉搏正常，住院 21 天，临床痊愈出院。

按： 本案患儿哮喘持续状态，其胸膈胶固之痰，既是闭拒气道，导致哮喘不已之因，又是气滞血瘀，心阳虚衰变生危象之源，故其治疗重点是豁痰平喘以救急。正如张子和所说："痰在胸膈之上，大满大实，非吐安能得出？"稀涎散中猪牙皂味辛咸，善祛胸膈顽痰，白矾酸苦涌泄催吐，两药合用，有稀涎催吐，开窍通关之功，用于痰涎壅盛，阻塞气道，喉中痰声辘辘者最宜。应用涌吐法应注意把握标本缓急，急则治标，缓则治本。本法适用于正盛邪实或邪实而正气尚未太虚之患儿。注意峻猛之剂只可暂用，不可久服，中病即止，以免伤正。涌吐之后，当调理脾胃，运脾化湿，以杜生痰之源。

汗、吐、下、和、温、清、消、补是中医传统治疗八法。金元四大家之一的张子和善用汗吐下法，所以陈修园《医学三字经》中有"若子和，主攻破"之说。可惜现今吐法用之较少，这既与适宜证不多，也与有的医者不敢用有关。临证观察胡教授治疗顽痰胶着，阻塞气道，哮喘不已除用稀涎散涌吐豁痰外，对频发癫痫者，亦用礞石滚痰丸豁痰下痰，取得很好疗效。汗吐下皆属权宜之计，当用则用，中病即止，安全有效。鉴于脾为生痰之源，张景岳说："治痰不理脾胃，非其治也。"本案患儿涌吐之后在服人参汤大补元气的同时，服六君子汤旨在益气健脾，燥湿化痰，加桂枝实则合了苓桂术甘汤，此即"病痰饮者，当以温药和之"之意，健脾运脾，脾健湿祛，何痰之有！

（周江 整理）

（五）腹胀腹痛（血瘀气滞）

杨某，女，3 岁。主因腹胀、腹痛 7 天，于 1991 年 9 月 23 日初诊。其父代诉，患儿 1 周前不明原因出现腹胀、腹部刺痛，以行走后为著。刻下腹胀如鼓，腹部偏左可触及一包块，按压则痛，面色略显萎黄，精神稍差，胃纳不佳，大便偏干，小便正常，咽不红，舌质略淡，苔白脉沉。查体：心肺（－），腹膨隆，肝（－），左侧腹部扪及 15cm×10cm 包块，质较硬，表面光滑，边界尚清，触痛不甚，肠鸣正常。血常规检查：白细胞 $9.7×10^9/L$，多核细胞 67%，淋巴细胞 31%，大单核细胞 2%，红细胞 $440×10^{12}/L$，血红蛋白 105g/L，红细胞压积 32.6%，平均红细胞体积 74fL，平均红细胞血红蛋白量 23.9pg，平均红细胞血红蛋白浓度 32.2g/L，血小板 $139×10^9/L$。腹部 B 超：肝脏大小、形态、回声正常，左肾及脾脏大小、形态、回声正常。左侧腹探及 6.0cm×4.0cm 实质占位，回声低弱，较均质，中央见约 2.1cm×4.0cm 无回声暗区，包块边界清楚光滑，推测来源于小肠，与左肾及胰尾、脾均无关。结论：左侧腹实质占位，排除巨脾与肾胚胎瘤。经进修医生推荐，延请胡教授诊治。

西医诊断：腹部包块待诊。

中医诊断：积聚（血瘀气滞）。

治法：活血化瘀，行气止痛。

处方：膈下逐瘀汤加减。

桃仁 6g，红花 6g，当归 10g，川芎 6g，赤芍 10g，炮穿山甲 10g，柴胡 10g，枳实 10g，青皮 6g，郁金 12g，海藻 15g，延胡索 10g，神曲 10g。10 剂，水煎服，日 1 剂。

10 月 7 日复诊：行走后腹胀、腹痛减轻，精神、胃纳好转。药既中的，守方加减，上方去郁金、海藻、神曲，加莪术 10g，牡蛎 30g，夏枯草 15g。14 剂，水煎服，日 1 剂。

10 月 31 日三诊：患儿诉肚子不胀不痛。扪腹部包块已消失，复查 B 超左腹部未探及肿块轮廓。遂处香砂异功散益气健脾，行气化滞，调理善后。

按： 本案患儿腹中包块诊断不明，据其有形可征，中医可按"积聚"论治，因积与聚均有腹内结块、或痛或胀的症状。鉴于患儿腹内包块有形，固定不移，痛有定处，当属积证。积属血分，乃瘀血凝滞为主，故立活血化瘀、行气止痛之法，根据病位，选用膈下逐瘀汤加减。服药后在腹胀、腹痛减轻，胃纳好转的情况下，守方加减，加莪术、牡蛎、夏枯草破血行气、软坚散结之品，再服14剂后腹内包块竟然消失。遵《素问·六元正纪大论》"大积大聚，其可犯也，衰其大半而止"之旨，遂停服前方，予香砂异功散调理善后。

积聚之病，首见于《难经》，其后巢元方《诸病源候论》又立癥瘕之名。以不动者为癥，动者为瘕。可见癥与积都具有形可征、坚硬不移的特点，瘕与聚皆有聚散无常的症状。因此癥与积、瘕与聚均为同一类疾病。虽然积以瘀血凝滞为主，聚以气机阻滞为主，但是气滞日久，可致血瘀而成有形之积。有形之瘀血，亦必阻滞气机，故积聚在病机上既有区别，又有联系。一般而言初病多实，久病多虚。本案患儿因病程不长，正气尚强，邪气尚浅，故以攻邪为先，继后扶正。若病程较长，邪盛正衰，宜攻补兼施，或且攻且补，或先补后攻，又当因人而异，若尽攻其邪，必伤其正。诚如《类证治裁·积聚》所说："积聚由渐而成，治必由渐而去，故缓攻通络，勿峻用吐下，致伤胃气而损真元也。"不可不慎。

本案患儿以腹胀、腹痛为主症，查体左腹有一包块，性质不明，故西医诊断为"腹部包块待诊"，中医诊断为"积聚"，胡教授辨证为血瘀气滞，用膈下逐瘀汤随症加减，前后共服24剂，腹部包块即消，腹胀腹痛即愈，治疗效果始料未及。遗憾的是造成血瘀气滞的原因是什么，追问病史，患儿家长始终说不清楚。据《灵枢·五变》所说："人之善病肠中积聚者，何以候之？少俞答曰：皮肤薄而不泽，肉不坚而淖泽，如此则肠胃恶，恶则邪气留止，积聚乃作。脾胃之间，寒温不次，邪气稍至，稽积留止，大聚乃起。"分析，该患儿平时肠胃功能不好，加之饮食冷热不调，脾胃更易受伤，即使邪气在脾胃间稍有侵犯，也会蓄积停留，阻滞气血，从而发生严重的积聚。足见平时节饮食，适寒温，慎风寒是十分重要的。

腹痛是儿科临床常见病证之一，病因多为乳食积滞，脾胃虚寒，蛔虫动扰，或胃肠积热，血瘀气滞，肝木乘脾。由于腹痛是因外感、内伤引起气机阻滞不通，气血运行不畅所致，根据"六腑以通为用"和"痛则不通，通则不痛"理念，治疗腹痛关键在一个"通"字。临证或消导以通，或温运以通，或安蛔以通，或泄热以通，或化瘀以通，或疏肝以通，当因人而异。不可偏执止痛一法，亦不可拘泥"痛无补法"或"痛随利减"泛用下法。

（周江 整理）

（六）泄泻（脾肾阳虚，真寒假热）

丁某，男，1岁3个月。主因腹泻水样便3天，于1975年9月30日入院。其母代诉：患儿素体瘦弱，7天前家人喂食"麻饼"后导致腹泻，初为不消化物，后泻水样便，治疗无效（具体用药不详），因严重脱水，遂转我院诊治。刻下症：患儿泻下之物几乎为清水，泻下无度，小便甚少，神萎肢冷，肌肤灼热，唇红，舌质淡红，舌苔薄白，指纹不显。查体：体温39.2℃，囟门、眼眶凹陷。

西医诊断：中毒性消化不良，重度脱水，伴酸中毒、水电解质紊乱。

中医诊断：泄泻伴发热（脾肾阳虚，真寒假热）。

治法：温补脾肾，涩肠止泻。

处方：桂附理中汤加味。

红参5g（包煎），白术6g，炮姜3g，肉桂3g，制附子9g（先煎），赤石脂15g（包煎），煨诃子5g，炙甘草3g。急煎1剂，少量频服。

二诊（10月2日）：上方服1剂后泻下次数减少，四肢稍温，身热渐退，体温37.5℃。效不更方，继服1剂后泻下止，手足温，身热退。遂予香砂异功散调理几日，痊愈出院。

按：此案患儿因喂养不当导致腹泻，初为稀便，继则水样便，澄澈清冷，泻下无度，滑脱不禁，小便极少，伴囟门、眼眶凹陷，神萎肢冷。《素问·至真要大论》云："诸病水液，澄澈清冷，皆属于寒。"其泻当属脾肾虚寒，火不生土之证，治当温补脾肾，补火生土，佐以收涩固脱之品方能有救。胡教授用桂附理中汤加赤石脂、诃子标本同治，效如桴鼓。该患儿泄泻同时伴高热，须知此热乃阴盛于内，格阳于外，乃真寒假热之象，临证应注意辨识。服桂附理中汤后泻止热退，即"甘温除大热"之谓。本方之妙还在于肉桂配赤石脂，两药相畏相成，相得益彰。

　　胡教授对药物的煎服法是很讲究的。如本案制附子要先煎半小时，赤石脂布包煎，红参另煎兑入药汁中服。余药浸泡半小时后煎两次，头煎煮沸后改小火煎 10 分钟后滤出，二煎煮沸后小火煎 15 分钟后滤出，两煎共取汁 100mL，少量频服。如此煎服，既避免了附子毒性，又充分发挥了参附补气扶阳之功效。患儿因喂养不当而致腹泻，滑脱不禁，泻下清水，且伴身热肢冷，胡教授根据病机十九条中"诸病水液，澄澈清冷，皆属于寒"，辨其泻属脾肾虚寒，火不生土之证；其身热为阴盛于内，格阳于外，乃真寒假热之象。强调本案患儿身热肢冷绝非热深厥深之证，提醒我们临证应注意辨识，若误用寒凉，祸不旋踵！这个案例也让我对"甘温除大热"有了进一步的认识。

（周江　整理）

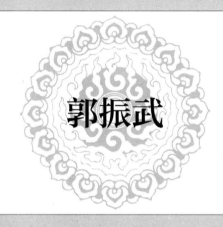

郭振武

一、医家简介

郭振武（1951—　），男，内蒙古赤峰人。1974年3月毕业于辽宁中医学院中医医疗专业，第四批、第五批全国老中医药专家学术经验继承工作指导老师，辽宁省中医大师，辽宁省名中医，辽宁中医药大学博士研究生导师。中华中医药学会儿科分会副主任委员，辽宁省中医药学会、辽宁省中西医结合学会副会长，辽宁省中医药学会儿科分会主任委员，《辽宁中医杂志》副主编，《中医儿科杂志》编委。全国中医药高等教育学会儿科教学研究会第三届理事会副理事长、首届中医药大学临床教学研究会常务理事、辽宁省科技家企业家法学家联合会常务理事、辽宁卫生人才培训网专家委员会委员、辽宁中医药大学教材建设委员会委员、辽宁中医药大学临床教学工作委员会副主任。被中华中医药学会评为全国中医医院优秀院长、优秀博士生导师。

郭振武教授于1990年首先提出了应用中医综合疗法治疗病毒性肺炎和迁延性肺炎，经临床应用，效果显著，大大缩短了肺炎的病程，得到了有关专家和同行的认可。1993年，国家中医药管理局经过考察认为疗效可靠，批准创建了全国中医小儿肺炎专病医疗中心。经过三年多努力，总结出了先进的诊断与治疗方法，达到了国内领先水平，于1997年4月正式通过国家验收。在应用传统中医方法治疗支气管炎、哮喘等方面也有所创新，创造性提出了冬季"三九"与夏季"三伏"天相结合，采用中药穴位贴敷防治支气管炎、反复性呼吸道感染、哮喘，取得了明显的疗效，并推广至省内外三十多个地区，仅辽宁中医药大学附属医院及附属第二医院每年接受治疗者就达万余人次，年获效益200余万。为此，国际名人交流中心将"三九""三伏"贴敷治疗气管炎、哮喘的业绩记录在《创造世界的人》一书中，并授予郭振武教授"国际跨世纪人才"称号。

郭振武教授主持和参与了9项省部级以上科研项目。近三年科研经费共计486万元。1996年10月主持召开了第三届全国中医儿科临床与教学学术研讨会，在此次会议上通过了他起草的小儿肺炎中医诊断、辨证、疗效评定标准（该标准在《中医杂志》1997年第4期发表）。为中医药治疗小儿肺炎提供了可靠的临床诊断与疗效判定标准，为推动中医儿科学的发展起到了重要的作用。近年来编写出版了《新编中医儿科学》《中医治疗小儿肺炎精要》《哮喘防治专列》《哮喘病诊疗学》等专著，并参加了中华人民共和国国家标准《中医病证诊疗标准》和《中医临床诊疗术语》有关儿科部分的制定和编写，这些标准由国家质检总局颁发，在全国中医行业执行，为中医学在全国范围内统一化、标准化做出了一定的贡献。

二、学术观点

（一）冬季"数九"天穴位贴敷

1992年，郭教授依据中医学"天人合一，冬至一阳生，夏至一阴生"的理论，和西医学人体免疫系统有关实验结果，创造性的提出了冬季"数九"天穴位贴敷与传统的"冬病夏治"夏季"数伏"天穴位贴敷相配合，预防和治疗反复呼吸道感染、小儿肺炎、慢性支气管炎、支气管哮喘等呼吸系统疾病，收到了良好的临床疗效。而且提出了"冬病夏治"是"天人合一"适时治疗疾病的典型例证。经过20多年不断的实践和研究，极大的丰富了"冬病夏治、夏病冬防、治未病"的理论。郭教授在临床应用观察发现，单纯三伏天穴位贴敷治疗对哮喘患儿有一定的疗效，但对有些患儿效果不够理想。因此，引发了对其治疗效果机理进行长时间的思考和研究。"冬至一阳生"，这个"一"是开始的意思，郭教授就是根据"冬至一阳生"体内阳气开始回升这一原理，考虑到咳喘的发生根本原因是体内阳气不足，痰邪内生，痰随阴气上升，上犯于肺而发病。从中医学角度来看，这时痰邪最盛，阳气最弱，如果这时采用祛痰药物，同时重用补助阳气药物，加以化痰开窍，同时选用一定穴位，通过经络，到达脏腑，驱痰外出，就能起到巩固疗效，根除病原这一目的。因此，他从1992年开始，将冬季数九天与夏季三伏天中药穴位贴敷疗法共同用于临床之中，经过系统对照观察，证明其疗效明显优于单纯三伏天贴敷这一疗法。

（二）从热论治小儿肺炎喘嗽

肺炎喘嗽是小儿常见的肺系疾病，临床以热、咳、喘、煽（发热、咳嗽、喘促、鼻翼煽动）为特征。郭教授认为小儿肺炎喘嗽的病因主要有三个，即外感六淫，乳食内伤和积热内生。而其发病多从热化。小儿肺炎，尤其是重症肺炎，大多以发热为主症，咳嗽、咳痰、喘促出现较发热晚，亦有很多病例始终无明显的喘憋症状，而且咳嗽的轻重程度与患儿的热度、热程相关，一般持续高热后才出现喘咳，郭教授认为这与痰液的生成有关。小儿肺炎的痰与喘，往往也是由于急性发热，热伤津液，炼液为痰，痰热搏结，阻于气道，肺气郁闭，失于宣发肃降所致，其病机为热伤津液在前，痰液内生在后。郭教授在临床中从热论治小儿肺炎喘嗽每每获得良效。

（三）从肺、脾、肾论治小儿反复呼吸道感染

反复呼吸道感染是儿科临床常见的疾病，指 1 年内上呼吸道感染或下呼吸道感染次数在 8 次左右，同时排除与肺、气管及先天性心脏病等其他疾病相关者。中医认为本病属于感冒范畴，大多从虚论治。小儿脏腑娇嫩，气血未充，故本病发病的内在因素主要是小儿正气不足。郭教授认为，人体之所以御外者，卫气也，而卫气又根于肾中元气，由脾胃运化之水谷精微所补充和滋养，并借肺气之宣发行于脉外，输布周身，所以在治疗小儿反复呼吸道感染时，应在治肺之中注重调理脾肾。

（四）从肝、脾论治小儿咳嗽

小儿咳嗽，是儿科常见多发的肺系病证，多由感受外邪以致肺失清宣，或化火、或生痰、或累及他脏发为咳嗽。临床中，常常可以见到部分患儿出现咳嗽症状迁延不愈，郭教授认为这是由于小儿脾常不足，肝常有余所致。他结合多年临床经验，依据中医理论与现在儿童咳嗽的发病特点，采取从肝

脾论治的方法，以健脾理气，宣肺化痰为主，兼以抑肝清热，创制出方剂天贝止咳汤，在我院临床应用近十年，疗效颇佳。

（五）从痰论治小儿哮病缓解期

对于中医药防治哮喘缓解期，目前大部分医家认为应该遵循肺虚、脾虚、肾虚的证候进行辨证论治，但是临床上确实存在没有任何症状的哮喘缓解期患者，使医生陷入了无证可辨的境地。经过多年临床，郭教授认为，宿痰内伏既然是哮病的"夙根"，贯穿于哮病发生发展的始终，也理应是小儿哮病缓解期的主要病理基础。因此，小儿哮病缓解期必当立足于去除"宿痰"，有兼证者再根据肺虚、脾虚、肾虚或血瘀等进行辨证施治，这样对于无证可辨和有证可辨者均具有重要的治疗价值。

（六）从风论治早期小儿咳嗽变异性哮喘

咳嗽变异性哮喘临床以慢性咳嗽为主要表现，症状在夜间或晨起明显，抗生素治疗无效，一般可结合其湿疹、鼻炎等过敏史进行诊断。郭教授根据近40年的临床观察与实践，认为小儿咳嗽变异性哮喘多因"风"而发，所以在治疗上也应从"祛风"入手。咳嗽变异性哮喘早期发病大多因为外感风邪，邪气客于鼻咽，导致气道不利，肺气失宣，升降失常，气逆为咳，治疗当以祛风通窍为主，切不可见咳止咳。如果滥用敛肺镇咳的药物，导致"闭门留寇"，则可使邪恋而不去，病情迁延难愈。

三、临床特色

（一）治病必求本，以宿痰伏肺立论治哮喘

郭教授对于哮喘病的治疗，提出要抓住宿痰伏肺这一基本病机，即使在缓解期，也必须抓住这一根本所在，才能去除宿根，以求痊愈。

郭教授指出：哮喘以宿痰伏饮为发病的内因和关键，宿疾不除，痰饮不

去，则哮喘之根难绝，一旦外感病邪、饮食失节、情志失调、起居失常，必将触及这一"宿根"使哮喘反复发作。然痰饮属阴邪，其性黏稠，留伏遏阳滞涩不散，胶黏固结，偏僻深邃，难以涤除。然而，痰饮的产生当责之脾气虚不能运输精微，以致津液不化，凝聚成痰成饮。痰饮既是一种病理产物，一旦形成又可成为致病因素，作用于机体，进一步影响脾的气化功能，既可因病生痰，又可因痰加重病情，二者互为因果导致恶性循环，造成正虚与痰盛，胶结难解，形成虚实夹杂之证，终致病情错综复杂，甚则险象环生。由此可见，"宿痰伏饮"是本病病程冗长，病势缠绵，难收速效，甚至顽固难解，以致造成脏腑虚损，虚实夹杂的病理基础，但其关键在于脾胃虚弱，肺不布津，脾与肺在生理上相互影响，肺主气而脾益气，肺所主之气源于脾。脾胃水谷所化的精气，首先充养了肺。因此，当脾胃虚的时候，常首先影响到肺，致肺气不足。脾处中焦，为气机升降的枢纽，若脾虚，气之升降失司，自然也会引起肺失宣降，脾之运化水湿赖肺气宣降的协助，而肺之宣降靠脾之运化以资助。如果脾虚失其健运，水湿不化，聚湿生痰而为饮为肿，影响及肺则肺失宣降而哮喘。其病在肺，而其本在脾。故有"脾为生痰之源，肺为储痰之器"之说。所以脾虚生痰湿，痰湿储于肺中，阻塞气道，可以引起哮喘。肺主气，主皮毛而卫外，但是脾胃与卫气的产生有密切的关系。肺气的盛衰在很大程度上取决于脾气的强弱，故有"肺为主气之枢，脾为生气之源"之说。脾虚势必影响肺卫的作用，肺气虚弱，不能抵御具有致敏作用的外邪，风热、风寒之邪乘机侵袭肺脏，影响肺脏的宣降功能，其结果导致肺气不利，痰气交阻，塞滞气道，而发为哮鸣。脾虚运化失职，升降功能失常，磨谷消食的作用减弱，致使酸咸厚味内停，触动宿痰，诱发哮喘，即"脾为生痰之源"。为此，郭教授根据多年临床经验，自拟健脾宣肺化痰平喘基本方，急则治标，缓则治本，随症加减，配合冬季数九、夏季三伏穴位贴敷，疗效颇佳。

（二）抓主因，善治疗

小儿咳嗽变异性哮喘主因为外邪侵袭，肝气犯肺。治疗应以宣肺抑肝为主。

郭教授指出：对咳嗽的成因虽《素问·咳论》中有"五脏六腑皆令人咳，非独肺也"之论述，但对小儿咳嗽传统理念始终认为"小儿咳嗽虽多涉及他脏，但仍以肺脏为主"。或外感或内伤，终以肺脾肾三脏成痰贮肺立论。现有文献对小儿咳嗽分型论治中外感有风寒咳嗽，风热咳嗽，湿热咳嗽，燥热咳嗽；内伤有伤食咳嗽，痰湿咳嗽，肺热咳嗽，阴虚咳嗽，肺脾气虚和虚寒咳嗽。衷此论治奏效甚微。

对小儿生理病理特点万全早就提出了"肝常有余，肺常不足"之说，肝常有余，易化风化火，五脏之中肺为娇脏，小儿肺常不足，外感内伤均易伤肺，外感之中，风邪最多，风邪上受，首先犯肺，肺失宣肃，咳嗽不止，敷布津液失调，以致肝阴不足，肝木偏盛，反克于肺，咳嗽变异性哮喘的症状特点为咳嗽突发骤止，反复发作，与风邪之善行而数变的特点相符，且多在午夜或黎明发作，多为厥阴所司之时，本病病位虽在肺，但与肝的关系密切，各种原因（肝郁化火、阴虚火旺）导致木火刑金，皆可使肺失宣降而咳嗽。风邪是引起本病的主要邪气，核心为风邪犯肺。小儿阳常有余，阴常不足，肝阴不足，肝阳偏旺，上犯于肺，终成本病。

对于本病的治疗，郭教授指出：本病关键在于小儿阳气偏盛，肝气有余，外邪犯肺，肺金不能抑木，而反被侮，以致肺失清肃宣降之职，临床症状多为咳嗽时作时止，作亦突来，止亦戛然，有风行数变之特征，然多数患儿均有夜半或黎明发作之表现，更说明为厥阴致病。为此，治疗本病当以宣肺抑肝为主。郭教授自拟宣肺抑肝汤，随症加减，治疗小儿咳嗽变异性哮喘，收效颇佳。

（三）祛邪与固表俩手抓

对于过敏性紫癜和紫癜性肾炎的治疗，郭教授认为清热解毒与滋补肾阴应贯穿始终。皮肤紫癜以瘀点瘀斑为主要症状，紫癜肾炎以肉眼和镜下血尿为主要症状。其成因或外感邪热，或内蕴热毒，直至后期也为余热未清所致。所以，对其治疗始终坚持以清热解毒为主，然热毒内蕴，必伤津液，津液之根在于肾，即使发病之初，也应顾及于此。对于清热解毒郭教授认为，本病虽涉及血，但发于肌表，当以清解为主，多用金银花、野菊花、蒲公英、紫花地丁等轻可去实之品，少用石膏、大黄、栀子等大苦大寒之品，以免伤脾肾。顾肾多予山药、枸杞子、山荣萸等益气生津之类。每用于此，疗效颇佳。

（四）从病因入手

郭教授认为对于小儿抽动障碍的治疗皆从风、痰、热论治。《小儿药证直诀》指出："风病或新或久，皆引肝风……儿不胜任，故目连扎也。"抽动障碍中医多称之"惊风"，病位在肝，涉及脾、肾、心、肺，即临床辨证论治之时，当以中医整体观念为本，统筹五脏，辨证施治。抽动障碍初期，外邪初感，华盖娇嫩，难以御邪，邪气易入里，引动肝风，郭教授多用天麻、钩藤等平肝息风；中期病情发展，土虚木乘，脾胃虚弱，生化乏源，一使肝木无以为养，二使津液停聚，痰浊内生，患儿抽搐、喉中异声等症状更为明显，加之湿性黏滞，表现出病情缠绵难愈，易于反复，郭教授常用茯苓、山药等健脾，固护脾胃；后期痰浊日久，郁而化火，动摇心神，阴阳失调，肾水难济，表现为脾气急躁，不避亲疏，五心烦热，甚至阻碍发育，常选用天竺黄、僵蚕等清热豁痰，清心定惊。郭教授依据"小儿肝常有余、肾常虚"生理特点，提出应以平肝补肾健脑，清热定惊安神为主。自拟止抽颗粒，配合耳穴压豆，得到了很好的疗效。

四、验案精选

（一）小儿尿频（肺脾气虚，州督不利）

马某，女，4岁。以"尿频反复发作2月余"为主诉，于2021年4月30日来诊。患儿2个月前感冒愈后出现尿频，小便次数每日最多20余次，曾就诊于中国医科大学盛京医院，彩超（膀胱）示残余尿较多。尿常规未见明显异常。因患儿平素易感，既往有多种食物过敏史，考虑遗尿与过敏有关，嘱控制饮食并服用氯雷他定糖浆（具体用法用量不详），症状稍有缓解，近日症状又见反复，家长为求中西医系统治疗来郭教授处就诊。刻下症：尿频，每日小便次数最多 20 余次，尿色略黄，无尿急尿痛，偶有脐周腹痛，大便略干，纳寐尚可，余无明显不适。查体：体温正常，神志清楚，精神稍有倦怠，面色如常，全身皮肤黏膜无黄染、皮疹及出血点，浅表淋巴结未触及。巩膜无黄染，结膜无充血，颈软，无抵抗，咽部无充血，双侧扁桃体 I 度肿大，双肺呼吸音粗，未闻及干湿性啰音，心率 90 次 / 分，律齐，心音有力，各瓣膜听诊区未闻及病理性杂音，腹软，无压痛及反跳痛，肝脾肋下未及。舌红，苔薄黄，脉数。

西医诊断：尿频综合征。

中医诊断：淋证（肺脾气虚，州督不利）。

治法：补肺健脾，通利水道。

处方：金钱草 15g，野菊花 10g，麻黄 5g，白芍 10g，延胡索 10g，太子参 15g，石斛 10g，鸡内金 20g，砂仁 6g，天麻 10g，酸枣仁 10g，焦三仙各 20g，甘草 6g。7 剂，日 1 剂，水煎服。

二诊（2021 年 5 月 6 日）：尿频症状减轻，频率减少，夜寐时多有尿意，夜尿量少，或仅为点滴，纳尚可，寐略差，大便正常。查体：体温正常，神志清楚，精神稍有倦怠，面色如常，全身皮肤黏膜无黄染、皮疹及出血点，浅表淋巴结未触及。巩膜无黄染，结膜无充血，颈软，无抵抗，咽部无充血，双侧扁桃体 I 度肿大，双肺呼吸音粗，未闻及干湿性啰音，心率 95 次 / 分，律齐，心音有力，各瓣膜听诊区未闻及病理性杂音，腹软，无压痛及反跳痛，肝脾肋下未及。舌淡红，苔薄黄，脉数。前方加茯苓 10g，生山药 10g。7 剂，日 1 剂，水煎服。

三诊（2021 年 5 月 14 日）：尿频症状继减，夜间时有尿意，夜尿 1 次，纳寐尚可，大便略干。查体：体温正常，神志清楚，精神尚可，面色如常，全身皮肤黏膜无黄染、皮疹及出血点，浅表淋巴结未触及。巩膜无黄染，结膜无充血，颈软，无抵抗，咽部无充血，双侧扁桃体 I 度肿大，双肺呼吸音粗，未闻及干湿性啰音，心率90次/分，律齐，心音有力，各瓣膜听诊区未闻及病理性杂音，腹软，无压痛及反跳痛，肝脾肋下未及。舌淡红，苔薄黄，脉略数。前方加僵蚕10g，五味子10g。7剂，日1剂，水煎服。

四诊（2021年5月28日）：尿频症状明显好转，近日偶有轻咳，无发热，纳寐可，二便调。查体：体温正常，神志清楚，精神尚可，面色如常，全身皮肤黏膜无黄染、皮疹及出血点，浅表淋巴结未触及。巩膜无黄染，结膜无充血，颈软，无抵抗，咽略红，少量充血，双侧扁桃体Ⅰ度肿大，双肺呼吸音粗，未闻及干湿性啰音，心率92次/分，律齐，心音有力，各瓣膜听诊区未闻及病理性杂音，腹软，无压痛及反跳痛，肝脾肋下未及。舌淡红，苔薄黄，脉略数。前方加竹叶10g。7剂，日1剂，水煎服。1周后电话随访，诸症愈。

按： 小儿尿频是儿科常见疾病，以小便频数为主要临床特征。西医方面主要以泌尿系感染和尿频综合征为多见。本例患儿虽为外感后出现尿频症状，但尿常规检验未见明显异常，可以排除泌尿系感染所致，故属于尿频综合征。本病属于中医"淋证"的范畴，但遗尿之症在不同年龄段发病，病机倾向有所不同，壮盛之年可虚可实，病机多变而复杂，当因人而异，具体分析。如患病者为老幼则虚证较多，尤其小儿患此病，多为虚证或因虚致实，其根本都因小儿形气未充，脏腑功能尚属萌芽阶段，虽发育迅速，但较为薄弱。五脏六腑以脾胃为中心，其余脏腑各占一方，以五常为纲，生克制化为轨，东升西降，南盛北藏，周而复始，在脾胃的驱动之下，各行其道，中土回环，从而达到阴平阳秘，邪无以生。回归本例，该证属膀胱气化失司，水液疏泄不利所致，肾与膀胱同属水之下源，肺为水之上源，全身水液转输排泄多赖于肺脏通调水道、脾脏运化水液及膀胱气化开阖的共同作用，故郭教授治以宣肺益气，健脾和胃，柔肝敛阴，驱热于下为法，方中金钱草、野菊花清热的同时引热归于小便之中，清热兼而利尿；麻黄宣肺利气，除了宣发肺脏呼吸之气，更能宣通一身之气，津能载气，气能行津，气道得利则水液畅行；延胡索、太子参益气理气，使补而不滞，通而有力，同时患儿自诉平素时有脐周作痛，在非器质性病变的情况下，多为气滞不通作痛，宣通理气是为正治之法；天麻、酸枣仁平肝柔肝，养阴和血，小儿后天多有不足，脾胃亏虚，肝木乘脾土，容易导致肝木生发太过，同时肝木横逆克脾土，使得脾胃不足更甚，形成恶性循环，故方中佐以平肝之药，抑木扶土，未病先防；石斛养胃清热生津，鸡内金消食健脾，砂仁暖中行气，焦三仙健胃消食导滞，甘草顾护中焦并具有和药的作用，这几味药主要作用于中州脾胃，顾护后天之本，驱邪的同时兼顾扶正，为疾病后期的恢复做好准备；郭教授言："小儿疾患扶正为本，形气未充之体，驱邪之时必兼扶正，方能使得邪气尽，正气复，正气足则卫气固，邪气难以复作。"患儿服药1周后，症状稍有减轻，郭教授于方中加茯苓、山药，茯苓利水渗湿兼有健脾之功，患儿由小便频数渐转为多有尿意而排尿频率减少，可见患儿之症非绝对的排尿过量，而是开阖不畅，茯苓虽能利水，实为利湿以减轻脾之负荷，使其运化流利，分利周身水液，各行其道，患儿症状夜间明显，亦或有夜寐不安之故，茯苓尚有宁心安神的作用，亦可兼顾。山药味甘入脾，色白入肺，液稠入肾，药性平和而药力卓著，同补肺脾肾三脏之精，兼顾上中下三焦之用，实为小儿扶正之"猛将"。三诊时症状继减，夜间尿意及频率皆有减轻，郭教授于前方加僵蚕、五味子，肝木生风多热化，脾虚湿盛痰易生，僵蚕将平肝祛风、清热化痰诸效合为一身，五味子补气宁心，收敛固涩，孙思邈在其著作《千金方》中曾高度评价五味子补气之功卓著，述其同补心肺脾肾四脏之气，收中寓补，收补相合，骤提补益之效，补气敛气的同时其收敛之意兼能固肾缩尿，且能补心气、安心神。四诊尿频症状明显好转，稍见热咳，郭教授于方中加入竹叶，调畅水道的同时使热邪随小便排出。

郭教授临证强调以扶正为本，配合辨证灵活处方，师古而不泥于古，经方时方经验药对皆随手拈来，药证相对，有的放矢，药量轻重得宜，既要胆大心细，又不得轻视孟浪，小儿脏腑娇嫩，稚阴稚阳，邪正之间，变化瞬息，避苦寒忌峻补，用药清灵，拨乱反正，中病即止，不可过量，应当如履薄冰，慎之又慎，既要保证疗效又不可酿成差错。

（史荟杨 崔洪建 整理）

（二）哮证（肺脾气虚）

赵某，男，5岁。主因反复咳嗽2年，于2019年12月20日就诊。患儿2年前无明显诱因出现咳嗽，2年内反复发作，自服顺尔宁、开瑞坦等药，效不显。曾就诊于当地医院完善体格检查及理化检查后诊断为"过敏性哮喘"，予布地奈德每次1mg，日2次吸入治疗，疗程近1年。症状稍有缓解，但仍咳嗽。今为求系统中医治疗遂来我院门诊治疗。刻下症：咳嗽，运动及晨起、夜间加重，无痰、无热、无鼻塞流涕，食少纳呆，寐可，大便干，2日一行，小便调。查体：体温36.8℃，呼吸23次/分，脉搏90次/分，舌质红，苔白厚腻，脉滑。神志清楚，精神可，面色萎黄，眼下瘀青，全身皮肤黏膜无黄染、皮疹及出血点，浅表淋巴结未触及。巩膜无黄染，结膜无充血，颈软，无抵抗，咽部略充血，双侧扁桃体Ⅰ度肿大，听诊双肺呼吸音粗，偶闻干鸣音。心率90次/分，律齐，心音有力，各瓣膜听诊区未闻及病理性杂音，腹软，无压痛及反跳痛，肝脾肋下未及。既往曾患湿疹、支气管肺炎、过敏性哮喘。母亲湿疹。足月，剖宫产，出生状况良好，无产后窒息等危险因素，按计划接种疫苗。过敏原：屋尘、鸡蛋、牛奶、点青霉。血常规、胸部X线等未见明显异常。

西医诊断：过敏性哮喘。

中医诊断：哮证（肺脾气虚）。

治法：健脾益气，补肺固表。

处方：生地黄10g，玄参10g，麦冬10g，麻黄5g，杏仁5g，金银花20g，金钱草20g，天麻10g，酸枣仁10g，辛夷4g，白果5g，白前10g，炒山楂20g，六神曲20g，炒麦芽20g，川贝母4g，甘草10g，鱼腥草15g。14剂，水煎服，日1剂。

二诊（2020年1月3日）：患儿服药1周后咳嗽症状较前减轻，仍偶有咳嗽，夜间明显，服药2周后纳差好转，大便呈香蕉便，2日一行。查体：神志清楚，精神可，面色好转，眼下瘀青变淡。全身皮肤黏膜无黄染、皮疹及出血点，浅表淋巴结未触及。巩膜无黄染，结膜无充血，颈软，无抵抗，咽部无充血，双侧扁桃体无肿大，听诊双肺呼吸音粗，未闻及干湿啰音。心率 88 次 / 分，律齐，心音有力，各瓣膜听诊区未闻及病理性杂音，腹软，无压痛及反跳痛，肝脾肋下未及。舌质红，苔薄黄，脉数。家长述孩子与老人同住，孩子爷爷有吸烟史，考虑夜间咳嗽与居住环境有关，嘱患儿避免暴露于香烟环境中，老人常予患儿甜食，嘱患儿注意高热量甜品摄入。上方加连翘 10g。续服 7 剂，日 1 剂，早晚温服。

三诊（2020 年 1 月 10 日）：患儿续服中药 1 周后，基本无咳嗽症状，偶有运动后清嗓、出汗多。纳可，寐可，二便调。查体：神志清楚，精神可，面色红润，眼下瘀青明显变淡。全身皮肤黏膜无黄染、皮疹及出血点，浅表淋巴结未触及。巩膜无黄染，结膜无充血，颈软，无抵抗，咽部无充血，双侧扁桃体无肿大，听诊双肺呼吸音粗，未闻及干湿啰音。心率 86 次 / 分，律齐，心音有力，各瓣膜听诊区未闻及病理性杂音，腹软，无压痛及反跳痛，肝脾肋下未及。舌质红，舌苔薄白，脉数。患儿喜爱跑跳，嘱注意运动适量。予中成药玉屏风散，嘱其服用半个月，扶正散外用以固表止汗。

按：哮喘是儿童时期最常见的呼吸道疾病之一，过敏性哮喘是哮喘中最为常见的类型。过敏体质是在禀赋遗传基础上形成的一种特异体质，其敏感倾向表现为对不同过敏原的亲和性和反应性呈现个体体质的差异性和家族聚集的倾向性。患儿母亲曾患有湿疹，为孩子的一级亲属，研究表明母亲患有湿疹，其孩童患湿疹等过敏性变态反应的概率将大大增加。患儿对屋尘、鸡蛋、牛奶、点青霉存在致敏性，当外在物质进入致敏机体，会导致湿疹、过敏性哮喘等过敏性疾病的发生。吸烟亦是儿童哮喘发病的危险因素，这是因为烟雾中的尼古丁等有害物质不仅可以损害呼吸道上皮的完整性，并且可以增加气道的敏感性，导致呼吸道发生炎症反应，使呼吸道处于高反应状态，从而容易发生哮喘，患儿爷爷有吸烟史，考虑患儿长期暴露于烟草环境中，对哮喘治疗不利，已教育家长避免在儿童面前吸烟，给予儿童足够的关注，使儿童避免接受被动吸烟。哮喘发病既有外因，又有内因。内因责之于素体肺脾肾三脏不足，痰饮留伏，成为哮喘之夙根。患儿病程已达 2 年之久，咳喘反复发作导致肺气亏虚，母子相生亦相累，故导致肺脾两虚，水湿运化失常，清阳不升，卫表难顾，故而易于乏力，食少纳呆，面色萎黄。

方中麻黄具有宣肺平喘的功效，当邪气外束影响了肺的宣发功能，导致肺气上逆，不能清肃下降，通过宣肺有利于咳喘的减轻。"提壶揭盖"通肺气而利肠腑之气。麻黄主咳逆上气，无论从现代药理学研究提示麻黄具有缓解支气管平滑肌痉挛的作用还是古文的研究，麻黄的止咳作用都是客观存在的。杏仁也是一个止咳平喘药，古语常言"麻黄常常以杏仁为臂助"，就是杏仁作为麻黄的使药。杏仁药性温和，作为止咳平喘药，对于咳嗽气喘，不论寒热虚实均可选择使用。杏仁味苦，主降肺气，麻黄配杏仁，使肺气升降有常。咳喘由于痰多引起，痰是引起咳喘的根本原因，要配伍祛痰药。白前祛痰降肺气，白果敛肺定喘，川贝母是化痰止咳的要药；白前与白果相配，敛肺气加以降肺气，三药合用增强降气定喘，化痰止咳的功用。玄参可用于五脏六腑之阴虚证，对于便秘的临床效果显著。麦冬作用于肺经，可补肺阴，清肺热，润肺燥，方中麦冬、生地黄、玄参合用以滋阴润肺，清热生津；肺与大肠相表里，滋肺阴以润肠。辛夷通鼻窍，金银花以清热解毒，清宣疏散。酸枣仁收敛肺阴，天麻有祛风之用，既祛外风又祛内风，风动则痰涌而致咳，风静则痰平。山楂对于各种饮食积滞都有帮助消化的作用，炒焦的山楂又有了涩味，不但帮助消化，对于减轻腹泻也有一定效果。山楂主要消肉食积滞，神曲各种食积均可应用，麦芽主要消化淀粉类积滞，三药合用，取长补短，发挥消积健脾之功。全方升中有降，散中有收，滋阴而不助热，补益健脾而不留邪。

郭振武教授在治疗疾病的同时也非常注重患儿的日常调护。他常言"小儿有肺常不足，脾常虚的生理特点"，考虑引发哮喘的原因众多，食物中的过敏只是其中一种，而且真正由于某一种食物引起的过敏相对比较少，一般不要轻易因为哮喘忌口，嘱患儿饮食方面注意营养均衡，切勿贪凉，嗜食肥甘厚味。郭教授问诊详尽，家中居住环境考量细致，此患儿接触香烟环境已予改善，患儿既往屋尘过敏，嘱家长要注意勤用湿毛巾擦地以免灰尘积聚。

（史荟杨　陈妍妍　整理）

（三）慢惊风（肝亢风动）

张某，男，18岁。以"颈部、腹部不自主运动，秽语4个月"为主诉，于2019年10月10来诊。患者10年前于郭教授处治疗抽动症，已经痊愈。4

个月前因学习压力大复发。为求系统治疗，故来诊。刻下症：患者情绪不稳定，颈部、腹部不自主运动，口中不自主发声，时有秽语，情绪激动时发作明显。偶有乏力，饮食及睡眠尚可，口干，小便黄，大便正常。舌质红，苔薄黄，脉沉。

西医诊断：抽动障碍。

中医诊断：慢惊风（肝亢风动）。

治法：镇肝息风，补肾健脑，清心安神。

处方：自拟方健脑止抽饮加减。

天麻 15g，钩藤 15g，僵蚕 15g，酒白芍 15g，延胡索 15g，柴胡 10g，胆南星 10g，麻黄 9g，酒黄芩 15g，川贝母 10g，知母 15g，生石膏 30g，金银花 30g，酸枣仁 50g，焦三仙各 30g，磁石 20g，甘草 20g。7 剂，水煎服，日 1 剂，每日 3 次。

耳穴（神门、心、肝、胆）压豆每日坚持按压 10 次以上，以疼痛为度。

二诊（2019 年 10 月 17 日）：患者症状稍减，遇心情紧张发作加剧，颈部不适仍在，饮食可，夜寐可，口干，大便可，小便黄。舌红，苔薄黄，脉沉。原方去酒黄芩，加栀子 10g，西洋参 10g，以清热滋阴，健脾养心，生津止渴。7 剂，水煎服，服法及耳穴同前。

三诊（2019 年 10 月 24 日）：患者症状减轻，饮食可，夜寐欠安，二便调。舌淡红，苔白，脉沉。原方加茯苓 50g，莲子心 15g，以健脾除烦、养心安神。7 剂，水煎服，服法及耳穴同前。

四诊（2019 年 10 月 31 日）：患者近 2 周自觉颈部不适，寐差，梦多易醒，鼻炎反复不愈，鼻塞，纳呆，便时干时稀，口干。舌红，苔斑驳，脉沉，原方去川贝母、生石膏，加琥珀 5g，生龙骨 30g，夜交藤 20g，以镇惊安神，平肝潜阳，养心安神。7 剂，水煎服，服法及耳穴同前。

五诊（2019 年 11 月 7 日）：患者症状减轻，但颈部不适仍在，睡眠改善，大便改善，纳可。舌淡红，苔白，脉沉。原方酒白芍改为 50g，以加强敛阴平肝的作用。7 剂，水煎服，服法及耳穴同前。

六诊（2019 年 11 月 14 日）：患者症状稍减，遇心情紧张发作加剧，颈部不适仍在，纳可，寐可，便可，口干，小便黄。舌红，苔薄黄，脉沉。原方去酒黄芩，加栀子10g，西洋参10g，以清热益气，镇静安神。7剂，水煎服，服法及耳穴同前。

七诊（2019年11月21日）：患者近一周感冒，咳嗽，淋巴结肿大，现感冒症状消失，但颈部拘急不舒，口干，纳可，寐差，大便时干时稀。舌红，苔白，脉沉。原方加合欢花20g，以解郁安神，理气和胃。7剂，水煎服，服法及耳穴同前。

八诊（2019年11月28日）：颈部不适仍在，口干，平时不喜饮水，睡眠略改善，大便改善，纳可，小便可。舌红，苔斑驳，脉沉。原方加罗布麻15g，以加强平肝安神的作用。8剂，水煎服，服法及耳穴同前。

九诊（2019年12月5日）：患者整体症状有所好转，口干，舌尖溃疡，饮水较多，睡眠略差，纳可，二便尚可，舌尖红，溃疡，脉沉。八诊方继服。

按：本案患者10年前诊断为儿童抽动障碍，抽动障碍是指于儿童和青少年时期起病，以运动抽动和/或发声抽动为主要临床表现的神经发育障碍疾病，此次就诊为成年后又复发。历代中医学家根据临床表现，认为本病与中医的痰证、风证有关。郭教授认为与热证也有关，故治疗上主张以平肝清热化痰，补肾健脑为主。初诊中患者有摇头、秽语、腹部抽动、夜寐不安等表现，郭教授认为小儿肝常有余，故风胜则动，方中应用天麻、钩藤、僵蚕、柴胡平肝息风，用磁石平肝潜阳、镇惊安神。因患者为成人，故中药用量较大；小儿"心常有余"，心主藏神，如果心经有热，可见精神表现异常，夜寐不安，故应用酒黄芩清热泻火，炒酸枣仁养心安神；小儿"肺常不足"，故肺金为病则金鸣异常，见喉中有声，此与痰有关，应用胆南星、麻黄、川贝母清热化痰；患者舌质红，苔薄黄，疑有风热表证，而热邪又会加重"肝盛风动"，故应用石膏、知母、金银花以清热泻火，疏风解表；小儿"肾常虚"，应加入山茱萸、枸杞子滋阴潜阳补肾，但患者已成年，肾脏发育完全，功能趋于完善，而且正值壮年，不存在肾虚之表现，故未用滋补肾脏之品；甘草调和诸药。二诊患者仍有颈部不适，口干，为脾胃有热之象，故而换掉燥湿之酒黄芩，加栀子、西洋参以清热滋阴，健脾养心，生津止渴。三诊，患者症状减轻，但仍夜寐不安，除了心经有热之外，成人因各种压力，思虑重，而脾主意主思，思虑过重则伤脾胃，脾失运化，则至心神失养，加重夜寐不安。故加茯苓、莲子心，以健脾除烦、养心安神。四诊，仍以颈部不适、寐差为主症，热象不明显，故上方去川贝母、生石膏寒凉之品，加琥珀、生龙骨、夜交藤以加强镇惊安神、平肝潜阳、养心安神之功用。五诊，酒白芍改为50g，加重用量，因疾病后期应注意补敛肝肾之阴。六诊，仍以颈部不适、口干为主症，同二诊，予栀子、西洋参以清热滋阴，健脾养心，生津止渴。七诊，患者中途感冒，之前症状略有反复，予合欢花，以解郁安神，理气和胃。八诊，仍以颈部不适、口干为主症，加罗布麻以加强平肝安神作用。九诊，整体症状有所好转，所以继服上方。

患者经过2个多月服药后诸症基本消除。3个月后随访偶有反复，但可自行缓解。6个月后随访，未再发作。本案从风、痰、热进行论治，小儿为纯阳之体，故治疗中加入了清热之品，体现了中医辨证论治思想。但本案因是患儿成年后又复发，故在遵循"平肝补肾健脑"的基础上，也结合了成人的体质及心理，在用药及用量上略有调整，这才真正体现了中医的辨证论治。

（任红艳　整理）

（四）肺炎喘嗽（痰热闭阻，肺气不通）

郭某，男，4岁。2019年9月11日初诊。患儿于半个月前无明显诱因出现咳嗽，有痰咳不出，4天前咳嗽加重，咳黄痰，气促，高热，出现惊厥。于外院诊断为肺炎，具体用药用量不详，热惊厥时曾静脉注射（具体用药用量不详）。刻下症：频咳，气促，咽痛，痰多色黄质黏，无腹痛腹胀，无呕吐；精神尚可，食少纳呆，睡眠不实，大小便正常。查体：舌质红，苔黄，脉沉细，咽赤，双肺听诊呼吸音粗，可闻及中小湿啰音。既往史：热惊厥。辅助检查：肺CT示左肺下叶可见模糊小斑片影，MP-IgM为1:160。

西医诊断：肺炎支原体肺炎。

中医诊断：肺炎喘嗽（痰热闭阻，肺气不通）。

治法：宣肺化痰，止咳平喘。

处方：黄芩10g，前胡10g，蜜紫菀6g，蜜百部10g，葶苈子10g，苦杏仁 10g，蜜款冬花 10g，茯苓 10g，川贝母 2g，桑叶 10g，菊花 6g，板蓝根 15g，白屈菜 10g，姜半夏 6g，黄芩 10g。7 剂，水煎服，日 1 剂，早晚分服。

敷胸散（院内制剂）外敷穴位治疗。

口服阿奇霉素干混悬剂 200mg，日 1 次，连续 3 日序贯治疗。

二诊（2019 年 9 月 18 日）：患儿咳嗽减轻，少痰，咽喉稍肿，无气促，无发热，纳少，鼻黏膜潮红，睡眠尚可，大便正常，舌质红，苔黄白，脉沉。查体：咽赤，听诊两肺呼吸音粗。上方去茯苓、川贝母、板蓝根，加麦冬 10g，浙贝母 10g，醋五味子 6g，茯神 10g。7 剂，日 2 次，水煎服，早晚分服；敷胸散（本院制剂）外敷穴位治疗；口服阿奇霉素干混悬剂 200mg，日 1 次，连续 3 日序贯治疗。

三诊（2019 年 9 月 24 日）：患儿咳嗽减轻，少痰，睡眠尚可，饮食尚可，舌质红，苔薄黄，脉濡数。二诊方去黄芩、紫菀、前胡，加北沙参 10g，百合 10g。7 剂，日 2 次水煎服，早晚分服。敷胸散（本院制剂）外敷穴位治疗；口服阿奇霉素干混悬剂 200mg，日 1 次，连续 3 日序贯治疗。

四诊（2019 年 9 月 30 日）：诊后随访，患儿咳嗽消失，无其他不适症状。

按：肺炎初期以痰热闭肺证为多见，从中医病因病机而论，本病为外感邪气，经由口鼻而入，肺为华盖，首当受邪，加之小儿纯阳之体，易热易实。内外二因相合，发热、咳痰、气促等临床表现常先出现，需即刻宣肺化痰、止咳平喘，以防邪气进一步深入。一诊时，病邪初期，邪气虽盛，但正气未虚，以清为主。清肺方中，桑叶、菊花甘苦入肺经，可清热解毒，疏风散热；黄芩苦寒擅泄肺热，专泻肺胃上焦之火以消痰利气；百部苦燥，用以清热祛风解毒，兼杀肺内邪虫；葶苈子、杏仁苦降辛散而大寒，专泻肺气以止咳平喘；板蓝根、白屈菜苦寒以清热解毒、凉血利咽；葶苈子苦寒，专泻肺中痰气而破滞开结，定逆止喘；贝母、紫菀、款冬花、前胡相伍可化痰止咳兼以润肺下气；半夏辛温，下气以燥湿化痰，降逆消痞；茯苓甘淡性平，健脾渗湿较强，以助化痰，兼防寒凉药损伤脾胃。郭教授常言："小儿发病容易，传变迅速，故应注重因人、因地制宜，攻补兼施，方能药到病除"。二诊时，邪气虽盛，但正气渐虚，以攻补兼施为主。上方去川贝母、板蓝根，加麦冬、浙贝母以润肺止咳，兼清余邪；将茯苓改为茯神，再加醋五味子以酸甘敛阴兼健脾除烦，宁心安神。三诊时，邪正俱虚，以补为主，去黄芩、紫菀、前胡，加北沙参、百合以增润肺止咳，宁心安神之功，以纠正气被邪气所困之扰。主方中以清热药为主，现代药理实验结果表明，清热药不仅对细菌、真菌、螺旋体、病毒、原虫等各种病原体有不同程度的抑制作用，还具有抗毒素、解热、抗炎、调节免疫等作用。

郭振武教授强调在治疗中应牢牢抓住小儿生理病理特点和辨证要点，谨守病机，知常达变，注重舌质、舌苔的变化，辨明病邪性质、病位等情况，做到因人、因地随症施治，方能取效。

（史荟杨　李欣　整理）

（五）慢乳蛾（外邪数侵，邪热留恋咽喉，凝聚成结）

李某，男，5岁。以乳蛾肿大急性发作2年为主诉就诊。2019年9月30日初诊。家长代述，患儿自上幼儿园后经常感冒，稍受风寒即重感，每因扁桃体肿大而引起发热、咳嗽，甚至一个月感冒5次，每次非多种抗生素联合输液而不治。曾经考虑行扁桃体切除术，但因患儿年龄较小而放弃。一周前又因汗出当风引起发热，经输液治疗4天，体温恢复正常。因苦于反复输液治疗，恐造成患儿身体损害，几经辗转，慕名求助于郭教授。来诊时患儿偶有咳嗽，无痰及喘促，自述咽喉痛，代述食欲不振，平素偏食，喜食肉类与甜食，睡眠不宁伴有打鼾，且夜间出汗较多，大便时干，小便黄赤。查体：患儿形体消瘦，呈营养不良貌，面黄发疏，声低神怯，扁桃体呈鲜红色，Ⅲ度肿大，散见黄白相间脓点，双肺呼吸音粗，未闻及干湿性啰音，心率90次/分，律齐，心音有力，各瓣膜听诊区未闻及病理性杂音，腹软，无压痛及反跳痛，肝脾肋下未及，舌质红，苔薄黄，脉细数。

西医诊断：慢性扁桃体炎。

中医诊断：慢乳蛾（外邪数侵，邪热留恋咽喉，凝聚成结）。

治法：益气养阴，清热解毒。

处方：加味养阴清肺汤加减。

黄芪10g，生地黄7g，麦冬7g，生甘草5g，玄参7g，川贝母5g，牡丹皮 5g，薄荷 3g，炒白芍 5g，焦三仙各 10g，野菊花 10g，金银花 15g，石斛 10g。7 剂，日 1 剂，水煎取汁 2 次混合，分 3 次温服。嘱家长患儿要避风寒，以免复感而加重病情；平素饮食要均衡，减少肉类、油炸及各类甜咸食物的摄入，以防助热生痰；注意休息，多饮温开水，保持大便通畅。

二诊（2019 年 10 月 6 日）：患儿服用 3 剂后，咽喉疼痛有所减轻，服用 7 剂后咽喉疼痛消失，夜间鼾声、出汗症状均已减轻，偶有干咳，纳食增加，大便软，小便如常，查体见其扁桃体呈淡红色，呈Ⅱ度肿大，脓点消失。患儿因不用输液也愿意接受中药，考虑效不更方，原方继服 7 剂。煎服法同前。

三诊（2019 年 10 月 13 日）：服药期间患儿未再发生感冒，体重增加，面色转为红润，体质明显改善，扁桃体略有缩小，夜间鼾声消失。为巩固疗效，处以我院自制养阴润肺合剂（方药组成同上），每次 30mL，每日 3 次口服。此后多次复诊取药，连续服用 60 天，病情未再反复。随访半年，仅感冒 1 次，且只有偶咳、微流清涕的症状，自服中成药 3 天而痊愈。

按：乳蛾之名，最早见于《儒门事亲》曰："单乳蛾，双乳蛾……结薄于喉之两旁，近外肿作，因其形似，是为乳蛾。"《咽喉脉证通论》中记载："有一种名根脚喉风……或一年一发，或半年一发，或一二月数发，根留于中，不能尽去，一时难愈。"说明了本病反复难愈的特点。郭教授认为"小儿慢乳蛾多是由于风热乳蛾或风热喉痹治而未愈，导致邪热伤阴所致，或是因温热病后余邪未清而发"。究其病机，小儿属"纯阳"之体，具有"稚阴稚阳"及肺、脾、肾三脏不足的生理特点，脏腑娇嫩，形气未充，易感外邪而发病，病后阴液易于受伤，阳气也常随之受损，导致抗病能力减退，所以临床上邪毒虽然不重，但因其正气虚弱而不易消除，邪毒滞留，凝聚于咽喉，日久不去，使气机不畅，郁而化热，痰浊内生，气血凝结，痰瘀互结于喉核，而成本虚标实之证。临床中当以"益气养阴，清热解毒"为其治疗大法，以加味养阴清肺汤为主方加减进行治疗。加味养阴清肺汤为养阴清肺汤加黄芪和焦三仙组成。养阴清肺汤始载于郑梅涧所著之《重楼玉钥》，由生地黄、麦冬、生甘草、玄参、川贝母、牡丹皮、薄荷、炒白芍组成。本意是为了治疗当时流行的白喉。白喉在中医属瘟疫范畴，为感受时疫毒邪引起的热性传染病。多是由于素体阴虚蕴热，复感疫毒时邪所致，治疗上宜养阴清肺兼散疫毒之法，所谓"经治之法，不外肺肾，兼辛凉而散为主"。郭教授在此方基础上加味黄芪和焦三仙，增加其扶正之功，以成益气养阴，清热解毒之良剂。方中黄芪味甘，性温，能补脾益气，补肺固表，生地黄甘寒入肾，养阴清热，两药合用气阴并补，共为君药；玄参养阴生津，泻火解毒，麦冬养阴清肺，扶正而不留邪，共为臣药；佐以牡丹皮清热凉血消肿，白芍益阴养血，贝母润肺化痰，清热散结；焦三仙健运脾胃，消食化积，少量薄荷辛凉而散，疏表利咽，甘草泻火解毒，调和诸药，共为方中之佐使药。纵览全方，融补肺健脾，滋阴生津，清热解毒，利咽散结于一体，补益而又不碍邪，清解而又不伤正，实为滋而不腻兼顾虚实之方剂。

慢乳蛾是小儿常见多发的肺系疾病，病因复杂，易于反复发作。针对本病的治疗，临床有许多方法。扁桃体摘除术虽可根治慢性扁桃体炎，但因患儿失去了腭扁桃体这一淋巴器官，有碍于机体的免疫功能，而且术中时常伴有大量出血，术后疼痛明显。虽然新型手术器械的问世缩短了手术时间，减少了术中出血量，但手术并发症一直存在。随着免疫学的发展，腭扁桃体对人体的作用越来越被重视。目前普遍认为，扁桃体是人体重要的免疫组织之一，尤其对于儿童患者，不能轻易摘除。郭振武教授认为"中医多采用外治方法治疗本病，虽然疗效肯定，但因其属于创伤性治疗，治疗过程中易给患儿造成身体上的痛苦而不易为患儿和家长接受，故寻找到内科治疗的有效方法是儿科治疗本病的优势所在"。

（史荟杨 整理）

（六）慢惊风（风热动风）

史某，男，8岁。主因"双眼眨眼2个月，加重3天"于2019年12月20日就诊。患儿4岁时曾出现双眼频繁眨眼，于爱尔眼科就诊，1周后症状消失。2个月前无明显诱因，复现双眼频繁眨眼，滴眼药水症状未见明显改善。5天前症状加重，为求进一步治疗遂来我院就诊。刻下症：频繁眨眼，高频且连续，有清嗓，自觉咽干，无咽痛，有流涕，为少量清涕，近来烦躁易怒，无发热咳嗽，无头晕头痛、恶心呕吐，纳食可，夜寐易醒，二便正常。查体：神志清楚，精神可，面色红，全身皮肤黏膜无黄染、皮疹及出血点，浅表淋巴结未触及。巩膜无黄染，双眼结膜充血，颈软，无抵抗，咽稍充血，双侧扁桃体Ⅰ度肿大，双肺呼吸音清晰，未闻及干湿性啰音，心率85次/分，律齐，心音有力，各瓣膜听诊区未闻及病理性杂音，腹软，无压痛及反跳痛，肝脾肋下未及。舌红，苔薄白，脉浮。辅助检查：血常规示白细胞$6.3×10^9$L，中性粒细胞39.5%，淋巴细胞53.5%，血小板$254×10^9$L，血红蛋白121mg/L。患儿家族既往无类似病史，无癫痫等特殊脑部病史。

西医诊断：抽动障碍。

中医诊断：慢惊风（风热动风）。

治法：清热息风，安神止抽。

处方：桑白皮10g，金银花20g，金钱草15g，麻黄5g，天麻10g，酸枣仁10g，菊花10g，知母10g，炒山楂20g，炒麦芽20g，六神曲20g，甘草9g。共7剂，水煎服，日1剂。

嘱家长合理控制患儿饮食，忌食生冷辛辣食物；注意用眼卫生，减少接触电子产品时间，避免长时间用眼及姿势不当用眼；加强室外锻炼，可以增强患儿体质的同时减轻患儿压力；加强对疾病的认识，注意调整患儿及家长双方情绪，症状出现时也不应打骂或大声斥责患儿，不刻意提起疾病相关症状，增强患儿及家长恢复信心。

二诊（2019年12月27日）：患儿服药后症状稍有改善，清嗓频率较前下降，眨眼症状大致同前，未出现耸鼻抬肩、搓手抖足等伴随症状。家长诉近来口臭明显，大便干结，每日1次，纳食稍差，夜寐尚可。查体：神志清楚，精神可，面色红，全身皮肤黏膜无黄染、皮疹及出血点，浅表淋巴结未触及。巩膜无黄染，双眼结膜充血，颈软，无抵抗，咽无充血，双侧扁桃体Ⅰ度肿大，双肺呼吸音清晰，未闻及干湿性啰音，心率87次/分，律齐，心音有力，各瓣膜听诊区未闻及病理性杂音，腹软，无压痛及反跳痛，肝脾肋下未及。舌淡红，苔薄，脉浮。患儿症状较前稍有改善，可继续服药，上方加钩藤10g，僵蚕10g，砂仁10g，7剂续服。

三诊（2020年1月3日）：症状较前明显改善，眨眼症状较前好转，无明显清嗓，口中无异味，情绪较前稍有好转，纳寐可，二便调。查体：神志清楚，精神可，面色红，全身皮肤黏膜无黄染、皮疹及出血点，浅表淋巴结未触及。巩膜无黄染，双眼结膜充血，颈软，无抵抗，咽无充血，双侧扁桃体无肿大，心肺查体无明显异常。舌淡红，苔薄，脉浮。上方继服7剂，7天后患儿未来复诊，致电患儿家长，家长诉目前未再发频繁眨眼及清嗓症状。

按： 中医古籍中并无抽动障碍或抽动症等病名，但已有类似的描述，钱乙在《小儿药证直诀》中曾有记载："凡病或新或久，皆引肝风，风动而上于头目，目属肝，肝风入于目，上下左右如风吹，不轻不重，儿不能任，故目连劄也。"根据临床表现，历代中医学者将本病归于"瘛疭""慢惊风""肝风证"等范畴。中医认为儿童抽动症是脏腑失调，阴阳偏亢，原因多为先天不足或后天失养所致。在心则为心气不足，心神失养；在肝则为肝阴不足，肝阳偏亢；在脾则为脾虚失运，生痰化热；在肾则为髓海不充，脑失所养。以上病变导致肝肾阴虚、心脾不足、痰热内扰，引发一系列神志相应的病变。郭教授认为，风热动风证型的抽动障碍多由感受六淫之邪气引触诱发，风邪上受，易袭阳位，伤及头面，则出现挤眉眨眼、吸鼻耸鼻、张口咧嘴、喉发异声秽语等以头面部症状为主的抽动。风为百病之长，因外风引动者，致肝风上扬。外邪从阳化热，风热之邪引动肝风，阳亢风动。风热之邪侵袭，则见舌红，苔薄白，脉浮数。

方中金银花芳香疏透，具有疏散风热的功效；菊花泻火平肝，治肝阳上亢及风热上攻头目，改善眨眼症状；知母质润，可清热泻火，除烦止渴；金钱草归肝胆肾经，可清肝胆湿热；天麻主入肝经，且味甘质润，药性平和，可息风止痉、平抑肝阳；桑白皮清肝；酸枣仁归心肝经，养心补肝，可治疗惊悸多梦；山楂、麦芽及神曲消食和胃，防止药物过凉损伤肠胃。二诊时症状较前稍有改善，主方不变的前提下，加钩藤、僵蚕以增强息风止痉、清热平肝之功效；患儿近来口臭明显，大便干结，加砂仁以化湿开胃。

（徐长玲 整理）